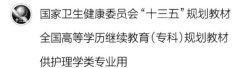

国家卫生健康委员会"十三五"规划教材

全国高等学历继续教育（专科）规划教材

供护理学类专业用

护理学导论

第 3 版

U0208089

主　编　张金华

副 主 编　张涌静　夏立平　沈海文

人民卫生出版社

国家卫生健康委员会"十三五"规划教材

全国高等学历继续教育（专科）规划教材

供护理学类专业用

图书在版编目（CIP）数据

护理学导论 / 张金华主编 . —3 版 . —北京：人民卫生出版社，2018

全国高等学历继续教育"十三五"（护理专科）规划教材

ISBN 978-7-117-26173-9

Ⅰ. ①护⋯　Ⅱ. ①张⋯　Ⅲ. ①护理学 – 成人高等教育 – 教材　Ⅳ. ①R47

中国版本图书馆 CIP 数据核字（2018）第 191573 号

| 人卫智网 | www.ipmph.com | 医学教育、学术、考试、健康，购书智慧智能综合服务平台 |
| 人卫官网 | www.pmph.com | 人卫官方资讯发布平台 |

护理学导论
第 3 版

主　　编：张金华
出版发行：人民卫生出版社（中继线 010-59780011）
地　　址：北京市朝阳区潘家园南里 19 号
邮　　编：100021
E - mail：pmph @ pmph.com
购书热线：010-59787592　010-59787584　010-65264830
印　　刷：三河市尚艺印装有限公司
经　　销：新华书店
开　　本：850×1168　1/16　印张：15
字　　数：443 千字
版　　次：2007 年 8 月第 1 版　　2018 年 9 月第 3 版
　　　　　2022 年 7 月第 3 版第 3 次印刷（总第11次印刷）
标准书号：ISBN 978-7-117-26173-9
定　　价：38.00 元

打击盗版举报电话：010-59787491　E-mail：WQ @ pmph.com
（凡属印装质量问题请与本社市场营销中心联系退换）

数字负责人　张金华

编　　　者（以姓氏笔画为序）

任素芬 / 锦州医科大学护理学院

余晓云 / 首都医科大学燕京医学院护理学学系

沈海文 / 昆明医科大学护理学院

张金华 / 新乡医学院护理学院

张涌静 / 山西医科大学汾阳学院

赵文婷 / 长治医学院护理学系

侯玉清 / 川北医学院护理学院

夏立平 / 江苏医药职业学院护理学院

高　敏 / 新乡医学院护理学院

黄菲菲 / 福建医科大学护理学院

编写秘书　**高　敏** / 新乡医学院护理学院

数字秘书　**高　敏** / 新乡医学院护理学院

第四轮修订说明

随着我国医疗卫生体制改革和医学教育改革的深入推进,我国高等学历继续教育迎来了前所未有的发展和机遇。为了全面贯彻党的十九大报告中提到的"健康中国战略""人才强国战略"和中共中央、国务院发布的《"健康中国 2030"规划纲要》,深入实施《国家中长期教育改革和发展规划纲要(2010-2020 年)》《中共中央国务院关于深化医药卫生体制改革的意见》,贯彻教育部等六部门联合印发《关于医教协同深化临床医学人才培养改革的意见》等相关文件精神,推进高等学历继续教育的专业课程体系及教材体系的改革和创新,探索高等学历继续教育教材建设新模式,经全国高等学历继续教育规划教材评审委员会、人民卫生出版社共同决定,于 2017 年 3 月正式启动本套教材护理学专业(专科)第四轮修订工作,确定修订原则和要求。

为了深入解读《国家教育事业发展"十三五"规划》中"大力发展继续教育"的精神,创新教学课程、教材编写方法,并贯彻教育部印发《高等学历继续教育专业设置管理办法》文件,经评审委员会讨论决定,将"成人学历教育"的名称更替为"高等学历继续教育",并且就相关联盟的更新和定位、多渠道教学模式、融合教材的具体制作和实施等重要问题进行了探讨并达成共识。

本次修订和编写的特点如下:

1. 坚持国家级规划教材顶层设计、全程规划、全程质控和"三基、五性、三特定"的编写原则。

2. 教材体现了高等学历继续教育的专业培养目标和专业特点。坚持了高等学历继续教育的非零起点性、学历需求性、职业需求性、模式多样性的特点,教材的编写贴近高等学历继续教育的教学实际,适应了高等学历继续教育的社会需要,满足了高等学历继续教育的岗位胜任力需求,达到了教师好教、学生好学、实践好用的"三好"教材目标。

3. 本轮教材从内容和形式上进行了创新。内容上增加案例及解析,突出临床思维及技能的培养。形式上采用纸数一体的融合编写模式,在传统纸质版教材的基础上配数字化内容,以一书一码的形式展现,包括PPT、同步练习、图片等。

4. 整体优化。不仅优化教材品种,还注意不同教材内容的联系与衔接,避免遗漏、矛盾和不必要的重复。

本次修订全国高等学历继续教育"十三五"规划教材护理学专业专科教材13种,于2018年出版。

第四轮教材目录

序号	教材品种	主编	副主编
1	护理学导论(第3版)	张金华	夏立平　张涌静　沈海文
2	护理管理学(第4版)	郑翠红　张俊娥	韩　琳　马秀梅
3	护理心理学(第4版)	曹枫林	曹卫洁　张殿君
4	健康评估(第3版)	桂庆军	王丽敏　刘　蕾　李玉翠
5	内科护理学(第4版)	魏秀红　任华蓉	杨雪梅　李红梅　罗　玲
6	外科护理学(第4版)	芦桂芝　韩斌如	崔丽君　郑思琳　于亚平
7	妇产科护理学(第4版)	柳韦华　郭洪花	刘立新　吴筱婷
8	儿科护理学(第4版)	仰曙芬	高　凤　薛松梅
9	急危重症护理学(第3版)	刘雪松	王欣然　谭玲玲
10	临床营养学(第3版)	史琳娜	李永华　谭荣韶　葛　声　张片红
11*	基础护理学(第2版)	杨立群　高国贞	崔慧霞　龙　霖
12*	社区护理学(第3版)	涂　英　沈翠珍	张小燕　刘国莲
13*	临床护理技能实训	李　丹	李保刚　朱雪梅　谢培豪

注:1. * 为护理学专业专科、专科起点升本科共用教材

　　2. ^ 为配有在线课程,激活教材增值服务,通过内附的人卫慕课平台课程链接或二维码免费观看学习

评审委员会名单

顾　　问	郝　阳　秦怀金　闻德亮
主 任 委 员	赵　杰　胡　炜

副主任委员（按姓氏笔画排序）

龙大宏　史文海　刘文艳　刘金国　刘振华　杨　晋

佟　赤　余小惠　张雨生　段东印　黄建强

委　　员（按姓氏笔画排序）

王昆华　王爱敏　叶　政　田晓峰　刘　理　刘成玉

江　华　李　刚　李　期　李小寒　杨立勇　杨立群

杨克虎　肖　荣　肖纯凌　沈翠珍　张志远　张美芬

张彩虹　陈亚龙　金昌洙　郑翠红　郝春艳　姜志胜

贺　静　夏立平　夏会林　顾　平　钱士匀　倪少凯

高　东　陶仪声　曹德英　崔香淑　蒋振喜　韩　琳

焦东平　曾庆生　虞建荣　管茶香　漆洪波　翟晓梅

潘庆忠　魏敏杰

秘 书 长	苏　红　左　巍
秘　　书	穆建萍　刘冰冰

前　言

　　为了适应高等学历继续教育的发展,全面贯彻落实《国家中长期教育改革和发展规划纲要(2010—2020年)》,进一步深化医学教育改革,全面提升高等学历继续教育教材质量,全国高等学历继续教育规划教材进行第四轮修订工作。《护理学导论》(第3版)专科教材正是在这样的背景下进行修订的。

　　本教材吸收了高等学历继续教育护理专科《护理学导论》(第2版)和其他护理学导论教材的精华,按照行业要求和社会用人需求,紧扣高等学历继续教育培养目标,遵循高等学历继续教育教学规律,体现高等学历继续教育的特点,即非零起点性、学历需求性、职业需求性、模式多样性,进行编写本轮教材。在编写中坚持三基、五性、三特定的原则,减少了与专科教材不必要的内容重复,努力反映护理学领域的最新进展,凸显教材的针对性、实用性和新颖性。

　　在结构上,与第2版教材相比,有三个方面的主要变化:①对教材结构进行了总体融合,在理论知识系统性和逻辑性方面进一步完善,使各章节的篇幅和知识结构更加合理;②每章后增加了学习小结,帮助学生消化、吸收本章节内容;③采用每章正文配一个二维码的形式,增加了融合教材数字内容——PPT课件和同步练习题,可以离线使用,以增强学生自主学习能力。

　　在内容上,主要体现在:①强调实用性:结合护理专业和继续教育的特点,增加了护理工作中的人际沟通、评判性思维与临床护理决策等内容;②体现以学生为主体:在正文中,除了相关链接外,增加了问题与思考、理论与实践,对课程内容作必要的补充和拓展,既活跃了教材风格,又扩展了知识面。部分章节增加了案例,使护理理论与实践结合,增强学生分析和解决问题的能力。

　　本教材主要供护理学专业专科学历继续教育使用,也可供学校护理专业教师和临床护理人员自学使用,并可作为护理学导论教师的参考用书。

　　在教材编写过程中,我们得到所有编者所在单位以及家属给予的大力支持,教材编写后期得到新乡医学院护理学院陈贞老师的大力支持和帮助。在此,我们将由衷的敬意献给所有在教材编写过程中给予无私帮助和支持的朋友们!

　　尽管我们在编写过程中投入许多辛苦和努力,但由于能力和水平有限,教材中难免有不妥之处,敬请广大读者谅察并指正,以期日臻完善。

张金华

2018年6月

目　录

第一章 绪 论

1

01章

学习目标	
掌握	护理学的概念;护理概念的历史演变过程;南丁格尔对护理专业的主要贡献。
熟悉	护理的任务与目标;不同护理工作方式的特点;我国护理发展的趋势。
了解	近代护理学与现代护理学的异同;护理专业的工作范畴。

护理学是人类在对抗疾病和保护健康的实践过程中,在自然科学与社会科学理论指导下逐步形成的一门综合性应用学科。在漫长的历史进程中,护理学与医学共同发展,经历了自我护理、简单的清洁卫生护理、以疾病为中心的护理、以病人为中心的护理直至以人的健康为中心的护理发展历程。通过实践、教育及科学研究,护理学得到不断发展和完善,逐渐形成了本学科特有的理论、知识和实践体系,成为一门独立的科学。

第一节 护理学的形成与发展

护理的产生源于人类生存的需要,护理学的发展与人类文明进步息息相关。了解护理学的历史渊源有助于提高对护理本质的认识和理解,有助于更好地为满足社会需求和提高人类健康水平服务。

一、国外护理的形成与发展

(一)人类早期的护理

1. **公元前后的护理** 自从有人类就有生老病死,也就产生了原始医护照顾的萌芽,其照顾方式随当时人们对形成疾病的原因及其对生命的看法而不同。在原始社会,人类为谋求生存,在与自然做斗争的过程中,积累了丰富的生活和生产经验,逐渐形成了原始的"自我保护"式医疗照顾。如人们发现食用某些食物导致腹部不适时,用手抚摸可减轻疼痛便形成了原始的按摩疗法;火的使用结束了人类"茹毛饮血"的生活,缩短了消化过程,减少了胃肠道疾病,使人们开始认识到饮食与胃肠道疾病的关系。为抵御险恶的生活环境,人类逐渐群居,形成以家庭为中心的部落,进入氏族社会后,在母系社会的时代背景中,如同料理其他家务一样,妇女担负起照顾家中伤病者的责任,他们凭天赋之本能,借代代相传之经验,以温柔慈祥的母爱照顾老人和病者,形成"医""护"不分的原始社会"家庭式"的医护照顾。

在原始社会,医护照顾长期与宗教迷信活动联系在一起。由于当时人类对疾病还没有正确的认识,把疾病看作是灾难,是一种由神鬼所致的超自然力量,因此一些巫师应运而生,他们采用念咒、画符、祈祷、捶打、冷热水浇浸等方法去驱除鬼怪以减轻痛苦、治疗疾病。随着人类文明的发展,在征服伤病的过程中,经过实践和思考,逐渐学会运用草药和一些简单的治疗手段,加上饮食调理和生活照顾,形成了集医、药、护为一身的原始医生。在一些文明古国,如中国、印度、埃及、希腊、罗马,逐渐发展了应用各种草药、动物药及矿物药治病;重视饮食调节;止血、伤口缝合、绷带包扎等治疗与护理;并有了关于儿童健康、公共卫生、内外科疾病治疗、疾病预防等医护活动的记载。

2. **公元初年的护理** 公元初年(公元1—500年)基督教的兴起,开始了教会对医护一千多年的影响。教徒们在传播宗教信仰、广建修道院的同时,建立了医院,开展了医病、济贫等慈善事业。这时的医院由最初收容徒步朝圣者的休息站,逐渐发展为治疗精神病、麻风等疾病的医院及养老院。一些献身于宗教事业的妇女,在做教会工作的同时,还参与对老弱病残的护理,并使护理工作开始从家庭走向社会,她们就像当今医院里的家庭访视护士一样去访视病人。虽未受过专门训练,但她们工作认真,服务热忱,有奉献精神,受到社会的赞誉和欢迎,是早期护理的雏形,对以后护理事业的发展有着良好的影响。

3. **中世纪的护理** 中世纪(约公元476—1453年)的欧洲,由于政治、经济、宗教的发展,战争频繁,疫病流行,形成对医院和护士的迫切需要,这对护理工作的发展起了一定的促进作用。护理逐渐由"家庭式"迈向"社会化和组织化的服务",形成了宗教性、民俗性及军队性的护理社团。13~14世纪罗马天主教皇掌握了欧洲许多国家的宗教大权,在欧洲各国广建教堂和修道院,建立了数以百计的大小医院。但当时这些医院大多数条件很差,无足够的护理设备,更谈不上护理管理,担任护理工作的多为修女,她们缺乏护理知识,护理工作多限于简单的生活照料。

4. 文艺复兴时期的护理 文艺复兴时期(14—17世纪),西方国家称之为科学新发现时代,文学、艺术、科学包括医学等领域迅猛发展。在此期间,人们开始建立了对疾病的科学认识,疾病的治疗有了新的依据。此时,为适应医疗的需要,建立了公立和私立医院;同时,因慈善事业的发展,护理逐渐摆脱了教会的控制,部分从事护理的人员开始专门照顾伤病者,并接受专业的工作训练,护理组织相继成立,护理开始走向独立职业之旅。

(二)现代护理学的诞生

19世纪初,随着科学的发展和医学的进步,社会对护理的需求日益迫切,欧洲相继开设了一些护士训练班,护理的质量及地位有所提高。1836年,德国牧师弗里德尔(Fliedner)在凯塞威尔斯城建立了附属于教会的女执事训练所,招收年满18岁、身体健康、品德优良的妇女,给予系统化的护理培训。培训课程包括授课、医院实习、家庭访视。但现代护理学的发展主要是从南丁格尔时代开始的。

1. 南丁格尔时期 弗罗伦斯·南丁格尔(Florence Nightingale,1820—1910年),于19世纪中叶,首创了科学的护理专业,被尊为现代护理的创始人。促进了健康与卫生的发展;重建了军队与民间医院;发展了以改善环境卫生、促进舒适和健康为基础的护理理念。

南丁格尔1820年5月12日出生于父母旅行之地——意大利佛罗伦萨,其家庭为英国的名门贵族,受过高等教育,精通英、法、德、意等国语言,具有较高的文化修养。受到母亲仁慈秉性的影响,她从少女时代起就表现出很深的慈爱心,乐于助人,接济贫困人家,更关切伤病者。长大后经常去看望和照顾附近村庄里的贫苦病人和亲友中的病弱者。她对护理工作怀有深厚的兴趣,在从事慈善事业的活动中,深深感到十分需要训练有素的护士。1850年,她力排众议,又说服母亲,慕名前往当时最好的护士培训基地——德国的凯塞威尔斯城学习护理,并对英、法、德等国的护理工作进行了考察研究。1853年,在慈善委员会的帮助下,在英国伦敦成立了看护所,开始了她的护理生涯。

1854年克里米亚战争爆发。当时英国的战地医院由于管理不善,条件极差,又缺乏护理,负伤或患病后的士兵得不到良好的照料而大批死亡,病死率高达42%。伦敦报纸揭露的这个消息引起英国民众的极大震惊和不满。南丁格尔得知后,立即去函当时的英国陆军大臣,要求自愿率领护士赴前线进行战地救护。1854年10月,南丁格尔被任命为"驻土耳其英国总医院妇女护士团团长",率38名护士抵达战地医院,克服重重困难,投入忙碌的抢救工作。南丁格尔率领护士为病员清洗伤口,消毒物品,消灭害虫,以维持清洁、改善医院病房环境;设法改善伤员膳食,以增加营养;设立阅览室、娱乐室,重整军中邮务,以利于士兵与家人通信,兼顾伤员身心两方面的需求。她的积极服务精神,赢得了医院医务人员的信任和伤员的尊敬。入夜,她常常手持油灯巡视、安慰受伤的士兵,因此被士兵们称为"提灯女神""克里米亚天使"。由于她的努力,英国前线伤员的死亡率在半年时间内降为2.2%。南丁格尔的护理成效受到广泛重视,改变了英国朝野对护士的看法。1856年战争结束,南丁格尔回到英国,受到全国人民的欢迎。英国政府授予她功绩勋章和44 000英镑奖金作为鼓励。

相关链接

克里米亚战争

克里米亚战争(crimean war,又名"克里木战争"),在1853年10月20日因争夺巴尔干半岛的控制权而在欧洲爆发的一场战争,土耳其、英国、法国、撒丁王国等先后向俄国宣战,战争一直持续到1856年,以俄国的失败而告终,俄国从欧洲大陆的霸主地位上跌落下来,加深了俄国国内危机。这场战争中英法联军使用了线膛枪、蒸汽船,大大提高了陆海军作战效能,铁路和电报也使军事行动的后勤指挥产生了革命性变革。在这场战争中共约50多万人死亡,其中法军的损失最高。大多数士兵不是阵亡,而是因饥饿、营养不良、卫生条件差和野战医院的条件差而死于其战伤。弗罗伦斯·南丁格尔改善了野战医院的卫生条件,仅此一项改革就大大地提高了受伤战士的生存率。

克里米亚战场的护理实践,使南丁格尔更坚信护理是科学事业,护士必须接受严格的科学训练,而且应是品德优良、有献身精神的高尚的人。1860年她利用政府奖励她的奖金在英国建立了世界上第一所护士学校——南丁格尔护士训练学校,建立了崭新的教育体制,成为近代科学护理教育的开端。晚年时,南丁格尔视力减退,至1901年完全失明。她将毕生精力奉献给护理事业,终身未嫁,1910年8月13日逝世,享年90岁。伦敦、圣托马医院、印度及佛罗伦萨等地均为她塑像,供后人景仰。

相关链接

南丁格尔誓词

余谨以至诚,于上帝及会众面前宣誓:终身纯洁,忠贞职守,尽力提高护理之标准;勿为有损之事,勿取服或故用有害之药;慎守患者家务及秘密,竭诚协助医生之诊治,务谋病者之福利。

南丁格尔对护理发展的贡献突出表现在以下几个方面。

(1) 改革军队的卫生保健工作:南丁格尔在克里米亚战场上,亲眼看到英军种种不合理的军医制度,漠视士兵的安危和福利,以致伤亡惨重。为了改进军队的卫生保健工作,她曾面见维多利亚女皇,成立了皇家专门调查委员会,并于1858年写成"与英国军队的健康、效率及医院有关事宜的报告",提出很多有针对性和实用价值的改进意见。后来她又关心印度士兵的健康状况,组织了另一个皇家调查委员会,1868年英国在印度建立了专门负责公共卫生的部门,促进了当地军民的预防保健工作。

(2) 创建世界上第一所护士学校:南丁格尔坚信护理工作是一门正规的职业,必须由接受过正规训练的护士担任。1860年,南丁格尔在英国的圣托马斯医院创办了世界上第一所护士学校,开展正规护理学教育。她的办学宗旨是将护理作为一门科学的职业,采用了新的教育体制及方法培养护士。从1860年到1890年,学校共培养学生1005名,她们在各地推行护理改革,创建护士学校,弘扬南丁格尔精神,使护理工作有了崭新的面貌。国际上称这个时期为"南丁格尔时代",这是护理工作的转折点,也是护理专业化的开始。

(3) 撰写著作、指导护理工作:南丁格尔一生写了大量的日记、书信、报告和论著,其中最有名的是《护理札记》和《医院札记》。《护理札记》以随笔的方式说明了护理工作应遵循的指导思想和原理,如精神对身体的影响,并对环境卫生、采光、声响,以及个人卫生、饮食和对患者的观察等作了详细的论述,此书被尊为护理工作的经典著作。《医院札记》中提出了改进医院建筑和管理方面的意见。此外,她还写下了有关福利、卫生统计、社会学等方面的著作,迄今仍有指导意义。南丁格尔还支持地区家庭护理工作,首创了近代公共卫生和地区家庭护理。瑞士银行家邓南在她的影响下,于1864年在日内瓦成立了国际红十字会,以救治当时欧洲战场上的伤病士兵。

(4) 南丁格尔精神:南丁格尔强调了护理伦理及人道主义精神。她以渊博的知识、远大的目光和高尚的品德投身护理工作,用慈爱之心和科学知识为伤病者解除痛苦,维护和尊重病人的利益。她以严肃认真的态度对待工作,勇于开拓和改革,提高了护理人员和护理事业的地位,对医院管理、家庭访视、环境卫生、卫生统计及红十字会等也做出了重要的贡献。她的精神被代代传承,形成了护理专业引以为豪的南丁格尔精神及白衣天使的光辉形象。

为了纪念她,国际护士会建立了南丁格尔基金,向各国优秀护士颁发奖学金供进修学习之用,并特定每年5月12日——南丁格尔诞辰日为国际护士节;1920年国际红十字会国际委员会在第九次代表大会上决定颁发南丁格尔奖章,作为各国优秀护士的最高荣誉奖,每两年颁发一次。从 1983 年到 2017 年,我国已有 79 人获此殊荣。

相关链接

国际护士会

国际护士会(International Council of Nurses ,ICN)是各国护士学会的联盟,是独立的非政府性的组织。1899 年建立,总部设在日内瓦。国际护士会创始人是英国护士芬威克,有会员团体 101 个,代表 100 多万护士。国际护士会是世界上历史最久的医药卫生界的专业性国际组织,其宗旨是促进各国护士学会的发展和壮大,提高护士地位及护理水平,并为各会员团体提供一个媒介以表达其利益、需要及关心的问题。ICN 每 4 年举行一次国际大会。出版双月刊《国际护理综述》和专业性书籍,颁布并定期修订《护士准则》。

2. 现代护理学的发展 从 19 世纪开始,现代护理学的发展历程,与各国的经济、文化、教育、宗教、妇女地位及人民生活水平的发展有很大的关系。现代护理学从职业向专业发展的历程,主要表现为以下几个方面。

(1) 建立完善的护理教育体制:自 1860 年后,欧美许多国家的南丁格尔式的护士学校如雨后春笋般地出现。如 1901 年美国约翰霍普金斯大学开设了专门的护理课程,1924 年耶鲁大学首先成立护理学院。学生毕业后取得护理学士学位,并于 1929 年开设硕士学位。1964 年加州大学旧金山分校开设了第一个护理博士学位课程。1965 年美国护士协会提出凡是专业护士都应该有学士学位。期间,世界其他国家及地区也创建了许多护士学校及护理学院,使护理教育形成了多层次且完善的教育体制。

(2) 护理向专业化方向发展:由于护理教育的不断完善,受过高等教育的护理人员对护理理论的研究及探讨不断地深入,对护理科研的重视及投入不断增加,各种护理专业团体逐步形成。护理作为一门为人类健康事业服务的专业,得到了进一步的发展及提高。

(3) 护理管理体制的建立:从南丁格尔以后,世界各国都相继应用南丁格尔的护理管理模式,并将管理学的原理及技巧应用到护理管理中,强调了护理管理中的人性化管理,并指出护理管理的核心是质量管理。同时护理管理要求更加具体、严格,如美国护理协会对护理管理者有具体的资格及角色要求。

(4) 临床护理分科:从 1841 年开始,特别是二战结束以后,随着科技的发展及现代治疗手段的进一步提高,西方护理专科化的趋势越来越明显,要求也越来越高,如在美国除了传统的内、外、妇、儿、急症等分科外,还出现了重症监护、职业病、社区及家庭等不同分科的护理。

二、中国护理的发展

(一) 祖国医学与护理

我国的传统医学历史悠久,其特点是医、护、药不分,强调"三分治、七分养","养"即护理。按阴阳、五行、四诊、八纲辨证施治,病因方面考虑内伤七情、外感六淫等心理及环境因素,治疗时把病人作为一个"人"来全面考虑。

祖国医学发展史和丰富的医学典籍及历代名医传记中,均有护理技术和理论的记载,许多内容对现代护理仍有指导意义。我国著名的中草药著作《神农百草》记载了包括汉代以前用药的知识;春秋末年,齐国名医扁鹊提出了"切脉、望色、听声、写形,言病之所在"和热敷保持体温等措施;西汉时期的《黄帝内经》则强调了对人的整体观念和预防思想,记载着疾病与饮食调节、精神因素、自然环境和气候变化的关系等;东汉末年名医张仲景在《伤寒杂病论》中记载了猪胆汁灌肠术、人工呼吸和舌下给药法,提倡生活有规律、劳逸结合、饮食有节制等养生之道;三国时期外科鼻祖华佗在医治疾病的同时,竭力宣传体育锻炼,以增强体质,抵抗疾病;唐朝杰出医药家孙思邈在《千金要方》中总结了前人的筒吹导尿法,记载了用细葱管进行导尿的方法;明朝著名医药学专家李时珍的《本草纲目》对我国及世界药物学的发展均有很大贡献。

随着医药学的发展,有许多行之有效的调养和护理方法,散在地记录于中医的著作之中。但由于自古以来,我国的"医""护""药"不分,护理没有得到独立发展。

相关链接

华佗学医

三国时期有名的神医华佗,少年时代曾跟一位姓蔡的大夫学过医。他聪明、勤奋,受到师傅赏识。有一天,师傅把华佗叫到跟前说:"你已学了一年,认识了不少药草,也懂得了些药性,以后就跟你师兄学抓药吧!"

华佗高高兴兴地来到药铺,谁知师兄们欺负他年幼老实,一杆戥秤你用过了我用,就是不让华佗沾手。华佗想,若把这事告诉师傅,几位师兄必定会受到责怪。但不说又怎么学抓药呢? 华佗琢磨了好几天,终于想出一个好办法。每当师兄们把药称完包好,他总要看着师傅开单的数量,用手掂量一下药包,心里默默记着,等闲下时再偷偷将掂量过的药包用戥秤称称,对证一下。这样天长日久,手上的功夫越来越熟练了。

有一回,师傅让华佗抓药,见他竟不用戥秤,抓了就包,顿时怒形于色,严厉地说:"你知道吗? 抓药是人命关天的大事。你这样随手就抓,岂不是拿人的性命开玩笑?"华佗笑笑说:"师傅,错不了,不信你称称看。"师傅半信半疑地拿过华佗包的药,逐一称了分量,可不是,跟自己开的分量分毫不差! 他又开了个新药方,让华佗再抓几副,结果还是准确无误。师傅十分惊奇,反复询问华佗的好手艺是怎样练出来的。华佗见隐瞒不住,只好如实讲了。师傅听了,激动地说:"能继承我医道的,必定是华佗啊!"

(二) 中国近代护理的发展

我国近代护理事业的兴起是在鸦片战争前后,随着西方宗教和医学进入中国而开始的。

1835 年,英国传教士巴克尔(Parker P)在广州开设了第一所西医院,两年之后,这所医院以短训班的方式培训护理人员。

1884 年,美国妇女联合会派到中国的第一位护士兼传教士麦克尼(Mckechnie E)在上海妇孺医院推行"南丁格尔"护理制度,并开设护士培训班。

1888 年,美国的约翰逊女士(Johnson E)在福州医院创办了中国第一所护士学校。

1900 年以后,中国各大城市建立了许多教会医院,并附设了护士学校,逐渐形成了我国护理专业队伍。

1920 年,北京协和医学院开办高等护理教育,是中国第一所具有本科水平的护士学校,学制 4~5 年,五年制的学生毕业时被授予理学学士学位。

1934 年,教育部成立护理教育专门委员会,将护理教育改为高级护士职业教育,招收高中毕业生,将护士教育纳入国家正式教育系统。

1936 年,卫生部开始管理护士注册事宜。要求护理学校的学生毕业后参加护士会考,会考及格者发给证书,然后经注册后领取护士证书。

抗日战争期间,许多医护人员满怀激情奔赴革命圣地,在解放区设立了医院,护理工作受到党中央的重视和关怀。1931 年在江西开办了"中央红色护士学校",1941 年在延安成立了"中华护士学会延安分会"。在解放战争中也有许多勇于献身抢救伤员的英雄模范护士,如李兰丁、蒋南屏、李英熙、李桂英等被誉为中国的南丁格尔。毛泽东同志曾于 1941 年和 1942 年亲笔题词:"尊重护士、爱护护士""护士工作有很大的政治重要性"。

（三）中国现代护理的发展

中华人民共和国成立后，我国的医疗卫生事业在"面向工农兵，以预防为主，团结中西医及卫生工作与群众运动相结合"的四大卫生工作方针指导下，有了很大发展。护理专业受到党和政府的重视，护理工作进入一个新的发展时期。特别是党的十一届三中全会以后，改革开放政策进一步推动了护理事业的发展。

1. 护理教育体制逐步完善 1950 年，第一届全国卫生工作会议将护理教育列为中专教育之一，学制 3 年。由卫生部制订全国统一教学计划和编写统一教材，使护理教育步入国家正规教育系列，全国各地纷纷建立护校。

1961 年，北京第二医学院恢复开办高等护理教育。

1966 年 ~1976 年，十年动乱使护理教育受到严重冲击，护士学校被迫停办。

1970 年后，为解决护士短缺的问题，许多医院开办了二年制的护士培训班。

1976 年后，我国护理教育进入恢复、整顿、加强和发展的新阶段。

1979 年，卫生部为保证护理质量，先后印发《关于加强护理工作的意见》和《关于加强护理教育工作的意见》的通知，大力扶持护理工作和护理教育事业。在恢复中专护理教育后，逐步恢复和发展了高等护理教育。

1980 年，南京医学院率先开办了高级护理专修班，学制 3 年，毕业后获大专学历。

1983 年，天津医学院首先开设了 5 年制护理本科专业，毕业后获学士学位。

1984 年，卫生部和教育部召开全国高等护理教育座谈会，明确要求建立多层次、多规格的护理教育体系，培养高级护理人才，充实教学、管理等岗位，以提高护理质量、促进学科发展、尽快缩小与先进国家的差距。这次会议不仅促进了高等护理教育的发展，也成为我国护理学科发展的转折点。1985 年全国 11 所医学院校设立了护理本科专业。

1992 年，北京、上海、天津等地又开始了护理学硕士研究生教育，并逐渐在全国建立了数个硕士学位授予点。

1997 年，中华护理学会在无锡召开继续护理教育座谈会，制订了继续护理教育的法规，继续护理教育开始走向制度化、规范化、标准化。自 20 世纪 80 年代以来，全国许多省、市还开展了各种形式的护理成人教育，促进了护理人才的培养，使护理队伍的人才结构日益趋向合理。

2004 年，第二军医大学、中南大学等院校开始招收护理学博士研究生，结束了我国内地无护理学博士教育的历史，至此形成了中专、大专、本科、硕士、博士 5 个层次的护理教育体系。

2013 年，成立于 1909 年的中华护理学会顺利通过了国际护士会的评估，正式加入国际护士会并成为其成员。

2. 护理实践领域日益扩展 自 1950 年以来，我国的临床护理工作一直以疾病护理为中心，护理技术操作常规也是围绕医疗任务的完成而制订，护理人员作为医生的助手，处于从属地位。

1980 年改革开放以后，许多人接受了国外有关的护理概念和理论，认识到人的健康受社会、心理、生活方式和饮食习惯等诸多因素的影响。广大护理人员开始探讨和实施"以人为中心"的整体护理模式。加强分析和判断病人需要的能力和基础护理工作，应用护理程序为病人提供积极和主动的护理服务，不断扩大护理工作的内容和范围。护理人员的专业水平日益提高，在临床工作中开展了大量新业务、新技术，如大面积烧伤护理、器官移植护理、显微外科护理、肿瘤护理、重症监护等专科护理，同时中西医结合护理、家庭护理及社区护理也得到迅速发展。

3. 护理学术活动日益繁荣 1950 年以后，中华护士学会（后更名为中华护理学会）积极组织国内学术交流，并将其作为主要任务之一。

1977 年以来，中华护理学会和各地分会先后恢复，总会多次召开全国性学术经验交流会，各地分会也普遍举办不同类型的专题学习班、研讨会等。中华护理学会还成立了学术委员会和各护理专科委员会。

随着对外开放政策的深入,国际学术交流日趋活跃。1980年以后,中华护理学会及各地医学院校与国际间的学术交流更加频繁,与美国、英国、加拿大、澳大利亚、德国、日本等国家建立了学术联系。采取互访交流、互派讲学、培训师资、联合培养等方式与国际护理学界进行沟通,学到了国外先进的护理经验,促进了我国护理学科的发展。

4. 护理研究发展迅速　1990年以来,随着高等护理教育的恢复和发展,本科以上学历的毕业生开始进入临床护理、护理教育和护理管理岗位,推动了护理科学研究的发展。护理科学研究表现出广域、前瞻和综合的特点,研究方法呈现出多样化和跨学科的特点。1991年,中华护理学会设立了护理科技进步奖;次年,发布了《中华护理学会科技进步奖评选办法》,每两年评选一次;2009年该奖项被科技部批准改名为"中华护理学会科技奖"。随着护理科学研究水平的提高,护士撰写论文的数量和质量也显著提升,并间接地推动了护理学杂志逐年增多。从1954年创刊的《护理杂志》一种(1981年复刊后改名为《中华护理杂志》),至今已增加到20多种。护理科研工作已在院校教育和临床实践中广泛开展,对护理学科理论体系的完善和临床护理质量的提高起到了很大的推动作用。

5. 护理管理体制逐步健全

(1) 健全管理体制:我国国家卫生健康委员会医政司设立了护理处,负责全国护士的管理,并制订了有关政策法规。各省市自治区卫生厅(局)在医政处下设专职护理干部,负责管辖范围内的护理管理,各地医院也大力整顿护理工作,建立健全了护理指挥系统。

(2) 建立晋升考核制度:1979年,国务院批准卫生部颁发了《卫生技术人员职称及晋升条例(试行)》,该条例明确规定了护理专业人员的技术职称分为主任护师、副主任护师、主管护师、护师、护士5级。根据这一条例,各省、自治区、市制订了护士晋升考核的具体内容和方法。

(3) 实施执业考试和执业注册制度:1993年,卫生部颁发了新中国成立以来第一个关于护士执业和注册的部长令和《中华人民共和国护士管理办法》。1995年6月全国举行了首届执业护士考试,考试合格者获得执业证书后方可申请注册。护理管理工作从此走上法制化轨道。

(4) 颁布《护士条例》:2008年,国务院颁布实施《护士条例》,这是我国护理法制化建设所取得的重要成就。它从立法层面维护了护士的合法权益,明确了护士的义务、权利和法律地位,规范了护士执业行为,建立了执业准入制度,对促进护理事业的发展具有重大意义。

第二节　护理学的概念

护理学经过一百多年的实践、教育和研究,不断得以充实和完善,逐渐形成了特有的理论和实践体系,成为一门独立的学科。

一、护理的概念

护理的概念和定义是随着社会的需求和环境的变化以及护理专业的不断发展而逐渐发展起来的。20世纪,护理学进入了迅速发展时期。在过去100多年的时间里,护理的概念经历了以下3个阶段的历史演变过程。

(一) 以疾病护理为中心阶段

19世纪60年代到20世纪40年代,随着科学技术的进步和生物科学体系的建立,形成了生物医学模式。这一阶段出现在现代护理发展的初期,由于当时人们对健康的认识还停留在"健康就是没有疾病",且认为疾病是由于细菌或外伤引起的机体结构改变或功能异常,因此一切医疗行为都围绕着疾病进行,以消除病灶为基本目标。受这种医学指导思想的影响,加之护理在当时尚未形成自己的理论体系,因此,协助医生诊断和治疗疾病成为这一时期护理工作的主要内容。

此期护理的特点:①护理开始成为一门专门的职业,护士在从事护理工作之前需要经过特殊的培训;②在长期对疾病护理的过程中逐步积累并形成了一套较规范的疾病护理常规与护理技术操作规程。

以疾病为中心的护理阶段,是护理形成和发展中的必然产物,为护理学的进一步发展奠定了坚实的基础。然而,以疾病为中心的护理思想有其致命的缺点,突出表现在护理关心的是人体的局部疾病,忽视了人的整体性,不能从生理、心理、社会等多个层面为病人提供健康服务。因而护理从属于医疗,护士被看作是医生的助手,护理研究领域十分局限,束缚了护理专业的发展。

(二)以病人护理为中心阶段

20 世纪 40 年代到 70 年代,随着人类社会的不断进步,社会科学中许多有影响的理论和学说如系统论、人的基本需要层次论、人和环境相互关系学说等相继提出和确立,这些理论的引入为护理学进一步发展奠定了基础。1946 年世界卫生组织(World Health Organization,WHO)提出的新的健康观,不仅为护理学指明了发展的方向,而且还提供了广阔的实践空间。与此同时,"护理程序"的提出使护理有了科学的工作方法。60 年代后,相继出现了一些护理理论,护理理论家罗杰斯(Martha Rogers)提出的"人是一个整体"的观点受到人们的关注。疾病是发生在人的身上,在疾病的护理中开始注意人的整体护理。1977 年美国医学家恩格尔(Engel)提出"生物-心理-社会医学模式"。这一新的医学模式引起了健康科学领域认识观的根本改革,护理工作从"以疾病为中心"开始转向"以病人为中心"。

此期护理的特点:①强调护理是一门专业。护理人员是健康保健队伍中的专业人员。②护士与医生的关系是合作伙伴关系。护士不再是单纯被动地执行医嘱和各项护理操作,而是应用科学的工作方法——护理程序对病人实施系统的整体护理、解决病人的健康问题、满足病人的健康需要。③以病人为中心,实施整体护理。护理人员的思维从单纯的对病人疾病的护理扩展到了对病人实施整体护理,注重生理、心理及社会各方面的全面照顾。④逐步形成护理学的理论框架和知识体系。护理学通过吸收相关学科的理论及自身实践和研究,逐步形成了护理科学的知识体系,如奥瑞姆的自理模式、罗伊的适应模式、纽曼的保健护理模式等。

以病人为中心的护理改变了护理工作的内容和方法,但护理工作的场所仍局限在医院内,其护理对象仍以病人为主,很少涉及群体保健及全民健康。

(三)以人的健康为中心阶段

20 世纪 70 年代至今,随着社会的进步和科学技术的发展,传统的疾病谱已发生了很大的变化。过去对人类健康威胁极大的急性传染病已得到了较好的控制,而目前人类的主要死亡原因则多是与人类生活方式和行为有关的疾病,如心脑血管病、恶性肿瘤、糖尿病、精神病、意外伤害等。疾病谱的变化,促使人们的健康观念发生转变,享有健康成为每个公民的权利。同时,随着人民物质生活水平的提高,人们的健康需求也日益提高。1977 年世界卫生组织提出的"2000 年人人享有卫生保健"的战略目标成为各国卫生保健人员努力的方向,并对护理的发展起到了极其重要的作用,使"以人的健康为中心"的护理成为必然。

此期护理的特点:①护理学已发展成为现代科学体系中综合了人文、社会、自然科学知识,能够独立为人类健康服务的应用学科。②护士的任务已超出了原有的疾病或病人护理的范畴,而扩展到了对所有人、人的生命周期中所有阶段的护理。护士的工作场所也相应地从医院扩大到了工厂、学校、家庭、社区、幼儿园、老人院、临终关怀机构等。③护理人员工作方法仍然运用护理程序进行综合性整体护理。

二、护理学的概念

在世界范围内,目前对护理学的概念尚没有公认的标准定义。对护理学的学科性质和护理学是应用学科还是基础学科尚有争议。但多数学者认为护理学是与自然科学、社会科学和人文科学相结合的，研究维护、促进、恢复人类健康的护理理论、知识、技能及其发展规律的一门综合性应用学科。即护理学是医学科学中的一门独立学科，拥有自己独立的理论体系与实践体系。

综合上述观点可将护理学定义为：护理学（nursing）是一门以自然科学与社会人文科学为理论基础，研究有关人类预防保健、疾病治疗及康复过程中护理理论、知识、技术及其发展规律的综合性应用学科。

第三节　护理专业

随着社会的不断发展和科学的日新月异，人们对健康和护理专业的要求越来越高，使护理专业不断的向深度和广度发展，成为了一门独立的学科，并具有很强的科学性、社会性和服务性。

一、护理专业的特征

（一）护理学的研究对象

随着近代生物医学模式向现代生物 - 心理 - 社会医学模式的转变，护理学研究对象已经从单纯的病人扩大到健康人群，包括以下方面。

1. 现存健康问题的人　即由于某些原因影响了人体正常生理活动，而出现了疾病的症状、体征，或机体发生了病理改变、患有某些疾病的人。护理目标是：配合医生积极治疗，精心护理，使护理对象早日康复。

2. 潜在健康问题的人　护理对象尚未出现疾病的症状、体征，但有一些需要注意的问题，如不引起注意，则会向疾病方向发展，如身体过于肥胖有发生高血压、高血脂、高胆固醇的危险。护理目标是：采取预防措施，改变护理对象的饮食习惯和生活方式，维护其健康。

3. 健康人群　对健康人群进行健康教育，是护理学研究的新领域。护理目标是：提高服务对象的健康水平，人人都能拥有健康的身体。

（二）护理的任务与目标

随着社会的发展和人类生活水平的提高，对健康保健需求的增加，护理的任务和目标已经发生了深刻的变化。

1. 护理的任务　1965 年 6 月修订的《护士伦理国际法》中规定：护士的权利与义务是保护生命，减轻痛苦，促进健康。1978 年，WHO 也指出："护士作为护理专业工作者，其唯一的任务就是帮助患者恢复健康，帮助健康人促进健康"。目前，护理的任务可概括为"预防疾病、促进健康、减轻痛苦、恢复健康"四个方面。

（1）预防疾病：通过预防疾病达到最佳的健康状态，包括开展妇幼保健、老年保健、健康教育；增强免疫力，预防各种传染病；提供疾病自我监测技术、评估机构、临床和社区的保健设施等。

（2）促进健康：促进健康就是帮助个体、家庭和社区发展维持和增强自身健康和安适的资源。包括教育人们对自己的健康负责、形成健康的生活方式、解释改善营养和加强锻炼的意义、鼓励戒烟、预防物质成瘾、预防意外伤害和提供信息以帮助人们利用健康资源等。

（3）减轻痛苦：减轻痛苦涉及对各种疾病患者、各年龄段临终者的身心进行全面照护，包括帮助患者尽可能舒适地带病生活，提供支持以帮助人们应对功能减退、丧失，直至安宁地死亡。护士可以在医院、患者家中及社区各种卫生保健机构开展这些护理实践活动。

（4）恢复健康：帮助患病的人恢复健康是护士的传统职责，包括为患者提供直接的整体性护理，如执行药物治疗、心理护理、生活护理等；进行护理评估，如测血压、留取标本做各类化验检查等；与其他卫生保健专业人员共同研讨患者的问题；帮助和指导患者进行康复活动，提高自护能力，达到最佳的功能水平。

2. 护理的目标 护理是为人类健康服务的实践活动,是在尊重人的需要和权利的基础上,将专业知识、技能与人文关怀精神结合起来,运用科学的循证方法为护理对象提供综合的、多层面的护理服务。护理的最终目标是通过护理工作,保护和促进人类的健康,提高全人类健康水平。

(三) 护理工作的方式

在护理学的发展过程中有不同的工作方式,且具有各自的特点。由于临床护理工作的分工、班次和责任有所不同,在护理实践中可以择优选用。

1. 功能制护理 功能制护理(functional nursing)是以完成各项医嘱和常规基础护理为主要工作内容,以日常工作任务为中心进行岗位分工,其指导思想是以疾病护理为中心。护士长对病房的护理活动负全责,负责将各项护理工作根据每个人的能力、经验和知识水平等进行分配,护士只需对自己被分配的工作负责,以完成各项护理任务。

特点:护士分工明确,组织管理简单,节省人力,但工作机械,缺少与患者的交流机会,护理人员为患者提供的是片段性的护理,工作连续性差,不能满足患者的心理、社会需求,护士较难掌握患者的全面情况。

2. 小组护理 小组护理(team nursing)是以分组护理的方式对病人进行整体护理。由一位有能力有经验的护士作为组长领导小组为患者提供护理。由 3~5 名不同级别的护理人员组成,分管 10~15 位患者。其指导思想是责任到组,小组成员需要合作及协调,共同参与护理工作。

特点:由小组长制订护理计划和措施,安排小组成员完成任务及实现确定的目标。护理工作有计划、有步骤、有条理,有利于发挥各级护士的作用;便于了解患者的一般情况,但因对患者护理过程的不连续以及护理人员交替过程中的脱节,容易影响护理质量;护理工作质量受小组长能力、水平和经验的影响较大。

3. 个案护理 个案护理(case nursing)是由专人负责实施的个体化护理,即一名护士护理一位患者。适用于危重患者或某些特殊患者(如移植术后病情危重的患者),也适用于临床教学的需要。

特点:护士职责明确,并负责完成其全部护理内容,能全面掌握患者情况,但对护理人员的能力要求高,耗费人力。

4. 责任制护理 责任制护理(primary nursing)是因功能制护理和小组护理不能满足患者需要而产生的,是由责任护士和辅助护士按护理程序对患者进行的全面、系统和连续的整体护理。美国的责任制护理是在 20 世纪 50 年代初由莉迪亚·霍尔首先提出,是一种连续性、整体性、协调性、以病人为中心的护理方式。责任护士从患者入院到出院为一个或几个患者的护理完全负责,对病人的生理、心理、社会文化、情感精神等全面了解,其他护士按照责任护士制订的护理计划为患者提供护理。

特点:能调动患者的主观能动性,使病人在生理、心理等各个方面都处于最佳的状态;由责任护士和辅助护士,按照护理程序对患者进行全面、系统、连续的整体护理;能以患者为中心,掌握病人全面情况。但文字书写任务重,人员需要多,要求对患者 24 小时负责难以做到;责任护士之间较难相互沟通和帮助。

5. 综合护理 综合护理(modular nursing)是一种通过最有效地利用人力资源、最恰当的选择并综合应用上述几种工作方式,为患者提供高效率、高质量、低消耗的护理服务。这种工作方式以护理程序为核心,将护理程序系统化,在护理哲理、护士的职责与评价、标准化的护理计划、出院计划、各种护理表格的填写、护理质量的控制等方面都以护理程序为框架,整体协调一致,以确保护理服务水平及质量。

特点:护理人员可以根据医疗机构的特性和资源配置情况,决定符合自身特点的工作方式和流程,最终的目标是促进患者康复,维护其最佳健康状态。该护理工作方式要求在工作中合理的分配和使用具有不同经验、能力和学历层次的护士,既考虑成本效益,又为护士的发展提供空间和机会,最佳地使用人力资源。

护士的新角色——个案管理护士

20世纪90年代,随着美国实施管理性保健制度(Managed Health Care),建立成本效益与品质兼顾的卫生保健服务系统,个案管理护士(advanced practice nurse case manager,APNCM)迅速发展起来。个案管理护士以高危或复杂患者个案为中心,提供符合个案需求的整体性、连续性疾病管理照护服务。在此过程中,她们要发展跨学科合作,协调与整合各专业人员的意见,制订和不断完善跨学科护理计划,处理患者的复杂健康问题,监测和评价患者康复进程是否符合预定目标。

由于个案管理工作的跨学科性和复杂性,美国护士协会建议,个案管理护士应由接受硕士学历教育并拥有丰富专科经验和先进临床管理技能的高级实践护士担任。

二、护理专业的工作范畴

科学技术的发展和人民生活水平的提高,使护理专业的范畴逐渐扩大,包括理论和实践两部分。

(一)护理专业的理论范畴

1. **护理学的研究对象、任务和目标** 护理学的研究对象、任务和目标是护理学科建设的基础,是在一定历史条件下护理实践的基础上形成的,并伴随护理学科的发展而不断发展变化。

2. **护理学的理论体系** 护理学的理论体系是护理人员在长期的护理实践中建立和发展起来的,当在实践中发现旧理论无法解释的新问题或新现象时,就会建立新的理论或发展原有的理论,使护理理论体系日益丰富与完善。

3. **护理学与社会发展的关系** 疾病谱变化对健康教育的要求、社会老龄化趋势对课程设置的影响及信息化社会对护理实践方式的改变,促进了护理学在社会中的作用、地位和价值,推动了社会对护理学的影响及社会发展对护理学的要求方面的研究。

4. **护理学分支学科及交叉学科** 随着现代科学的高度分化和广泛综合的发展趋势,护理学与哲学、伦理学、心理学、美学、教育学、管理学等多学科相互渗透,在理论上相互促进,在方法上相互启迪,在技术上相互借鉴。同时,护理学自身也在不断丰富、细化和深化,从而形成了护理伦理学、护理心理学、护理美学、护理教育学、护理管理学等一批交叉学科,以及急救护理学、肿瘤护理学、康复护理学、老年护理学等一批分支学科,大大推动了护理学科知识体系的构建和完善。

(二)护理专业的实践范畴

1. **临床护理** 临床护理(clinical nursing)的对象主要是患者,工作场所主要在医院。临床护理以护理学及相关学科理论、知识、技能为基础,指导临床护理实践,其内容包括基础护理和专科护理。

(1) 基础护理:基础护理(basic nursing)是各专科护理的基础,以护理学的基本理论、基本知识、基本技能为基础,结合护理对象的生理、心理特点和治疗康复的需求,满足护理对象的基本需要。其内容包括病情观察、基本护理技术操作、健康教育、预防与控制医院感染、临终关怀及医疗文件的记录书写等。

(2) 专科护理:专科护理(specific nursing)是以护理学和各医学专科理论、知识与技能为基础,结合各专科病人的特点及诊疗要求,为患者提供身心整体护理,如各专科护理常规、重症监护、康复护理等。

2. **社区护理** 社区护理(community nursing)的对象是一定区域内的居民和社会团体。借助有组织的社会力量将公共卫生学和护理学的知识与技能相结合,深入到家庭、工厂、学校和机关等,开展疾病预防、妇幼保健、家庭护理、康复护理、健康教育、预防接种、防疫隔离等工作,以提高社区人群的健康水平,为整个社区人群提供连续、动态的健康服务。

3. **护理管理** 护理管理(nursing management)是运用管理学的理论和方法,对护理人员、技术、信息、资金、设备等要素进行系统化的管理,以保证为护理工作场所提供正确、及时、安全、经济、有效、高质量的护理服务。

4. 护理教育 护理教育(nursing education)是以护理学和教育学理论为基础,有目的地培养护理人才,以适应医疗卫生服务和医学科学技术发展的需要。护理教育一般划分为基础护理学教育、毕业后护理学教育和继续护理学教育三大类。基础护理学教育又分中专教育、大专或高职教育及本科教育三个层次;毕业后护理学教育包括研究生(硕士研究生、博士研究生学位)教育和规范化(岗位)培训教育;继续护理学教育是针对从事护理工作的在职人员,以为其提供学习新理论、新知识、新技术、新方法为目标的终身性的在职教育。

5. 护理研究 护理研究(nursing research)是推动护理学科发展、促进知识更新的基本动力和有效手段。护理学的研究方法有观察法、实验法、调查法、经验总结和理论分析等。护理研究的内容包括促进正常人健康、减轻患者痛苦、保护危重者生命,提高临终患者生命质量的护理理论、方法、技术与设备研究等。

三、我国护理专业的发展趋势

随着人民生活水平的不断提高,人民群众更加关心自身的健康和生活质量,对医疗卫生服务提出更多、更新的要求,卫生事业将持续发展,护理专业也面临机遇与挑战。

1. 护理人员高学历化 在护理专业向着国际化迈进和市场竞争日益激烈的情况下,护理人员必须不断地学习新知识、新技能来丰富自己,提高自己的能力和水平,高等护理教育的迅速发展正是适应了这种变化和需求。2011年,国务院学位委员会正式批准护理学为医学门类下属的一级学科,这必将推动我国高等护理教育的科学化、规范化发展,护理学研究生教育将进入规模与质量并进的快速发展通道。今后,护士的学历将从中专为主转向大专、本科为主,护理学硕士、博士人数将逐步增多,护理队伍的整体素质将明显提高。

2. 护理实践专科化 临床医学的快速发展与高新技术的应用对护士的专业素质提出了更高的要求。原卫生部推行的优质护理服务工程的深化和临床护理重点专科建设,要求更多的高素质护士从事多样复杂的护理实践工作,提供更高质量的护理服务。迅速、正确的决策并创造性地解决问题将成为各实践领域护士经常面对的问题与挑战。专科化发展将是我国护理发展的重要方向。

3. 护理专业标准化 护理专业标准化主要包括两个方面,即护理教育标准化和护理实践标准化。

20世纪80年代以来,高等教育国际化推动了国际医学教育标准化行动。西文发达国家在21世纪初相继颁布了本国的医学和护理学教育标准。我国目前已初步建立了本科护理学教育标准,并于2010年启动了护理学专业试认证工作。21世纪,护理学专业认证工作将稳步推进,今后开展护理学本科教育的院校必须达到标准规定的各项要求,这将对开展护理学专业教育的院校起到推动专业基本建设、规范办学行为、保证教育质量的重要作用。

随着护理实践活动的领域不断扩展,护理人员开始担任更多、更高层次的实践角色。而社会对护理的需求和护理质量的要求也在不断提高,要求护理为公众提供符合伦理原则和法律规范、安全、有效且达到一定质量标准的服务。2011年6月,卫生部与解放军总后勤部卫生部联合颁布了《临床护理实践指导(2011版)》,进一步建立护理实践标准以及在总的护理实践标准之下的各项分类标准将成为我国护理学科建设的重要任务。

4. 护理工作社会化 随着国家卫生保健体制改革的进一步深入,护士的流动和分布将依据社会需求进行调节,护理服务的内容和范畴也将根据社会需求的变化而变化。另外,由于人们物质生活水平的提高和老龄化社会的到来,慢性病及与不良生活方式相关疾病的增多,人们对健康保健的需求趋于多元化,对健康保健服务便捷化的要求日益强烈,社区必将成为护理工作最广阔、最重要的领域。越来越多的护士将走出医院,深入社区、家庭,广泛开展预防保健工作,为提高全社会人口的健康水平提供健康教育和技术支持。

5. 护理工作国际化 护理工作国际化主要是指目标国际化、专业标准国际化、职能范围国际化、管理国际化、教育国际化、人才流动国际化。此外,还包括跨国护理援助和国际护理合作。跨文化护理、外语以及计算机的普遍应用将成为这一时期护理工作的主要特点。国际化的发展趋势要求护理人才应具有国际意识、国际竞争能力和国际交往所要求的知识与技能。

6. 中国护理特色化 随着中医护理学的发展,中医护理也将引起各国护理界的重视。将中医护理理论融入现代护理理论中将成为我国护理界的一个重要研究方向和领域。结合阴阳、五行等学说进行辨证施护则是这种崭新护理理论的主要特点,具有中国特色的护理理论和技术方法,将为全人类做出重要贡献。

(张金华)

学习小结

本章从国内外护理学的形成和发展过程详细阐述了南丁格尔对护理专业发展的贡献以及护理概念经历了以疾病为中心的护理、以病人为中心的护理和以人的健康为中心的 3 个阶段的历史演变过程。学生通过本部分的学习掌握护理学的概念,通过对护理专业的阐述使学生理解护理的任务与目标、不同护理工作方式的特点、我国护理发展的趋势和护理专业的工作范畴。

复习思考题

1. 谈谈你对护理的理解与认识。

2. 列举南丁格尔对护理学做出的贡献,并说出最让你感动的事迹。

3. 试述护理工作的任务、目标及范畴。

4. 阐述你对我国护理专业发展趋势的理解。

第二章　护理学的基本概念

2

任何一门学科都是建立在一个系统的、可应用于实践的知识体系基础之上,这些知识称为概念和理论,护理学也是如此。在护理学中,人、环境、健康和护理被公认为护理实践的四个基本概念。这些概念是在对护理学的认识逐步深化的基础上形成的,并对护理实践产生重要的影响。护理人员对四个基本概念的理解和认识直接影响护理学的研究领域以及护理工作的内容和实践范畴。

第一节　人

护理学的研究对象是人,对人的认识是护理理论与实践的核心和基础。护理人员正确认识人的整体性特征,熟悉人与环境的联系,了解人体需要的特点,对今后提供护理专业服务是非常必要的。

一、人是一个整体

所谓整体,是指按一定方式、目的有秩序排列的个体的有机集合体。整体的概念强调两点:第一,组成整体的各要素相互作用、相互影响。任何一个要素发生变化,都将引发其他要素发生相应的变化;第二,整体所产生的行为结果大于各要素单独行为结果的简单相加。整体中各要素功能的正常发挥,都有助于其整体功能的发挥,从而全面提高整体的功效。

人具有生物属性和社会属性。人首先是一个生物有机体,即是由器官、系统组成的受生物学规律控制的具有生物属性的人,同时人又是一个有思想、有情感、有精神、有文化,从事创造性劳动的具有社会属性的人。两者结合起来构成一个完整的个体。因此,人是生理、心理、精神、文化、社会等各方面相统一的整体。在人的生命过程中,其生理、心理、社会等方面相互作用,互为影响,其中任何一方的功能变化均可在一定程度上引起其他方面功能的变化;而人体各个方面功能的正常运转,又能有力地促进整体功能的最大限度发挥,从而使人获得最佳的健康状态。

二、人是一个开放系统

人是生活在复杂的社会环境中的有机体,是自然系统中的一个子系统(参见第四章第一节),无时无刻不与周围环境发生着关系,并不断地与周围环境进行着物质、能量、信息的交换。例如人总在不断地从外界摄入食物和向外排泄废物,总在不断地从外界获取信息,形成自己的思想并向外界表达自己的观点、立场与态度。因此,人是个开放系统。人也必须不断地调节自身的内环境以适应外界环境的变化,使之能与他人以及环境和谐一致。护理的服务对象是人,因此,护士在护理工作中不仅要着眼于人的局部变化,而且应更多地考虑到周围环境对人的影响。

人生命活动的基本目标是维持机体内外环境的平衡,这种平衡包括机体内部各子系统间以及机体与外环境间的平衡。护理中,把人作为生理、心理、社会、文化等各方面综合因素组成的整体,其主要功能是帮助个体调节其内环境因素,去适应外环境的不断变化,以获得并维持个体的身心平衡,即健康状态。强调人是一个开放系统,在护理中的意义在于维持机体内环境的稳定,不仅关心机体各系统或各器官功能的协调平衡,同时,还应注意周围环境中的他人、家庭、社会对机体的影响,只有这样才能使人的整体功能更好地发挥和运转。

三、人的基本需要

(一) 基本需要的概念

需要（needs）又称需求，护理理论家奥兰多（I. J. Orlando）认为：需要是人的一种要求，一旦得到满足，就可以消除或减轻其不安与痛苦，维持良好的自我感觉。需要是个体行为所必需的动力性的源泉，它表明了在人大脑区域内的一种把知觉、感觉及智力、动作等组织起来的力量。人的基本需要是指个体为了维持身心平衡及求得生存、生长与发展，在生理和心理上最低限度的需要。

个体从出生到衰老、死亡，每个人都要经历不同的生长发育阶段，而每个阶段都有其不同层次的、与众不同的基本需要。当这种需要得不到满足时，个体就会因失衡而导致疾病。护士应满足不同层次护理对象的基本需要，使其处于最佳身心状态。

(二) 基本需要的内容

需要有不同的分类，具有代表性的分类方法为二维分类法及多维分类法。二维分类法根据需要的起源，把人的需要分为生理性需要和社会性需要；根据需要的内涵，将其分为物质需要和精神需要。多维分类法将人的需要分为生理性、社会性、情绪性、认知及精神性需要。

1. **生理需要**　即与维持人的生理功能有关的需要，如氧气、水分、食物、休息、睡眠、排泄等。

2. **社会需要**　指个人与社会中其他人或集体互动的需要，如与人沟通交流、获得友谊、被人尊重及实现人的价值等。

3. **情感需要**　指人有表达自身所体验的喜、怒、哀、乐的各种情感的需要，如感知、思维、情感等。

4. **认知需要**　指个体在认知与思考方面的需要，如学习、探索、研究、思考问题等。

5. **精神需要**　指有关人的精神信仰、精神依托与精神支持，如祈祷、宗教信仰等。

(三) 基本需要的特点

1. **人类拥有大致相同的基本需要**　无论是古代人还是现代人，也无论是东方人还是西方人，其基本需要大致都是相同的。

2. **每种需要的重要性因人而异**　受个人的期望、社会文化、基本的健康状况及个人的身心发展程度影响。

3. **各种需要彼此间可相互联系、相互作用**　如生理需要的满足可促进认知方面需要及社会方面需要的满足；而精神方面需求的满足又可促进生理功能更加旺盛。

四、人的自我概念

自我概念是个人身心健康的基础，它影响个体的所思所想、所作所为、个人的选择、应对能力和别人对自己的看法等。自我概念与健康行为有密切的关系，它在维持个体生理、心理、社会良好状态方面起着重要的作用。

(一) 自我概念的定义

所谓自我概念，是指一个人对自己的看法，即个人对自己的认同感。它与自我不同，自我是指当事人真正、本身的自己，而自我概念是指当事人如何看待自己。如一位身高160cm，体重只有38kg的二十岁女孩，她的"自我"可谓是瘦体型，但她的"自我概念"是胖体型，她认为自己的身体仍是那么"重"，还常常说要减肥。

(二) 自我概念的形成

自我概念是随着人与环境的不断互动，综合他人对自己的看法与自我觉察和自我认识而形成的。在婴儿期，个体就开始了对身体的感受，如果生理需求能够被满足，爱和温情能够体验，则婴儿就建立了对自我的积极感受。此后随着年龄的增长,在与他人的交往中不断将他人的判断和态度内化到自己的判断中,形成自我概念。例如,一个经常挨饿的婴儿,他的自我概念很可能是包括"我是一个常常饿肚子的人""我得不到家人适当的照顾,所以我不是一个好孩子"等等的想法。影响自我概念形成的因素包括生活经历、环境、有重要意义的他人的反应、生长发育过程、健康状况等。

(三) 自我概念的组成

自我概念是个体对所有属于自己身心状况的认识,其组成包括认识自己的生理状况、心理特征,以及自己与他人的关系等。在护理专业中,自我概念包括人的体像、社会自我、精神自我和自尊等。

1. 体像 是人们对自己身体外形以及身体功能的认识与评价。例如,人们对自己高、矮、胖、瘦等的认识与评价。体像可分为客观体像和主观体像两种。前者是人们直接从照片或镜子里所看到的自我形象,后者则是指人们通过分析和判断别人对自己的反应而感知到的自我形象。显然,良好的体像有助于正向自我概念的建立。

2. 社会自我 是个体对自己的社会人口特征,如年龄、性别、职业、政治学术团体会员资格、社会名誉、地位、教育背景等的认识与评价。个体有良好的教育背景和满意的职业,有助于个人正向自我概念发展。

3. 精神自我 是指个体对自己智慧、能力、性格、道德水平等的认识与判断。如果一个人能够很好地对自己做出正确的认识和判断,其结果便是正向自我概念,否则便是负向自我概念。如当一个成绩向来不好的同学写了一篇文章受到老师赞赏时,他可能会认为:"那位老师根本没有仔细地阅读过我的文章",或者"那位老师的水准真是低"。他不能正确地认识和判断自己,所以继续保持一个低落的自我概念。

4. 自尊 是个体对自己在社会群体中价值的主观判断和评价,是人们维护自己的尊严和人格,不容他人任意歧视、侮辱的一种心理意识和情感体验。例如,志强的父母很希望他能考进医学院,将来成为医生。如果他真的考进了医学院,他的父母必然会很喜悦,对他关怀、尊重并加以赞赏,他因而也学会珍惜、喜欢和重视自己。家人对他的高度接受也会协助他高度接受自己,提升他的自尊,有助于自我概念的发展。

(四) 自我概念的作用

自我概念对个体的行为和观念具有重大的影响。拥有正向的良好的自我概念的人,对自身的能力、天赋、健康等抱有足够的信心,能有效地抵御一些身心疾病的侵袭。自我概念水平的降低,常会表现为对自己失望、不满、情绪低落等。正向的自我概念使个体能够对自己产生良好的感觉,也就能够产生积极的行为和观念。相反,负向的自我概念使个体产生消极的思想和行为。由此可见,在临床护理实践中,为使病人积极配合治疗和护理,促进病人康复,护理人员帮助病人树立正向的自我概念是非常重要的。

第二节 环 境

环境为每个人所熟悉,人的一切活动离不开环境,并与环境相互作用、相互依存。环境的质量与人类的健康有着密切的关系。在护理领域中,护理学家们赋予了它更深刻的含义,但不同的学者对环境的理解不同。护理理论家罗伊(Roy)把环境定义为"围绕和影响个人或集体行为与发展的所有因素的总和"。亨德森(Henderson)认为环境是"影响机体生命与发展的所有外在因素的总称"。可见,环境(environment)是人类生存或生活的空间,是与人类的一切生命活动有着密切关系的所有内部因素和外部因素的综合。护理人员应掌握有关环境的相关知识,为病人创造适于生活和休养的良好环境。

一、内环境

（一）概念

内环境（internal environment）是指人体内部的环境，包括生理环境和心理环境。内环境帮助生命系统适应外环境的改变，并使系统能够和外环境交换维持生命所需要的物质，其平衡是延续生命的必备条件。

1. **生理环境**　是指身体的内环境，包括呼吸系统、循环系统、消化系统、神经系统、内分泌系统等。为了维持生理平衡状态，各系统之间通过神经、体液及自身调节维持细胞外液的理化因素恒定，即达到内环境稳态，并与外界环境进行物质、能量和信息交换，以适应外环境的改变，维持身体的正常生理形态与功能。

2. **心理环境**　疾病会对人的心理活动产生负面影响。另外，一些心理因素也是许多疾病如高血压、溃疡等的诱发因素和致病因素，可导致各种器官产生一系列的生理病理变化。同时，心理因素对所患疾病进程、配合治疗的程度等方面也会产生不同程度的影响。

（二）内环境与健康

第一个描述人体内环境的是法国生理学家伯纳德（Claud Bernard）。他认为一个生物体要生存，就必须努力保持其体内环境处于相对稳定的状态。其后许多科学家致力于这方面的研究。大量研究表明：人体不断地使内部环境维持一种动态的相对稳定状态，这种稳定状态是靠机体的各种调节机制在无意识状态下，以自我调整的方式来控制和维持的，只有内环境相对稳定，才能保持人体生理功能的正常，维持健康状态。

心理环境的变化既可以致病也可以治病。生理内环境的紊乱可以导致心理问题，如焦虑、抑郁等；而一些心理因素，如应激事件又会导致生理疾病，例如应激性溃疡、高血压等。此外，心理因素对病人所患疾病的进程、疗效、预后及病人与家属的生活质量都会产生不同程度的影响。

二、外环境

外环境（external environment）可分为生态环境、人文社会环境和治疗性环境。

（一）生态环境

生态环境（ecological environment）即自然环境，是指存在于人类周围自然界中各种因素的总称。它是人类及其他一切生物赖以生存和发展的物质基础，包括物理环境（如空气、阳光、水、土壤等）和生物环境（如动物、植物、微生物等）。近年来，人们的物质生活水平得到迅速改善和提高，但也同时承受了因经济增长而带来的新问题，如环境的污染。由于环境和人类的健康密切相关，医护人员有责任和义务通过各种渠道、运用各种方式宣传和影响公众，以保护人类赖以生存的环境。

（二）人文社会环境

人文社会环境（environment of humanity and society）是人们为了满足物质和精神文化生活的需要而创建的环境。社会环境中有危害健康的各种因素，如人际关系紧张、失业压力、人口超负荷、文化教育落后、社会医疗服务系统不健全等因素，均间接或直接影响人类的健康。优良的社会环境是人类健康的保障。

（三）治疗性环境

治疗性环境（therapeutic environment）是指专业人员在以治疗为目的的前提下创造的一个适合病人恢复身心健康的物理环境和人文环境。个体在生命过程中都有机会接触医疗环境，而医疗环境中是否强调为病人提供治疗性设施与服务，不仅会影响病人在就医期间的心理感受，还会影响个体疾病恢复的程度与进程。因此，作为医务人员，提供一个安全、舒适、优美、适合病人恢复健康的治疗性环境是十分必要的。治疗性环境应主要考虑以下两方面因素。

1. **物理环境** 治疗性环境首先要保证物理环境的安全与舒适,这就要求医院在建筑设计、设施配置以及各部门相关人员的治疗和护理过程中均应有安全防护意识(包括设有防火装置、紧急供电装置、病房配有安全辅助用具或设施如拐杖、轮椅、床栏、带扶栏的走廊等),以防意外事件的发生;同时,要维持适宜的温度、湿度、光线、清洁,控制噪声和院内感染的发生。设有院内感染控制机构,定期对医院内的空气、物体表面及无菌物品等进行细菌监测。

2. **人文环境** 人文环境包括:温馨、舒适的休养环境、医务人员优质的服务与良好的服务态度、同室病友之间的和谐关系等。这些因素都会对病人的心理产生一定的影响。良好的人文环境会促进病人恢复健康。

人类的一切活动都离不开环境,人类与环境相互依存、相互影响。人类的健康与环境状况息息相关,一方面,人类通过自身的应对机制不断地适应环境,通过征服自然与改造自然,不断地改善和改变自己的生存与生活环境;另一方面,环境质量的优劣又不断地影响着人们的健康。在人类所患疾病中,不少与环境中的致病因素有关,其中人为的生产活动所造成的环境破坏比自然环境中的危害因素对人类健康的威胁更为严重。人类在改造自然的同时,要有环境保护意识,自觉地保护自己的生存环境,使人类与环境相互协调,维持一个动态的平衡状态,使环境向着有利于人类健康的方向发展。

相关链接

世界环境日(World Environment Day)

1972 年 6 月 5 日联合国在瑞典首都斯德哥尔摩召开了联合国人类环境会议,会议通过了《人类环境宣言》,并提出将每年的 6 月 5 日定为"世界环境日"。同年 10 月,第 27 届联合国大会通过决议接受了该建议。

世界环境日是联合国促进全球环境意识、提高政府对环境问题的注意并采取行动的主要媒介之一。其意义在于提醒全世界注意地球状况和人类活动对环境的危害。要求联合国系统和各国政府在这一天开展各种活动来强调保护和改善人类环境的重要性。

中国从 1985 年 6 月 5 日开始举办纪念世界环境日的活动,以"青年人口、环境"为主题。自此之后,每年的 6 月 5 日全国各地都会举办纪念活动。1993 年北京被选为举办庆祝活动的城市,其主题是"打破贫穷与环境的怪圈"。

第三节 健 康

健康是医学科学中最基本的概念,是人类生命活动的本质、状态和质量的一种反映。护理是为个人、家庭、社区和社会提供保健服务的专业,其主要宗旨是帮助人们预防疾病、恢复健康、维持健康和促进健康。从护理学的角度对健康和疾病概念的认识和理解,直接影响到护理人员的护理行为。

一、健康的概念

健康是人类共同追求的目标,其意义因人、因时、因地而异。它包含生理、心理、社会和精神等不同的层面。有些理论学家认为,不同文化、不同宗教信仰的群体对健康的理解和解释不同。

(一)健康的定义

健康(health)是一个变化的概念。历史条件不同,社会发展水平不同,人们对它的理解也不同,因此健康是一个随历史演变而变化的概念。其演进过程如下。

1. 健康是没有疾病 这是一种传统的生物个体健康观,是对健康的最一般的认识。这种观点的最大弱点在于未能真正回答健康的实质,也没有说明健康的特征,而是将健康与疾病视为"非此即彼"的关系。

2. 健康是人们感到身体舒适 这是从功利主义角度来认识健康。虽然健康的身体会给人带来舒适,但是健康并不等于舒适。例如疼痛病人使用吗啡后,能给身体带来暂时的舒适,但病人并非处于健康状态。

3. 健康是人体生理功能的正常 此定义虽然古老,但它抓住了健康的重要特征,使人们对健康的认识前进了一步。人体各部位功能如何,在很大程度上反映人体的健康程度,但这一定义却忽视了人的精神、心理对健康的作用和影响。

4. 健康是人体正常的生理、心理活动 与上述健康定义相比,此定义增加了人的精神、心理层面。认为人的健康不仅只是躯体的健康,也应包括心理健康。这个定义又前进了一步,但它仍欠全面,没有把健康置于人类生活的广阔背景中,忽视了人的社会适应性。

5. WHO 对健康的定义 WHO 于 1946 年给健康所下的定义是:健康不但是没有疾病和身体缺陷,还要有完整的生理、心理状态和良好的社会适应能力。该定义一提出,就得到了人们普遍的接受。它将健康与人类充实而富有创造性的生活联系起来,强调了人的心理状态和社会适应能力,强调了环境的协调与和谐。

随着医学模式的转换,1989 年,WHO 又提出了健康的新概念,即"健康不仅是没有疾病,而且包括躯体健康、心理健康、社会适应良好和道德健康"。健康这一概念已由单纯生理概念转变到生理、心理、社会和道德四个方面内容的四维健康观。它从现代医学模式出发,既考虑了人的自然属性,又注重人的社会属性。道德健康以生理健康、心理健康为基础,并高于生理健康和心理健康,是生理健康和心理健康的发展。道德健康强调从社会公共道德出发,维护人类的健康,要求每个社会成员不仅要为自己的健康承担责任,而且也要对社会群体的健康承担社会责任。社会适应良好,不仅要具有较强的社会交往能力、工作能力和广博的科学文化知识,而且能胜任个人在社会生活中的各种角色,创造性地取得成就贡献于社会,达到自我成就、自我实现,这是最高境界。

WHO 对健康的定义概括了当代健康的思潮和流向。因为和以前的健康定义相比,它有四个方面的优点:①对健康的解释从过去局限于生物学范围,扩大到生物、心理、社会及经济等诸多方面,将人作为整体看待,给护理学理论和实践的发展带来了深远的影响,为护理模式的转变提供了依据;②把健康看作是动态的变化过程,并说明健康可以有不同的水平;③从关心个体健康扩大到重视群体健康;④把健康放在人类社会生存的广阔背景中,指出健康不仅是医务工作者的目标,也是国家和社会的目标。可见,WHO 提出的健康概念是一个揭示人类健康本质的概念,是人类对健康要领的深化和发展。

(二)亚健康

亚健康是近年来国内外医学界提出的新概念,它建立在 WHO 的现代综合健康观之上,认为从健康到疾病是一个从量变到质变的连续动态的过程。在这个连续过程中,良好的健康在一端,疾病乃至死亡在另一端。任何人、任何时候的健康状况,都会在疾病与健康连续体的两端之间某一点上占据一个位置,并且随时间推移、机体状态、环境变化而处于动态之中。当人的机体介于健康与疾病之间的过渡状态,但未出现临床症状和体征,或者有病症感觉而无临床检查证据,但机体各系统的生理功能和代谢过程活力降低,表现为身心疲劳,创造力下降,并伴有自感不适症状时,这种生理状态称为亚健康状态。一般来说,亚健康状态由四大要素构成:①排除疾病原因的疲劳和虚弱状态;②介于健康与疾病之间的中间状态或疾病前状态;③在生理、心理、社会适应能力和道德上的欠完美状态;④与年龄不相称的组织结构和生理功能的衰退状态。

科学认识亚健康,有必要分清亚健康与疾病的无症状现象之间的区别,即与亚临床疾病相鉴别。亚临床疾病是有检查证据而没有明显临床表现,如当前常见的中老年人亚临床颈动脉硬化,颈动脉超声检查发现有较明显的颈动脉内膜增厚,甚至有斑块形成,而无临床表现;亚健康状态者具有头痛、头晕和胸闷等不适主诉,但血管心脏超声及心电图检查都未发现异常。从某种意义上说,人体亚健康状态是疾病无症状现象的更早期形式。

人体亚健康状态具有动态性和两重性,其结果是回归健康或转向疾病。护士的责任之一就是研究人体亚健康问题,积极促进其向健康转化。通过健康教育,使个体自我调控,加强锻炼,做好心理调节等。强化社会、家庭、营养、伦理和心理等因素对人体健康的正面影响,积极促进个体向健康或最佳健康模式转化。

相关链接

最佳健康模式(high-level wellness model)

1961 年邓恩(H.L.Dunn)提出:健康仅仅是"一种没有病的相对稳定状态。在这种状态下,人和环境协调一致,表现出相对的恒定现象"。人应设法达到最佳健康水平,即在其所处的环境中,使人各方面的功能得以最佳发挥,并发展其最大的潜能。

最佳健康模式更多地强调了促进健康与预防疾病的保健活动,而非单纯的治疗活动。因此,护士可应用最佳健康模式帮助其服务对象进行有利于发挥机体最大功能和发展潜能的活动,从而帮助其实现最佳健康。如对于有生理残障者,护士在制订护理计划时,不仅要考虑如何在生理方面发挥其残存功能,还要帮助其在社会、情感、认知等方面适应这种残疾,将其生理残疾融入到新的生活方式之中,以提高生活质量。

二、疾病的概念

人类对疾病的认识随着生产的发展、科学技术的进步而不断深化和完善。护理工作者应了解疾病的概念,从家庭、社区和社会等层面认识疾病对人的生理、心理、社会及精神等的影响,以帮助人们预防及治疗疾病,恢复健康。

(一)**疾病的定义**

人们对疾病的认识如同对健康的认识一样经历了一个漫长而又不断发展的过程,不同的历史条件、不同的文化背景均可能造成对疾病理解的不同。

1. **疾病是鬼神附体**　这是古代由于生产力低下和认识自然的能力有限而出现的疾病观。认为疾病是鬼神附体,神鬼的惩罚是疾病的原因和本质,因而出现了一系列与各种鬼神作斗争以治疗疾病的方法。

2. **疾病是机体阴阳的失衡**　这是我国古代劳动人们经过长期的观察、实践所提出的疾病观。随着人们对自然界认识的加深,逐渐认识到人与自然界的关系。他们开始从巫术中解脱出来,认为人体各部分划分为阴阳两方面,阴阳协调则健康,阴阳失调则患病。治疗的任务在于恢复阴阳平衡,这就是我国古代对疾病及其本质的认识。在西方,著名的古希腊医学家希波克拉底(Hippocrates,公元前 459—前 377)创立了他的"液体病理学",认为人的健康取决于其体内四种基本流质:血液、黏液、黑胆汁和黄胆汁,疾病是四种流质不正常的混合和污染的结果。这些疾病理论虽然带有一定的主观猜测性,但能将疾病的发生同人体的某些变化联系起来,对医学的形成和发展有着重大而深远的意义。

3. **疾病是社会行为特别是劳动能力的丧失或改变**　这是疾病的社会学定义。其特点不是从疾病本身固有的本质和特点出发,而是以疾病的社会后果为判断依据。严格地说,这不是疾病的科学定义,而是从疾病的价值判断上,指出疾病会使劳动力和社会行为丧失,从而使人们努力消除疾病、战胜疾病。

4. **疾病是机体功能、结构和形态的异常**　这是在生物医学模式指导下的具有较大影响力的疾病定义,是疾病认识史上的一大飞跃，是人类长期追求对疾病本质认识和近代自然科学发展的必然结果。它把疾病视为人体某个组织、器官或细胞的结构、功能或形态的改变，这就从本质上解释了疾病发生的原因。在这种疾病观的指导下，许多疾病的奥秘都从本质上得到了揭示。然而，此定义也有其自身的局限性，表现在无法解释一些无结构、功能或形态改变的疾病，如精神病，忽视了人的整体性。

5. 疾病是机体内环境稳定状态的破坏 这是在整体观指导下对疾病所作的解释。认为所有生命都是以维持内环境的平衡为目的的，而疾病过程是机体内环境平衡的紊乱。这个定义用整体的观点取代了局部的观点，是疾病认识上的又一进步。

6. 疾病是机体对有害因子作用的反应 这是哲学观对疾病的定义。它揭示了疾病过程的实质，在疾病治疗方法论上具有重要的指导意义。任何疾病，当生物、心理、社会因子直接或间接作用于人体时，就会引起机体一定的损伤，此时机体内的健康因子必然会抵抗损伤因子，而疾病正是损伤因子与健康因子斗争的过程。

将上述几种学说相互补充，产生了现代疾病观，所以疾病比较科学的定义是：疾病是指机体身心在一定内外环境因素的作用下，所引起的一定部位功能、代谢、形态结构的变化，表现为损伤与抗损伤的病理过程，是内环境稳态调节紊乱而发生的生命活动障碍。

疾病的这一定义反映和概括了现代医学对疾病的认识和研究成果，揭示了疾病的本质和基本特征。对疾病的认识不仅仅局限于身体器官的机能与组织结构的损害，还包括人体各器官、系统之间的联系，人的心理因素与躯体因素的联系以及人体与外环境之间的联系。其特点为：①疾病是发生在人体一定部位、一定层次的整体反应过程；②疾病是人体正常活动的偏离或破坏，表现为机能、代谢、形态结构及其相互关系超出正常范围，以及由此而产生的机体内部各系统之间和机体与外界环境之间的协调发生障碍；③疾病不仅是体内的病理过程，而且是内外环境适应的失调，表现为内环境稳态的破坏和人体与外环境的不协调；④疾病不仅是身体上的疾患，而且还包括精神、心理、社会等方面的疾病。

（二）疾病谱的变化

由于社会制度、经济条件、医疗卫生条件、生活方式以及个人行为的差异和变动，人类的疾病状况发生了变化。即疾病在不同时期、不同人群中的发病率、死亡率不尽相同，有时会发生较大变化，甚至会有新的疾病病种出现，而这种变化称为疾病谱（disease spectrum）。目前，疾病谱的变化主要表现在以下两个方面。

1. 致病因素的变化 20世纪50年代以前，影响人类健康的因素主要是由细菌、病毒、寄生虫等生物性致病因素，这些因素导致传染病的流行。近几十年来，随着医学科技的发展、哲学观的变化及医学模式的转变，对病因的认识也由单纯的生物病因提高到生物、心理和社会综合病因上，由单因单果上升到多因多果，即每种疾病均有多种致病因素，多种因素联合作用又可导致多种疾病。新的健康观念显示影响健康的主要因素有社会因素、心理因素、自然环境因素，而最重要的是社会因素是人们自己的生活方式。据社会医学专家分析，在导致人们患癌症、冠状动脉粥样硬化性心脏病等非传染性疾病的诸因素中，吸烟、过量饮酒、饮食结构变化等不健康的生活方式对人体健康的影响越来越明显，约占60%。所以，人们常将癌症、冠状动脉粥样硬化性心脏病等非传染性疾病称为生活方式病。

2. 疾病构成和死因结构的变化 目前，全球的疾病谱和死因结构与以前相比，发生了根本性的变化。影响人类健康的主要疾病和死亡原因，已由过去的急慢性传染性疾病为主，逐步转变到以慢性非传染性疾病为主。世界各国都出现了以心脑血管病、糖尿病、恶性肿瘤等占据疾病和死因主要位置的趋势。据统计，我国男性发病率前三位的恶性肿瘤依次为：肺癌、肝癌和肠癌；女性发病率前三位的恶性肿瘤依次为：乳腺癌、肠癌和肺癌。有关统计资料还表明，慢性非传染性疾病所引起的死亡，已占我国人口死亡数的2/3。也就是说，每三个死亡的人中，就有两个是死于癌症、脑卒中、冠心病这一类非传染性疾病。有60%~70%的人处于没有疾病却感觉不健康的"第三状态"或者称"亚健康状态"。

这种疾病谱的变化是不以人们的主观意志为转移的客观规律。医学模式的转变，使健康危险因素也发生了改变,这就要求人们相应地转变自己的卫生观、健康观。对医护人员来说,在慢性非传染性疾病成为对人们健康主要威胁的情况下,也需要转变观念,抛弃"重治轻防"的做法。医护人员的传统医疗行为,如吃药、打针、做手术,已难以解决慢性非传染性疾病,而应重在疾病的预防,让人们防患于未然,这是医护人员当前的神圣职责和首要任务。

(三)疾病对个体和家庭的影响

患病不仅对病人本人造成影响,而且会对家庭乃至社会造成不同程度的影响。疾病对个人、家庭以及社会产生如下的影响。

1. 对个人的影响 疾病对病人可以产生正性影响和负性影响。

(1)正性影响:患病之后的正向影响可分两个方面。首先,患病后进入病人角色,可以暂时解除部分社会和家庭的责任,使病人安心休养。其次,由于有了本次患病的经历,个人在今后的生活中警觉性提高,会尽可能避免或减少致病因素,增加如改善生活方式,合理膳食,保持心理平衡,适当活动等预防疾病和促进健康的行为方式。

(2)负性影响:当一种疾病,尤其是不治之症降临在某个人身上时,在生理、心理上会产生巨大的痛苦。疾病对病人的负性影响有:一是生理改变。由于身体组织器官的病理生理改变,病人会出现各种症状和体征,如疼痛、活动障碍、呼吸困难等,使病人产生不舒适感,影响病人的休息与活动。二是心理改变。疾病对心理影响的程度,因疾病的性质和病人对所患疾病的认识程度的不同而不同。一般情况下,短期的、无生命危险的疾病不会引起病人较大的情绪改变,而威胁病人生命的疾病,则可引起其强烈的情绪反应,如焦虑、恐惧、否认等。这些反应可以视为应激反应。三是体像改变。体像是个人对自己躯体外观的自我感受,一般认为是个人对身体外观及其功能的主观感受,并随着疾病的严重程度及文化价值观的不同而发生变化。尤其是因疾病引起身体残障,更容易造成病人体像改变,表现为对身体的结构、功能、外观产生怀疑、退缩、消极的态度。

2. 对家庭的影响 任何一个家庭成员患病,对家庭都是一种冲击,并产生各种各样的影响。

(1)家庭经济负担加重:疾病给家庭经济所带来的影响是显而易见的。尤其是患有严重疾病或病人本人是家庭生计的主要承担者,更会加重其家庭的经济负担。甚至有些病人为了减轻家庭经济负担而放弃治疗。

(2)家庭成员的心理压力增加:无论是在家庭还是在工作中,每个人都有属于自己的角色。然而,一个人患病时尤其患有严重疾病后,病人的家庭角色功能需要其他家庭成员来承担,并且还需要家庭成员投入大量的精力给予照顾,使家庭其他成员的负担加重,继而产生相应的心理压力。病人患病后会出现多种心理反应,而异常的情绪和行为的变化也会对家庭成员造成严重的心理刺激和强烈的情绪反应,如悲伤、焦虑、情绪低落等。若出现这一情况,家庭成员需要专业性的咨询和指导,才能适应改变。

3. 对社会的影响

(1)对社会经济的影响:疾病对整个社会经济造成巨大的影响。根据一项调查显示:1990 年我国国民经济生产总值为 17 695 亿元,而同年由于疾病造成的社会经济损失为 5463.6 亿元。其中由于伤残或失能所带来的经济损失为 3864.4 亿元。由此可见,疾病不仅给个人和家庭带来重大的影响,对社会的影响同样不容忽视。

(2)对社会健康状况的影响:个人患病也是一个社会性问题。疾病可能导致伤残失能,使病人失去或降低工作能力,影响社会生产力。某些疾病如 SARS 可能对整个社会的健康状况造成危害甚至引起社会恐慌。

三、健康和疾病的关系

健康和疾病是两个复杂的概念,也是人生命过程中最为关注的问题。对于健康和疾病的关系,过去人们认为二者各自独立并相互对立,即为一种"非此即彼"的关系。20 世纪 70 年代,有人提出健康与疾病是一个连续的动态过程,即健康 - 疾病连续相,是指健康与疾病为一种连续的过程,处于一条线上,其活动范围从濒临死亡至最佳健康(图 2-1)。任何人、任何时候的健康状况都会在这连续相两端之间的某一点上占据一个位置,且时刻都处于动态变化之中。这条连续线上的任何一点都是个体身心、社会文化等方面功能的综合表现,而非单纯的生理疾病表现。现在多认为健康与疾病可在个体身上同时并存,即一个人可能在生理、心理、社会的某方面处于低水平的健康甚至疾病状态,但在其他方面却是健康的,如"身残志坚",即一个生理残疾的人可通过自己的调整,扬长避短,达到自身健康的良好状态,并充分发挥潜能,同样能为人类、为社会做出贡献。

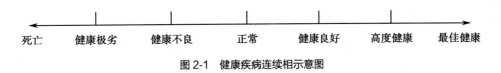

死亡　健康极劣　健康不良　正常　健康良好　高度健康　最佳健康

图 2-1　健康疾病连续相示意图

健康和疾病之间有时很难找到明显的界限,存在过渡形式,是动态的、不是绝对的。如一个人自觉不适,可能是由于疲劳所致,并非是患了某种疾病,但也可能是某些疾病的先兆;一个患癌症的人,早期可能毫无症状,但疾病已潜伏在其体内并在继续发展中。

总之,健康是一种状态,是不断变化的,没有绝对的、静止的健康状态。健康与疾病是生命连续统一体中的一对矛盾,这对矛盾的相互作用是以人的功能状态来体现的。护士应用该模式可以帮助服务对象明确其在健康 - 疾病连续相上所占的位置,并协助其采取措施从而尽可能达到健康良好状态。

四、健康促进的概念及相关护理活动

1979 年,美国卫生总署关于健康促进和疾病预防的报告《健康的人民》发布,标志着健康促进的开始。1986 年 11 月,在加拿大渥太华召开的第一届国际健康促进大会和由此发表的《渥太华宪章》,是健康促进发展史上的第一个里程碑。

(一) 概念

健康促进(health promotion)是健康教育的发展和延伸,随着人们生活方式和生活环境的不断改变,以及全球卫生保健事业的不断发展,健康促进概念在不断发展和深化之中。健康促进的定义较多,目前比较有影响的定义有以下几种:

1. 美国联邦办公署的定义　1979 年,美国联邦办公署提出:"健康促进包括健康教育及任何能促使行为和环境转变为有利健康的有关组织、政策及经济干预的统一体。"

2. 劳伦斯·格林(Lawrence·W·Green)　美国健康教育家劳伦斯·格林提出:"健康促进是指一切促使行为和生活条件向有益于健康改变的教育与环境支持的综合体。"

3. WHO 的定义　1986 年,WHO 提出:"健康促进是使人们维护和提高自身的过程,是协调人类和环境之间的战略,规定个人与社会对健康各自所负的责任。"

健康促进的核心是以健康教育为先导,以个人和社会对健康各自应有的责任感为动力,以行政、经济、政策、法规等手段为保证,以良好的自然和社会环境作为后盾,强调个人和社会对健康所负的责任。动员卫生部门、非卫生部门以及全体社会成员的总体力量干预和改变危害人们健康的生活方式和生活环境,促使人们消除危及健康的各种主观因素,形成有益于健康的生活方式和生活环境,不断提高社会群体健康水平,进而达到提高人类生命质量的目的。健康促进是初级卫生保健的基础,是公共卫生的一项重要职能。它在减少疾病负担、减轻疾病的社会及经济影响方面不仅有效,而且成本效益好,其价值正日益受到社会公认。

（二）健康促进的相关护理活动

健康相关性行为（health related behavior）是指人类个体和群体与健康和疾病有关的行为。健康相关行为可分为促进健康的行为和危害健康的行为，促进健康的行为简称健康行为（health behavior），危害健康的行为简称危险行为（risk behavior）。促进健康的相关护理活动是通过护士的努力，使公众建立和发展促进健康的行为，减少危害健康的行为，从而维护和提高人类的健康水平。

1. 促进健康的行为　促进健康的行为（health promoted behavior）是个体和群体表现出的客观上有利于自身和他人健康的一组行为。这些行为包括以下方面。

（1）基本健康行为：指日常生活中一系列有利于健康的基本行为，如合理的营养、平衡膳食、适量的睡眠、积极锻炼等。

（2）保健行为：指正确合理地利用卫生保健服务，以维护自身健康的行为，如定期体检、预防接种等。

（3）预警行为：通常指预防事故发生和事故发生后正确处理的行为，如乘飞机或汽车系安全带、发生溺水、车祸后的自救和他救行为。

（4）避免有害环境行为：有害环境包括人们生活和工作的自然环境以及心理社会环境中对健康有害的各种因素。主动的避开环境中的危害也属于健康的行为。避免有害行为包括调适、主动回避、积极应对等。

（5）戒除不良嗜好行为：以积极主动的方式戒除日常生活中对健康有危害的个人偏好，如戒烟、不酗酒、不滥用药物等。

2. 危害健康的行为　危害健康的行为（health-risky behavior）是指偏离个人、他人和社会的健康期望，客观上不利于健康的行为。危险行为可分为四类。

（1）不良生活方式与习惯：生活方式是指一系列日常活动的行为表现形式。不良生活方式则是一组习以为常的、对健康有害的行为习惯，如吸烟、酗酒、缺乏运动锻炼、高盐高脂饮食、不良进食习惯等。

（2）致病行为模式：致病行为模式是导致特异性疾病发生的行为模式，其特征表现为雄心勃勃、争强好胜、富有竞争性和进取心。一般对工作十分投入，工作节奏快，有时间紧迫感。这种人警戒性和敌对意识较强，对挑战往往是主动出击，而一旦受挫就容易恼怒。有研究表明，具有 A 型行为者冠心病的发病率、复发率和死亡率均显著高于非 A 型行为者。C 型行为模式是一种与肿瘤发生有关的行为模式，其核心行为表现是情绪过分压抑和自我克制，爱生闷气。有研究表明，C 型行为者宫颈癌、胃癌、结肠癌、肝癌、恶性黑色素瘤的发生率高于其他人的三倍左右。

（3）不良疾病行为：疾病行为指个体从感知到自身患病到身体康复全过程表现出来的一系列行为。不良疾病行为可能发生在上述过程中任何阶段，常见的行为表现形式有：疑病、恐惧、讳疾忌医、不及时就诊、不遵从医嘱、迷信甚至自暴自弃等。

（4）违反社会法律、道德的危害社会健康的行为：吸毒、性乱等行为既直接危害行为者的个人健康，又严重影响社会健康和正常的社会秩序。如吸毒可直接产生成瘾行为，导致吸毒者身体极度衰竭，静脉注射毒品，还可能感染乙型肝炎和艾滋病等；混乱的性行为可导致意外怀孕，性疾病传播和人类免疫缺陷综合征等。

3. 促进健康的护理活动　实施促进健康的护理活动，有利于个体和群体促进健康行为的建立。护士在促进健康的任务中，不仅仅是解除病痛，延长病人的生命，还要努力提高病人的生存质量。促进健康的护理活动包括以下活动。

（1）生理领域：为了促进健康、提高人们的生存质量，首先必须做好生活护理，避免不良刺激，保证病人有良好的舒适感。具体内容包括：

1）采取一定的措施减轻或消除病人的疼痛或不适，如保持病人的舒适体位、按医嘱适时应用止痛剂、松弛疗法、适量运动等。

2) 保证周围环境安静,使病人有足够的休息和睡眠。

3) 根据病人的具体情况,满足饮食、饮水、排泄等方面的需要。

(2) 心理领域:护士应运用良好的沟通技巧,进行心理疏导,鼓励病人宣泄,帮助病人认识生存的价值,树立正确豁达的健康观。

(3) 社会领域:鼓励病人家属及其有重要关系的人经常探望和陪伴病人,给予病人更多的温暖和支持,使其获得情感上的满足。

相关链接

健 康 素 养

健康素养是指获取和理解健康信息,并运用这些信息维护和促进自身健康的能力。居民健康素养评价指标已经纳入到国家卫生事业发展规划之中,作为综合反应国家卫生事业发展的评价指标。

目前国际上对健康素养的定义尚不统一,主要从临床和公共卫生两种视角对其进行了诠释。研究人员和政府机构最能接受的是美国国家医学图书馆和世界卫生组织提出的健康素养定义。美国国家医学图书馆认为:"健康素养是个体获得、理解和处理基本健康信息或服务并做出正确的与健康相关决策的能力。"世界卫生组织认为:"健康素养代表着认知和社会技能。这些技能决定了个体具有动机和能力去获得、理解和利用信息,并通过这些途径能够促进和维持健康。"

健康素养本质上就是个人充分利用各种健康信息,维护和促进自身健康所具备的综合能力。提升这种能力,是健康促进的主要目标之一。可以说,一个国家的国民健康状况与他们的健康素养密切相关。

我国卫生部于 2008 年发布了《中国公民健康素养基本知识与技能(试行)》,包括基本知识和理念、健康生活方式与行为和基本技能三部分内容,共 66 条相关条目,包括 25 条基本知识和理念,34 条健康生活方式与行为,7 条基本技能。

第四节　护理

护理人员需要对护理和护理专业有深刻的认识,才能不断塑造自己的专业特征,培养自己的专业素质,以便在今后的健康照顾体系中扮演好自己的角色。

一、护理的概念

护理(nursing)一词是由拉丁文"Nutricius"演绎而来,原意为抚育、扶助、保护、照顾残疾、照顾幼小等含义。关于护理的定义,由于历史背景、社会发展、环境、文化以及教育等因素的不同,人们有不同的认识和解释。自从 1860 年弗洛伦斯·南丁格尔开创现代护理新时代,护理定义的内涵和外延发生了深刻的变化。随着其理论研究和临床实践的发展,逐步从简单的"照料、照顾"向纵深方向拓展和延伸。这种变化可从不同年代不同学者或组织对护理的定义中反映出来。

1859 年,南丁格尔(Florence Nightingale)将护理定义为:通过改变环境,使病人置于最佳状态,待其自然康复。

1961 年,道诺思·约翰逊(Dorothy Johnson)认为:护理是某些人在某种应激或压力下,不能达到自己的需要,护士给他提供技术需求,解除其应激以恢复原有的内在平衡。

1966 年,弗吉尼亚·亨德森(Virginia Henderson)认为:护理是帮助健康人或病人进行保持健康和恢复健康(或在临死前得到安宁)的活动,直到病人或健康人能独立照顾自己。

1970 年,玛莎·罗杰斯(Martha Rogers)提出:护理是协助人们达到其最佳的健康潜能状态。护理的服务对象是所有的人,只要是有人的场所,就有护理服务。

1980 年,美国护士协会提出:护理是诊断和处理人类对存在的或潜在健康问题的反应,对这种反应的诊断和治疗称为护理。

由上述这些护理的定义,我们可以从下列五个方面来理解。

1. 护理是一门科学(science) 护理是综合自然科学和社会科学的一门学科。人的健康状况受社会、文化、个人经历以及地理环境等因素的影响,护理科学应当包括社会学、生物学、哲学、心理学、文学以及人类学等。在护理实践中,护理人员要考虑到这些因素对服务对象身心状态和行为的影响,严格遵循这些学科理论知识的指导,遵循科学规律。

2. 护理是一门艺术(art) 护理的对象千差万别,病情各不相同,要求护士针对每个不同的服务对象提供恰当的护理服务。护理对象包括病人和健康人。正如南丁格尔所说,护理使千差万别的人都能达到最佳身心状态,这本身就是一项最精细的艺术。

3. 护理是一个整体(holistic) 护理的对象是人,人是一个整体,重视生理、心理、社会和精神的统一,以及人与环境的互动关系。同时必须考虑到内外环境互动对人健康的影响。护理的整体性表现在护理人员将服务对象看成一个整体,并应用整体理论指导护理实践,尽快帮助病人恢复健康。

4. 护理是一种关怀(caring) 关怀是一种人性,是一种感情,也是一种人与人关系的表现;关怀是护理的伦理,也是护理的本质,关怀是护理实践的中心。可以说护理与关怀密切相关,护理的关怀是一种专业性的关怀。因此,有人称护理是一门关怀性的专业。护理工作以关怀为出发点,关怀人们的健康和所处的环境,并关怀人们与健康有关的问题,协助人们增进健康,提高生活质量。

5. 护理是一门专业(profession) 20 世纪 50 年代以前,由于护理人员是医生的助手,加之护理的特殊性以及形成过程中的历史原因,护理更多被认为是一门技术型职业。20 世纪 50 年代以后,国外护理界在完善护理教育体制、开发护理理论模式、提高护理科研水平等方面做出诸多努力,护理逐渐由一门职业成为一门专业。随着护理专业地位的确立,护理人员的社会地位和专业形象也逐渐在公众心目中得以建立,因此护理人员应用专业人员的标准严格要求自己,对社会负责,对公众负责,对人民的健康负责。

二、护理的内涵

尽管护理在近一百年来发展迅猛,变化颇大,然而它的一些基本内涵,即护理的核心始终未变。其内涵包括以下方面。

1. 照顾(caring) 照顾是护理永恒的主题。纵观护理发展史,无论是在什么年代,亦无论是以什么样的护理方式,照顾病人或服务对象永远是护理的核心。

2. 人道(humanistic perspective) 护士是人道主义忠实的执行者。在护理工作中提倡人道主义,首先要求护理人员视每一位服务对象为具有社会属性的个体,从而注重人性,尊重个体。提倡人道,同时也要求护理人员对待服务对象一视同仁,无高低贵贱之分,无贫富与种族之分,积极救死扶伤,为人类的健康而服务。

3. 帮助性关系(helping relationship) 帮助性关系是护士用来与服务对象互动以促进健康的手段。护士和服务对象的关系首先是一种帮助与被帮助、服务与被服务的关系,这就要求护理人员以特有的专业知识、技能与技巧为服务对象提供帮助和服务,满足其特定的需要。但护士在帮助服务对象的同时，也从不同的服务对象那里深化了自己所学的知识，积累了工作经验，因此，这种帮助性关系其实也是双向的。

相关链接

优质护理服务示范工程

目前，我国国家卫生健康委员会推行"优质护理服务示范工程"，其核心为：责任制整体护理。改革的主要内容为：①改革护理分工模式：病房实施责任制分工方式，每名责任护士均负责一定数量的患者，整合基础护理、病情观察、治疗、沟通和健康指导等护理工作，为患者提供全面、全程、连续的护理服务，结合护士分层管理，分配不同病情轻重、护理难度和技术要求的患者给责任护士，危重患者由年资高、能力强的护士负责，体现能级对应；②护理排班模式的改变：护士长给护士排班不是分工，而是分病人。只有这样分工，才能由责任护士全程、全面负责病人，才能不割裂基础护理与专业技术的关系，也才能实现连续化和延续化的护理。通过排班方式的改变：护士关注自己所管的病人，完成所有的治疗护理措施，提高疗效、预防并发症、促进康复；注意观察患者病情变化，情绪变化；也注意病人对自己反应等。要能很好地胜任工作，护士只有加强学习，从书本上学，从实践中积累，向老师请教。

优质护理服务的目标是最终达到"三好一满意"的服务：服务好，质量好，医德好，群众满意。

三、护理与健康的关系

南丁格尔在护理工作中不断总结经验，多年的临床护理实践使她深刻地认识到环境对健康具有重要的影响，因此她提出："一般认为，症状和痛苦是不可避免的，并且发生疾病常常不是疾病本身的症状，而是其他的症状——全部或部分需要空气、光线、温暖、安静、清洁、合适的饮食等"。南丁格尔认为，造成患者痛苦的原因，常常是环境因素未能满足患者的生存需求，而并非仅仅是疾病本身的症状。因此，护士只有了解环境与健康和疾病的关系，才能完成护理的基本任务——促进健康、预防疾病、恢复健康，减轻痛苦。

(一) 国际护士会的倡导

1975 年，国际护士会在其政策声明中，概述了护理专业与环境的关系：保护和改善人类环境成为人类为生存和健康而奋斗的一个主要目标。该目标要求每一个人和每一个专业团队都要承担以下职责：保护人类环境，保护世界资源，研究它们的应用对人类的影响，以及如何避免人类受到影响。同时，也明确规定了护士的职责：

1. 帮助发现环境中对人类积极的和消极的影响因素。

2. 护士在与个体、家庭、社区和社会接触的日常工作中，应告知他们如何防御具有潜在危害的化学制品及有放射线的废物等，并应用环境知识指导其预防和减轻潜在性危害。

3. 采取措施预防环境因素对健康所造成的威胁。同时加强宣传，教育个体、家庭、社区及社会对环境资源进行保护。

4. 与卫生部门共同协作，找出住宅区对环境的威胁因素。

5. 帮助社区处理环境卫生问题。

6. 参与研究和提供措施，早期预防各种有害于环境的因素；研究如何改善生活和工作条件。

(二) 保护人类环境，满足人们需要

环境污染影响人类健康，这是多年来人类实践活动所得出的结论。控制环境污染，保护人类健康已成为护士的迫切任务。人们需要清洁、舒适、安静、优美的生活和工作环境，随着经济发展和生活水平的提高，

人们对环境质量的要求也越来越高,环境质量必须与人们生活水平的提高相适应。为满足人们的需要,护士有责任和义务学习和掌握有关环境的知识、并运用自身拥有的知识,积极主动开展健康教育,努力保护和改善环境,为人类的健康事业做出贡献。

（高　敏）

学习小结

在护理学中,人、环境、健康和护理被公认为护理实践的四个基本概念。护理学的研究对象是人,对人的认识是护理理论与实践的核心和基础。环境为每个人所熟悉,人的一切活动离不开环境,并与环境相互作用、相互依存。环境的质量与人类的健康有着密切的关系。健康是医学科学中最基本的概念,是人类生命活动的本质、状态和质量的一种反映。护理是为个人、家庭、社区和社会提供保健服务的专业,其主要宗旨是帮助人们预防疾病、恢复健康、维持健康和促进健康,其内涵的核心为照顾、人道、帮助性关系。护士只有在充分了解人、健康、环境和护理的概念和内涵后,才能提供科学的整体护理,促进全人类的健康。

复习思考题

1. 谈谈你对人、健康、环境、护理的理解。

2. 如何建立健康的生活方式?

3. 请结合实例说出影响健康的因素。

4. 结合生活中的实例说明良好的自我概念的重要性。

5. 护士在提供治疗性环境时主要考虑哪些因素? 结合例子说明这些因素的意义。

第三章   护理学相关理论与护理理论

3

学习目标

掌握　系统、需要、压力、压力源、压力反应、适应、成长、发展的概念；文化、关怀、文化关怀、跨文化护理的概念；马斯洛的人类基本需要层次理论的内容及其在护理实践中的应用；压力与适应理论的基本内涵及其在护理实践中的应用；奥瑞姆自理模式和罗伊适应模式的基本内容。

熟悉　系统理论的基本内涵及其在护理实践中的应用；需要层次理论的基本观点；人类对压力的适应与防卫；弗洛伊德的人格发展理论以及艾瑞克森的心理社会发展学说；纽曼的保健系统模式和莱宁格的跨文化护理理论的基本内容。

了解　系统的分类和基本属性；塞里的压力与适应学说；皮亚杰的认知发展理论；莱宁格的跨文化护理理论。

第一节　护理学相关理论

理论是对特定领域内的某些现象和本质进行系统的描述。护理理论是对护理领域中的现象和活动进行系统的描述和总结,是经过护理实践检验证明的理论体系。护理学作为一门独立的学科,在护理理论的发展过程中,引用了许多其他相关学科的理论,如系统理论、人的基本需要理论、压力与适应理论、成长与发展理论等,使其不断得以丰富和完善。这些理论用科学的方法,从不同角度解释了护理工作的性质,表明了护理学的范畴,确立了护理理念和护理价值观。

一、系统理论

系统作为一种思想,早在古代就已萌芽。例如我国传统医学中的阴阳五行之说就系统地概括了人对自然环境、四季气候的变化、观察和适应;中医学中的七情(喜、怒、忧、思、悲、恐、惊)即"内因"和六淫(风、寒、暑、湿、燥、火)即"外因"的平衡对人体健康的影响等,都体现了古代劳动人民对系统的一种认识和运用。但系统作为一种理论,是 20 世纪 20 年代由美籍奥地利生物学家贝塔朗菲(Ludwig Von Bertalanffy)提出。20 世纪 60 年代后,系统理论得到广泛应用,其理论与方法渗透到自然科学、社会科学的各个领域。

(一)系统的概念

系统(system)是指由若干相互联系、相互依赖、相互作用的要素所组成的具有一定结构和功能的综合统一体。系统的定义有两层含义:一是指系统是由各要素(子系统)所组成的,这些要素都具有自己独特的结构和功能;二是指系统中的每个要素之间是相互联系、相互依赖、相互作用的,这些要素集合起来构成一个整体系统后,就具有各孤立要素所不具备的整体功能。

(二)系统的分类

系统广泛地存在于自然界、人类社会和人们的思维中。不论是自然界还是人类社会,系统是千差万别的,人们可以从不同角度对它们进行分类。

1. 按组成系统的要素性质分类　系统分为自然系统和人造系统。自然系统是自然形成、客观存在的系统,如人体系统、生态系统等。人造系统是为达到某种目的而组建的系统,如计算机系统、护理管理系统等。现实中许多系统属于自然系统与人造系统相结合的复合系统,如卫生系统、教育系统等。

2. 按系统与环境的关系分类　系统分为闭合系统和开放系统。闭合系统是指不与外界环境进行物质、能量和信息交换的系统。开放系统是指与外界环境不断进行物质、能量和信息交换的系统。闭合系统是相对的、暂时的,绝对的闭合系统是不存在的。开放系统与环境之间是通过输入、转换、输出与反馈来实现物质、能量和信息的交换的(图 3-1),并以此保持与环境的协调和平衡,从而实现自身的稳定。

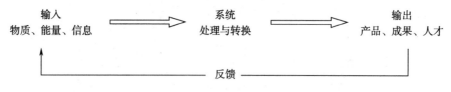

图 3-1　开放系统示意图

输入是指物质、能量和信息由环境进入系统的过程。如人进食,学习新知识等。转换是指系统对输入的物质、能量和信息进行识别、加工、处理、吸收和转换的过程。如对食物进行消化和吸收,对知识和信息进行加工处理等。输出是指将经过系统吸收、处理、改变后的物质、信息和能量散发到环境的过程。如排泄、将学到的知识和技能为他人服务。反馈是对开放系统与环境之间的相互作用进行控制的过程。系统输出的产物与系统的预期目标做比较后,反馈给输入,从而影响和修正以后的输出结果,最终达到预期目标。

(三) 系统的基本属性

1. **整体性** 系统的整体性是指系统的整体功能大于系统各要素功能之和。系统的整体功能表现在两方面：一是系统的整体功能有赖于各要素根据自己独特的结构和功能充分发挥其作用，这是实现目标的基础；二是系统整体的功能大于各个要素功能之和。各要素功能并不是简单的相加，只有将各要素组成一个整体系统后，才能产生孤立要素所不具备的特定功能。

2. **目的性** 任何一个系统都有其特定的目的。系统结构不是盲目形成的，而是根据系统的目的、功能和需要来建立系统及子系统的。系统和各子系统相互协调与外界环境发生作用，并不断调整自己的内部结构实现自身的平衡与稳定，从而求得系统的生存与发展。

3. **相关性** 相关性是指系统中各要素之间、各要素与整体之间的内部联系和协调作用。任何要素发生结构或功能的变化，都会影响其他要素甚至整体系统功能的正常运行。如持续过大的心理压力，可能会导致消化系统、精神神经系统的功能紊乱。

4. **动态性** 动态性是指系统随时间的变化而变化。系统为了维持自身的生存与发展，需要根据外部环境的变化进行恰当的运动和变化，以此调整自己的内部结构，实现与环境的互动与平衡。

5. **层次性** 按系统的复杂程度将系统分为次系统和超系统。次系统是较简单、低层次的系统；而较复杂、高层次的系统为超系统。对于一个系统来说，它既是由一些子系统组成的一个超系统，又是组成更大系统的一个子系统。如家庭系统既是人的超系统、又是社区的次系统。

(四) 系统理论在护理实践中的应用

1. 用系统理论的观点看待人

(1) 人是一个自然系统：人是自然系统中的一个次系统，要根据自身的能力适应环境的变化，求得机体与环境之间的平衡。这种平衡有赖于机体对环境变化的识别和进行适应性调整，因此，护理活动的目的是帮助护理对象正确识别环境中的变化因素，指导其采用恰当的适应方法和手段，实现机体与环境之间的平衡。

(2) 人是一个开放系统：人是通过与周围环境进行物质、能量、信息的交换，来适应外环境的变化，维持内环境的稳定。另外，人与环境的平衡处于动态平衡，健康与疾病也总是处在动态变化之中。因此，要用开放的、动态的观点对人实施系统的护理。

2. 用系统理论的观点看待护理

(1) 护理系统是一个复杂的系统：护理系统包括临床护理、社区护理、护理教育、护理管理、护理研究等子系统，各子系统内部又有若干层次的子系统。要使如此庞大复杂的系统最大效益地发挥作用，必须运用系统论的方法，优化内部结构，调整各部关系，使之健康协调发展。

(2) 护理系统是一个开放的系统：护理系统与社会各界有着密切的信息、资源、技术、人才等的交换，以此求得自身的稳定和发展，实现为人类健康服务的目标。

(3) 护理系统是一个动态的系统：社会的进步、医疗技术的更新、人类疾病谱的变化、人们对护理要求的提高，必然对护理的组织形式、工作方法、思维方式有新的要求。护理系统只有适应这些变化，勇于创新，才能主动求得生存与发展。

(4) 护理系统是一个具有决策和反馈功能的系统：护士和病人是构成护理系统最基本的要素。由于护士的支配地位和主导作用，决定了病人的康复与护士的能力密切相关。因此，提高护士收集和分析资料、正确判断、科学决策、发现问题、及时反馈的能力是保证护理质量的一个关键因素。

3. 系统理论促进整体护理理念的形成 护理的服务对象是人，人是由身体、心理、社会、文化等多要素组成的一个整体。当任何一个要素出现不适或发生病变都会影响其他要素的功能，因此，护理系统为护理对象提供的服务应该是整体的、全面的护理。

4. 系统理论构成护理程序的理论框架 护理程序是护理实践的一种工作方法，是一个开放系统，包括评估、诊断、计划、实施和评价五个步骤(图3-2)。

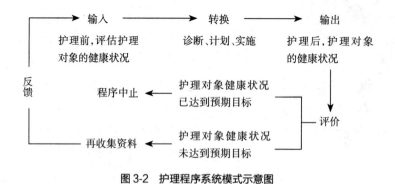

图 3-2 护理程序系统模式示意图

二、需要理论

人都有维持生存的最低需要。需要的满足程度与个体的健康水平密切相关。当个体需要得不到满足时,就会出现紧张、焦虑等失衡状态,甚至导致疾病。学习需要层次理论,旨在帮助护理对象满足和维持最基本的需要,促进身心健康。

(一) 需要的概述

1. 需要的概念 需要(need)是有机体、个体和群体对其生存与发展所表现出来的依赖状态,是个体和社会的客观需求在人脑中的反映,是个体的心理活动与行为的基本动力。人是生物的、心理的和社会的整体,在整个生存与发展过程中,必然要产生最基本的需要。如产生对食物、水、氧气、排泄、休息的生理需要;产生对情爱、交往、自尊、求知的心理需要。

人的基本需要(human basic need)是指个体为了生存、成长与发展,维持自己身心平衡最基本的需要。人的基本需要是人类的共有特征,个体都必须维持最基本的需要,才能保持身心平衡,维护健康。

2. **需要的特征**

(1) 对象性:人的需要具有对象性。需要的对象可以是物质的,如食物、衣物、住所等,也可以是精神的,如信仰、获得认可、受到尊重等。

(2) 发展性:人在不同的发展阶段有不同的优势需要,如婴儿期主要满足吃、喝、睡等生理需要;幼儿期则出现求知和学习的欲望;少年时代主要满足学习、安全的需要;青年时代主要满足恋爱、婚姻的需要;成年人主要满足事业的成功、家庭的幸福的需要;老年人更重视尊重的需要。

(3) 动力性和无限性:需要是人行动的动力,也是人开拓创新的源泉。人通过不断追求目标,在劳动中获得生理上和精神上的满足,同时,又不断产生新的需要。因此,需要不会因暂时的需要满足而终止。当低一级需要得到满足后,就会向更高级的需要发展,个体在不断满足需要的过程中促进自身的成长与发展,推动社会的进步。

(4) 共同性和独特性:人的基本需要属于人类的共有特征,不同时代、不同地区、不同年龄、不同生活方式的个体都必须共同拥有一些最基本的需要。但是,由于所处的社会背景、生活方式、所属人群等等的不同,人的文化修养、兴趣爱好、理想信念、世界观也会有很大差异。因此,需要的内容、层次和满足需要的方式就具有独特性。

(5) 社会历史制约性:需要的产生和满足受所处的社会、政治、经济、文化、群体、环境等因素的影响和制约。人必须根据自身所处的条件,有意识地调整自己的需要,合理地提出和满足需要。

3. **影响需要满足的因素** 需要的满足受自身的内在因素及其所处的外部因素的影响。内在因素包括生理、情绪、认知、个人等因素,外部因素包括环境、社会、文化等因素。

(1) 内在因素

1) 生理因素:由于个体的身体素质、疾病、生理缺陷、活动受限等原因影响需要的满足。如因生理缺陷产生自卑、孤独等情绪反应,影响人际关系及爱与归属需要的满足。

2) 情绪因素:情绪状态与个体的躯体功能状态密切相关,焦虑、恐惧、愤怒、抑郁等情绪会引起食欲下降、失眠和人际关系紧张等,从而影响个体需要的满足。

3) 认知因素:基本需要的满足需要个体具备相应的认知水平。认知水平太低或认知障碍的人,必然会影响信息的接收、理解和应用,进而影响个体对自身需要的认识和满足,如营养知识的缺乏,就难以满足机体的营养需要。

4) 个人因素:个人信仰、价值观、个性特点、生活习惯和生活经验等,都会影响个体基本需要的满足程度及方式。如安于现状、不思进取会影响个体对高层次需要的追求。

(2) 外在因素

1) 环境因素:环境陌生、温度不适、噪音等均可影响需要的满足。如噪音很容易引起烦躁、焦虑而难以满足休息的需要。

2) 社会因素:政治、经济、社会事件、物质供应等因素会影响各种需要的满足。如人际关系紧张、与亲人分离等会导致个体失去爱与归属的需要。

3) 文化因素:社会道德观念、文化习俗、宗教信仰等会影响个体对需要的认识和满足方式。如商人、政治家、宗教人士在实现自我的方式上就完全不同。

(二) 需要层次理论的内容

从 19 世纪 50 年代开始,许多心理学家、哲学家、护理学家从不同角度对人类基本需要层次理论进行不懈的研究。其中以美国人本主义心理学家马斯洛(Abraham Human Maslow)提出的人类基本需要层次理论最为著名,对护理学的影响最大、应用最广。另外,护理学家凯利希提出的人类基本需要层次理论也较广泛地运用于护理实践中。

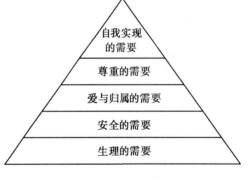

图 3-3 马斯洛人类的基本需要层次论示意图

1. **马斯洛的人类基本需要层次理论** 马斯洛认为人的基本需要有不同的层次,按其重要性和发生的先后顺序,由低到高分为五个层次,即生理需要、安全需要、爱与归属需要、尊重需要、自我实现需要(图 3-3)。

(1) 生理需要(physiological needs):是指人类维持生存最基本的需要,包括空气、水、食物、排泄、清洁、休息、活动、避免疼痛等。

(2) 安全需要(safety needs):是指人们希望避免受到伤害、生活稳定、得到保护,包括生理和心理两方面的需要。

(3) 爱与归属的需要(love and belongingness needs):又称社交需要。是指被他人或群体接纳,得到家人、朋友、组织的关爱、支持和认同的需要。爱的需要包括给予别人爱和接受别人的爱。

(4) 尊重的需要(self-esteem needs):包括自尊和被尊重的需要。尊重需要得到满足,就会产生自信,觉得自己有价值,从而产生巨大的动力,追求更高层次的需要。反之,就会产生自卑、弱小、无能的感觉,使人丧失基本的自信,怀疑自己的能力和价值。

(5) 自我实现的需要(self-actualization needs):是指个人的潜能得以充分的挖掘与发挥,从而实现自己理想与抱负的需要。

1970 年马斯洛在《动机与人格》一书中,在尊重和自我实现需要之间增加了认知和审美的需要。

2. **凯利希的人类基本需要层次论** 1977 年,美国护理学家理查德·凯利希(Richard Kalish)对马斯洛提出的人类基本需要层次理论进行了修改和补充,在生理和安全需要之间增加了刺激的需要。刺激需要包括性、活动、探险、新奇、操纵等。特别强调儿童需要通过探索和操作来认识周围世界,促进正常的生长和发育;成人在寻求新奇、满足好奇心时,常在探索和操纵事物时忽略了自身安全。因此,刺激的需要在有些时候优先于安全需要。

(三)需要层次理论的基本观点

1. 首先满足低层次的需要,再考虑高层次需要的满足。维持生存所必需的低层次需要必须立即和持续给予满足。低层次的需要易确定、易观测、有限度,高层次的需要难确定、难观测、无限性。

2. 高层次需要的出现是随着前一层次需要的逐渐满足后,高一层次的需要才会从无到有、由弱变强。因此,前后两层需要之间略有重叠。

3. 各层次需要的发展与个体的发育成长是一致的。如婴儿期最主要的是对食物、水、睡眠的需要。

4. 各需要层次的顺序不是固定不变的。不同的人在同一情况下,需要的层次顺序有所不同。面对饥饿、疼痛、危险,有的人可能会选择满足生理需要;而有的人宁愿放弃生命也要维护自尊。

5. 人们满足低层次需要的活动基本相同,越是高层次的需要满足的方式差异性也就越大。

6. 高层次的需要不像低层次需要那样迫切和清晰可辨,高层次需要的满足需要更多的前提条件,也更具有社会价值。

7. 需要层次越高,心理治疗效果越好。在最低层次需要上,心理治疗几乎没有任何效果。

8. 人类基本需要满足的程度与健康状况成正比。生理需要是生存所必需的,是保证健康的基础;高层次需要虽然不是生存所必需,但它的满足能够使人更健康,生活质量更高,精力更加旺盛。因此,人的需要满足程度越高,生理功能和心理健康状态就越好。

(四)需要层次理论在护理实践中的应用

需要理论对护理工作有重要的指导意义,它能指导护士明确病人尚未满足的需要,预测可能出现的需要,从而提供有效的护理措施,满足病人需要。

1. 需要理论对护理实践的意义

(1) 帮助护士识别护理对象未被满足的需要,及时发现护理问题给予解决。

(2) 帮助护士更好地领悟和理解护理对象的行为和情感:如手术前病人流露出担心、害怕的表情,说明病人的安全需要未能满足。

(3) 帮助护士预测护理对象可能出现的需要,以便及时采取措施提前预防:如新入院病人,可能因环境陌生而出现紧张、焦虑,不利于治疗。因此,对新入院病人进行医院和病区的介绍,帮助病人熟悉环境。

(4) 帮助护士识别护理问题的轻、重、缓、急,首先满足威胁生命的需要。

2. 应用需要理论满足病人的基本需要 由于疾病的影响,一方面,个体不能正确识别疾病状态时的特殊需要;另一方面,个体满足自身基本需要的能力下降。因此,护士应根据优先次序满足病人的需要,恢复机体的平衡与稳定。

(1) 生理需要:疾病常常是导致生理需要无法得到满足的主要原因。如呼吸困难引起缺氧,护士应立即采取措施,满足病人对氧气的需要。疼痛会给病人带来不同程度的身心反应,护士应正确评估疼痛,及时采取预防和控制疼痛的措施,满足病人避免疼痛的需要。

(2) 安全的需要:患病时病人的安全感会降低。主要由于环境陌生、对医务人员的医疗技术水平不了解、对疾病的进展和预后等知识缺乏。因此,护士应做好入院介绍,努力提高护理水平,取得病人信任,满足病人安全的需要。

(3) 刺激的需要:由于住院时间长、生活单调会引起情绪低落、体力衰退等,护士应通过美化病区环境,播放轻音乐,鼓励病人活动,帮助病人建立良好的人际关系等,满足病人刺激的需要。

(4) 爱与归属的需要:患病期间因无助感增强,病人更希望得到亲人、朋友和医护人员的关心、理解和支持。因此,爱与归属的需要也变得更加强烈。作为护士不仅要与病人建立良好的护患关系,更要鼓励其亲人、朋友经常探视,指导家属参与护理,让病人感受到亲情和友情,满足爱与归属的需要。

(5) 尊重的需要：患病后病人会因自理能力下降而影响自身价值的判断,认为自己是无用的、成为别人负担的人,从而妨碍其自尊需要的满足,如瘫痪、失明等病人。另外,由于身体形象的改变,也会影响病人自尊需要的满足,如截肢、烧伤等病人。因此,护士在工作中要礼貌称呼病人,认真倾听病人意见,保护病人隐私,尊重个人习惯、价值观念及宗教信仰,维护病人自尊,满足尊重的需要。

(6) 自我实现的需要：自我实现是个体最高层次的需要,其需要的产生和满足程度因人而异。护理的功能是在保证低层次需要满足的基础上,为病人自我实现的需要创造条件。护士应鼓励病人表达自己的个性和追求,帮助病人认识自己的能力和条件,鼓励病人积极配合治疗及护理,为实现自我而努力。

3. 满足护理对象基本需要的方式　护士主要通过以下 3 种方式来满足病人的基本需要和解决护理问题。

(1) 直接满足病人的需要：对完全不能自行满足基本需要的病人,护士应采取各种措施满足其生理和心理需要。如昏迷、瘫痪病人和新生儿等,护士应提供全面的护理。

(2) 协助满足病人的需要：对能自行满足部分基本需要的病人,护士应鼓励病人自己独立完成能自理的活动,协助和指导病人完成其难以独立满足的需要。

(3) 间接满足病人的需要：对有自理能力,但缺乏健康常识的病人,护士应通过卫生宣教、科普讲座、健康咨询等形式,为护理对象提供相关知识,间接满足病人的需要。

三、压力与适应理论

压力是一种跨越时间、空间、社会、人格和文化的人类经验,这种经验贯穿于人的一生。每个人都会经历无数的压力。正确认识压力,学习有效应对压力是人类生存的必备能力。

(一) 压力、压力源、压力反应

1. **压力(stress)**　压力一词来源于拉丁文 "stringere",意思是紧紧捆扎或用力提取。Stress 一词中文翻译为:压力、应激或紧张。压力是个复杂的概念,不同时期、不同学科对压力有不同的解释。目前普遍认为,压力是个体对作用于自身的内外环境刺激做出认知评价后引起的一系列非特异性的生理及心理紧张性反应的过程。

2. **压力源(stressor)**　又称应激源或紧张源,指任何能够对个体产生压力反应的刺激。按其性质将压力源分为四类。

(1) 躯体性：指对身体直接产生刺激的刺激物。包括理化因素、生物因素和生理病理因素。如温度、放射线、酸、碱、细菌、病毒、妊娠、疾病、手术等。

(2) 心理性：指来自大脑中的紧张信息而产生的刺激。如准备考试、参加竞赛、求职竞聘、理想自我与现实自我出现对立冲突、受骗等。

(3) 文化性：指文化环境改变对个体产生的刺激。如到了陌生的环境,由于语言文化、风俗习惯、气候饮食、社会价值观等不适应而引起的紧张。

(4) 社会性：由于社会现象及人际关系而产生的刺激。如生离死别、搬迁、旅行、角色改变、下岗、失恋、人际关系紧张、社会动荡、经济危机、自然灾害等。

3. **压力反应(stress response)**　指压力源作用于个体所产生的一系列身心反应。压力反应主要表现在以下几方面。

(1) 生理反应(physiological reaction)：如心率增快、血压升高、呼吸加快、血糖升高、肌张力增加、敏感性增强、胃肠蠕动减慢、免疫功能降低等。

(2) 情绪反应(emotional reaction)：常见的情绪反应有焦虑、忧郁、否认、依赖、自卑、孤独、恐惧、愤怒等。

(3) 认知反应(cognitive reaction)：压力带来的认知反应分积极和消极两种。积极的认知反应可使人注意力集中,判断能力及解决问题的能力有不同程度的提高。消极的认知反应指情绪过度激动或抑郁,使认知能力降低,对事物的评价和应对无效;具体表现为感知混乱、判断失误、思维迟钝、非现实性想象、行为失控、自我评价丧失等。

(4) 行为反应(behavioral reaction):适度的压力可使人更努力、更积极,学习和工作能力增强,有利于挖掘个人潜能。压力过大、持续时间过长,个体的思维能力、对行为的控制力会降低,表现为记忆力减低、思维狭窄、频繁出错、语速加快、重复无目的的动作(如不断吸烟、来回踱步)等。

(二) 塞里的压力与适应学说

汉斯·塞利(Hans Selye)是加拿大生理心理学家,是最早研究压力的学者之一,他提出的压力理论对压力的研究产生了重要影响,被誉为"压力之父"。

1. 关于压力 塞利认为:压力是人体应对环境刺激而产生的非特异性反应。压力源是引起机体全身系统反应的各种刺激,分积极压力源和消极压力源。

2. 关于压力反应 塞利从生理的角度阐述人面对压力时产生的生理反应包括全身适应症候群(general adaptation syndrome, GAS)和局部适应症候群(local adaptation syndrome, LAS)。GAS 是指机体面临长期的压力而产生的一些共同症状和体征,如心跳加快、头痛、头晕、体重下降、疲乏、失眠、颤抖、尿频、恶心、呕吐等症状。LAS 是指机体应对局部压力源而产生的局部反应,即出现在身体某一器官或某一区域的反应,如局部炎症出现红肿热痛的反应。

3. 适应反应的三个阶段

(1) 警报期:机体在压力源的刺激下,一开始抵抗力水平会下降,紧接着,绝大多数机体开始防御,出现一系列以交感神经兴奋为主的改变,表现为血压及血糖升高、心悸、肌肉紧张度增加等,促使抵抗力水平上升,且高于机体正常抵抗水平。

(2) 抵抗期:若压力源继续存在,机体进入抵抗期。此期,警报期反应的所有特征都已消失,机体将保持高于正常水平的抵抗力与压力源抗衡。抗衡的结果:一是机体成功的适应压力获得内环境的平衡与稳定,并且机体的抵抗力比原有水平有所提高。二是压力过大,机体抵抗力无法克服,即进入衰竭期。

(3) 衰竭期:机体所有的适应性资源和能量被耗损殆尽,抵抗水平极度下降,已经没有能力应付压力源。如果没有外界的帮助,机体会产生严重的疾病,甚至衰竭死亡(图3-4)。

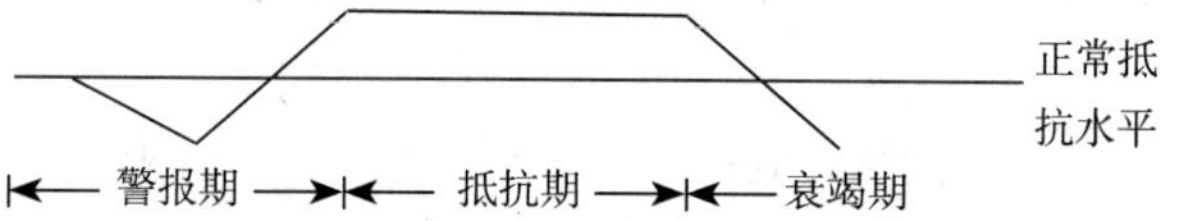

图 3-4　适应的三个阶段示意图

(三) 对压力的防卫

1. 第一线防卫——生理心理防卫

(1) 生理防卫:包括遗传因素、身体素质、营养状况、免疫功能等。如完整的皮肤和健全的免疫系统使人体免受微生物的侵袭。

(2) 心理防卫:指心理上对压力做出适当反应的能力。心理防卫与个体应付压力源的既往经验、智力和教育水平、生活方式、支持系统、经济状况、性格特征有关。逆境对于一个性格坚强的人来说是一种挑战;相反一个性格内向、孤独、很少与人交往的人,面对生活的改变,可能就出现生理和心理的问题。生活中人们常在潜意识的状态下运用某些心理防卫机制来解除一时的情绪冲突。如退化、潜抑、否认、转移、选择性忽视等。

2. 第二线防卫——自力救助 当压力源较强而第一线防卫又较弱,应采用以下四种方法进行自力救助减轻压力。

(1) 正确对待问题:面对压力,不能否认问题的存在,但也要看到压力带来的积极作用。首先对压力进行识别和评估,针对压力的强弱、来源、持续的时间,再对自我能力进行评估并制订处理问题的具体办法。

(2) 正确对待情感:人们遭受压力源刺激时,往往表现出愤怒、焦虑、沮丧等情绪。对付这些不良情绪的方法是承认正在经历的情感,分析这些情感是怎样产生的,应用曾经成功用过的应对方式,采用恰当的方式处理好自己的情绪,如散步、听音乐、与朋友交谈等。

(3) 利用可能得到的支持力量:支持系统是指那些能给予自己物质上、精神上帮助的人组成的系统,包括家人、朋友、同事、有此类经验的人。支持系统的帮助对缓解压力产生的不良影响起着重要的作用,能使个体顺利度过困境。

(4) 减少压力的生理影响:压力是无法避免的,只有提高抗压能力,才能减轻压力反应。而良好的身体素质是减轻压力反应的基础。因此,提高保健意识,维护和促进健康,是加强第一线防卫的有效措施。其主要方法有:改变不良的生活方式和生活习惯、合理饮食、坚持锻炼、控制吸烟和酗酒、常做深呼吸、听音乐、散步等。

3. 第三线防卫——专业辅助 当压力源导致身心疾病时,必须寻求专业辅助。由医护人员提供针对性的健康教育、心理咨询、药物治疗和护理,借助外力提高机体的应对能力,帮助机体康复。这时,若得不到及时的、恰当的专业辅助,可致病情加重或演变成慢性疾病,成为新的压力源,如高血压、心脏病、溃疡性结肠炎等。

相关链接

情绪 ABC 理论

情绪 ABC 理论是由美国心理学家阿尔伯特·埃利斯(Albert Ellis)于 20 世纪 50 年代创建的。A(activating event)表示引发情绪的事件,B(belief)表示个体对此事件的信念,即一些评价与解释,C(consequence)表示个体产生的情绪结果。

同一事件(A)之下,不同的人对这件事的评价与解释不同(B_1 和 B_2),就会产生不同的情绪结果(C_1 和 C_2)。因此,埃利斯认为:人的情绪不是由某一事件本身所引起,而是由经历了这一事件的人对该事件的评价与解释所引起,即 A→B→C,正是由于人们常有的一些不合理的信念才使自己产生情绪困扰。

通常,人们不喜欢 C 时,都会去找 A 的原因,尤其是与创造 A 有关的人。但 B 是唯一可以由你完全掌控和改变的因素,而且引发 C 的不是 A,而是 B。所以,与其去改变外部的人或事物(A)不如改变你自己的信念(B)!

(四) 适应

1. 适应的概念 适应(adaptation)一词源于拉丁文,意为使配合或适合。词典将适应定义为:"适应是生物体以各种方式调整自己去适合环境的一种生存能力及过程。"适应是所有生物得以在环境中生存和发展的最基本的特征,是应对压力的最终目标。

2. 适应层次

(1) 生理适应:指通过调整机体的生理功能以适应外界环境变化对机体的要求,包括代偿性适应和感觉适应。如刚开始长跑时出现心悸,喘不过气来,腰腿酸痛,长期坚持,这些反应都会消失,这是肌肉、心肺等进行代偿性适应的结果。由于固定刺激持续作用人体而引起感觉灵敏度的降低;所谓"久居芝兰之室,不闻其香"就是感觉适应。

(2) 心理适应:指当机体经受压力时,通过调整自己的态度、情绪和认识去应对压力,恢复心理平衡的过程。一般可应用心理防卫机制和学习健康行为来应对压力。

(3) 社会文化适应:社会适应是指调整个人行为,使其符合社会道德、规范、信念、法律等要求。所谓家有家规,国有国法,就是要求每个人都要约束自己的行为,使之符合社会道德规范的要求。文化适应是指调整个人行为,使之符合一种文化观念、传统习俗和礼仪规范的要求。"入乡随俗"就是一种文化适应。

（4）技术适应：是指人类对现代化的先进科学技术所造成的新压力源的适应。人们通过技术改革与创新，改变周围环境，控制环境中的压力源，更好地适应环境。遗憾的是人类在利用先进科学技术提高人类适应能力的同时，也给人类带来新的压力源。如汽车的出现解决了交通问题；同时也引起空气和噪音污染，造成新的压力源。

（五）压力与适应理论在护理实践中的应用

1. 病人面临的压力及护理

（1）住院病人常见的压力源

1）环境陌生：住院病人对病区环境不熟悉，对医生和护士不了解，对医院的饮食不习惯，对医院的作息时间不适应等。

2）疾病威胁：病人感受到疾病对生命、对躯体形象、对今后生活等可能带来的威胁。

3）缺少信息：病人对自己所患疾病的诊断、治疗、护理等缺少应有的信息资料。

4）丧失自尊：病人因患病而失去自我照顾的能力，必须由他人帮助完成生活上的照顾，如进食、如厕、穿脱衣裤等。

5）不被重视：医护人员没有及时地协助病人获得基本需要，忽视了与病人及家属的沟通等。

6）与家人分离：因住院与家人、朋友分离，担心家人、朋友对自己不关心。

7）经济问题：担心住院费用高，家庭难以承受。

（2）帮助病人减轻压力的方法

1）协助病人适应医院环境：护士应主动热情地接待病人，介绍医院及病区的环境、规章制度、主管医生和护士、病室的病友，创造一个安静、舒适、和谐的病区环境，消除病人的陌生感和孤独感。

2）指导病人用适当的方法应对压力：护士应鼓励病人表达自己的内心感受，宣泄自己的痛苦和想法，理解他们出现的情绪变化。同时，给予恰当的心理疏导，指导病人进行放松训练来缓解心理压力。

3）及时提供疾病的相关信息：护士应及时向病人提供关于疾病的诊断、治疗、护理、预后等方面的信息，鼓励病人参与治疗和制订护理计划，消除病人对治疗和护理措施的疑虑和恐惧，满足心理安全感的需要，增强战胜疾病的信心。

4）锻炼病人的自理能力：自理是心理健康的标志之一。护士应向病人解释自理的重要性，鼓励和指导病人最大限度地完成力所能及的自理，以此恢复自尊心和价值感，提高病人战胜疾病的信心。

5）调动病人的社会支持系统：社会支持系统是病人在疾病状态下最好的社会资源，护士应利用这种资源，帮助病人获得各种支持，减轻病人各方面的压力，促进其康复。

2. 护士面临的压力与适应

（1）护士面临的压力源

1）工作环境复杂：医院是个集社会学、心理学和医学生物学的复杂体系，是个充满焦虑、变化和沟通障碍的场所。不仅如此，护士还得面对如细菌、病毒、放射线等有害因素，经常感受人世间的生离死别。

2）工作任务紧迫：护士工作常常要面对诸多的急症抢救、重症监护、病情变化、突发事件等紧急任务，必须迅速作出反应、实施抢救。

3）工作负荷过重：由于护理要求的提高、工作范围的拓展，护理人员出现严重短缺，致使护士超负荷工作，不同程度的影响着护士的身心健康。

4）复杂的人际关系：护士需要面对复杂的人际关系，如护患关系、医护关系、护护关系、护士与行政、后勤、病人家属等之间的关系。因此，进行有效沟通，处理好各种关系是开展护理工作的前提，这无疑将增加护士的心理压力。

5）高风险的工作：病人维权意识的提高，新医疗技术的开展、环境中职业损伤因素的增多、护理保险的缺乏等等,都说明护理工作是一个职业风险极高的工作。

6) 自我价值下降:我国目前对护士等级职责的界定尚不清晰,导致工作价值认同感偏低;加之长期紧张的工作压力使护士产生工作疲惫感,缺乏工作热情。这样,既影响个人价值的体现,又影响护理工作质量。

(2) 护士缓解工作压力的对策

1) 妥善处理各种人际关系:护士应努力掌握各种沟通技巧,提高与人们交流合作的能力,减少因人际关系紧张带来的压力。

2) 加强学习,不断提高专业知识水平:医学和护理学的日新月异,促使护士只有坚持不断学习,才能适应护理工作发展的需要。

3) 建立社会支持系统:面对压力可寻求支持系统的帮助。

4) 正确对待压力:压力无处不在,只有主动克制不满情绪,消除不良刺激,掌握必要的心理健康知识,学会应对各种压力的心理防御技巧,才能应对各种刺激。

5) 健康的生活方式:适量的运动、均衡的营养、充足的睡眠、张弛有度的生活节奏、广泛的兴趣爱好、及时调节和宣泄不良情绪,均有利于释放压力保持健康。

四、成长与发展理论

成长与发展(growth and development)又称为生长与发育。人类的成长与发展是一个动态的自然过程,包括生理、心理、社会、认知、情感、人格、道德、精神等多方面的发展。护理的对象是从生到死各年龄组的人群,护理人员必须学习成长与发展理论,对人的生命全过程有所认识,并根据不同年龄阶段的发展特点提供动态的护理服务。

(一) 成长与发展的概述

1. 成长与发展的基本概念

(1) 成长(growth):又称为生长,是指生物体或细胞从小到大的增殖过程,表现为各器官、系统的长大和形态的改变,是机体在量方面的增加。成长是可以测量、可以观察的,如身高、体重、骨密度、牙齿发育的情况等均为人体的客观指标。

(2) 发展(development):又称为发育,是指生命过程中身心有规律的变化过程,表现为细胞、组织、器官功能的成熟和机体能力的演进,是机体在质方面的变化。发展是学习的结果和成熟的象征,是不易被测量到的,如思想和行为改变、技能增强、新观念出现等。

(3) 成熟(maturation):成熟是成长与发展的结果,由遗传基因所决定,又受环境因素影响。成熟是相对某一生命阶段中人是否完成了相应的成长与发展而设置的衡量标准。

成长、发展和成熟三者之间相互联系、相互影响,不能截然分开。

2. 成长与发展的组成部分

(1) 生理方面:是指身体体格的生长以及各器官系统功能的增强和成熟。

(2) 认知方面:认知发展是指获得和使用知识的能力增强。表现为观察能力、判断力、记忆力、理解力、推理能力、想象力、对知识的应用能力及解决问题的能力等方面的增强。

(3) 情感方面:情感是指人在各种需求得到满足或不被满足时所产生的主观感觉和内心体验,如人的喜、怒、哀、乐、悲、恐、惊等心理体验。

(4) 精神方面:是指人对生命的意义、生存价值的认识,是物质的最高产物。

(5) 社会方面:是指个人在社会交往过程中与他人、群体及社会相互作用的能力不断发展。

(6) 道德方面:是指人的是非观念和信仰的形成,不同社会文化背景的人有不同的道德价值观念。

3. 成长与发展的规律

（1）规律性和可预测性：虽然每个人的生长发展速度各不相同，但每个人都要经历相同的发展阶段。

（2）顺序性：人体各器官功能的生长发育都遵循预期的特定顺序。一般遵循由上到下、由近到远、由粗到细、由低级到高级、由简单到复杂的顺序。

（3）连续性和阶段性：在人的整个生命过程中成长与发展在不断地进行着，它是一个连续的过程；但这个过程并非是等速进行的，它具有阶段性，而且每一个阶段的发展都有其特点。

（4）不平衡性：人的各器官系统的发育和心理社会发展的速度快慢不一，各有先后，存在不平衡性。

（5）个体差异性：人的生长发展虽然是按照一般规律发展的，但受先天因素和后天因素的影响，发展也存在个体差异，每个人都按照自己独特的方式和速度通过各个发展阶段。

（6）关键期：是指个体成长发展过程中，对环境刺激最敏感、发展某些技能和能力的最佳时期。

（二）成长与发展的相关理论

1. 弗洛伊德的性心理学说　弗洛伊德（Sigmund Freud）是奥地利著名的精神病学医生，被誉为"现代心理学之父"（图3-5），是精神分析学派的创始人，其学说包含三大理论要点。

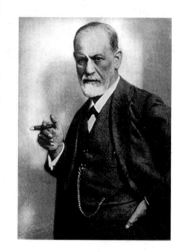

图3-5　弗洛伊德

（1）意识层次理论：弗洛伊德认为意识分为意识、前意识和潜意识。意识是人对自己身心状态及环境中的人及事物变化的综合察觉与认识，是直接感知的心理活动部分。潜意识是人们没有意识到的深层的心理活动部分。前意识介于意识和潜意识之间。潜意识的心理活动是一切意识活动的基础。潜意识中潜伏的心理矛盾、心理冲突等常常是导致个体产生焦虑不适乃至于心理障碍的症结。

（2）人格结构理论：弗洛伊德认为人格由三部分组成。

1）本我：是人格最主要的部分，是潜意识欲望的根源，包含遗传的各种内容，是与生俱来。本我受快乐原则支配，目的在于争取最大的快乐和最小的痛苦。

2）自我：是大脑中作用于本我与外部世界的一种特殊结构，其功能是在本我的冲动和超我的控制发生对抗时进行平衡。自我考虑现实，遵循现实原则。

3）超我：为维持社会准则的一种特殊结构，属良心和道德范畴。其发展源自于与环境的互动，特别是权威形象的影响。超我受完美原则支配，按照尽善尽美原则限制自我，达到自我完美的境界。

（3）人格发展理论：弗洛伊德主要从性心理发展的角度论述人格发展，他将性心理发展分为五个阶段（表3-1）。

1）口欲期：0~1岁，此期原欲集中在口部。原欲是一种原始本能冲动。婴儿的吸吮和进食欲望若能得到满足，可带来舒适和安全感；若未得到满足或过于满足则会造成人格的固结现象，形成自我为中心、过度依赖、悲观、退缩、猜疑、吸烟、酗酒等人格特征。

2）肛门期：1~3岁，此期原欲集中在肛门区。健康的发展建立在控制排便所带来的愉快经历上，从而养成讲卫生、有秩序的习惯，学会控制自己。此期产生固结会造成洁癖、吝啬、缺乏自我意识或自以为是、冷酷、固执等人格特征。

3）性蕾期：3~6岁，此期原欲集中在生殖器。孩子最初的性情感是向双亲发展的，男孩通过恋母情结而更喜欢母亲，女孩通过恋父情结偏爱父亲。健康的发展在于与同性别的父亲或母亲建立起性别认同感。此期产生固结则会造成性别认同困难或难以建立正确的道德观念。

表 3-1　弗洛伊德性心理发展的五个阶段与护理应用

阶段	年龄	特点	护理应用
口欲期	0~1 岁	口部成为快感来源的中心	喂养可为婴儿带来快乐、舒适和安全感。因此喂养应及时且方法得当
肛门期	1~3 岁	肛门和直肠成为快感来源的中心	对大便的控制和最终排泄可为小孩子带来快感和一种控制感。因此在对小孩大小便训练时,应留给他愉快的经历,并适当鼓励,以利于健康人格的发展
性蕾期	3~6 岁	生殖器成为快感来源的中心	孩子对异性父母的认识有助于日后建立起自己正确的道德观与良好的两性关系,因此应鼓励其对性别的认同
潜伏期	6~12 岁	精力主要放在智力活动与身体活动上	鼓励孩子追求知识,认真学习与积极锻炼
生殖期	13 岁以后	能量和精力逐步转向建立成熟的异性关系上	鼓励自立、自强和自己作决定

4）潜伏期:6~12 岁,此期孩子把性和攻击的冲动埋在潜意识中,把精力投入到学习、游戏、运动等各种智力和体育活动上。愉快感来自于对外界环境的体验,喜欢与同性别的小伙伴一起玩游戏或做各种活动。此期发展顺利,可获得许多人际交往的经验和能力,促进自我发展。此期产生固结会形成强迫人格。

5）生殖期:13 岁以后,此期原欲重新回到生殖器,注意力转向年龄与自己接近的所喜爱的异性伴侣身上,建立起自己的生活。此期逐渐培养其独立性和自我决策的能力,性心理的发展趋向成熟。此期发展不顺利会导致性功能不良,难以建立融洽的两性关系。

2. 艾瑞克森的心理社会发展学说　艾瑞克森(Erikson)是美国哈佛大学心理及人类发展学教授,他将弗洛伊德的理论扩展至社会方面,故称为心理社会发展学说。他认为人格的各部分是在发展的各阶段形成的,个体应该通过这些阶段的发展构成一个完整的整体。

艾瑞克森将人格发展分为 8 期,每一时期都有一个主要的心理社会危机要面对,危机处理是否恰当将导致正性或负性的社会心理发展结果。解决得愈好就愈接近正性,也就愈能发展成健康的人格。

运用艾瑞克森学说,护理人员可通过评估患者所表现出的正性或负性危机解决指标,分析在其相应的发展阶段上的心理社会危机解决情况,给予相应的护理(表 3-2)。

表 3-2　艾瑞克森的心理社会发展过程

阶段	年龄	危机	正性解决指标	负性解决指标
婴儿期(口感期)	出生 ~18 个月	相信对不相信	发展顺利,表现出对他人的信任感,信赖他人、有安全感、乐观、愿意与他人交往,对环境和将来有信心,形成有希望的品质	发展障碍,表现出对他人的不信任、退缩、疏远他人,时常出现过度自我约束或依从别人的行为人格特征
幼儿期(肛-肌期)	18 个月 ~3 岁	自主对羞愧	发展顺利,表现出自我控制感,有自信和自主性,能与他人共处,形成有意志的品质	发展障碍,表现出缺乏自信,过度自我限制或顺从、任性及反抗等人格特征
学龄前期(生殖-运动期)	3~6 岁	主动对内疚	发展顺利,表现出敢于有目的地去影响和改变环境,能主动进取,有创造力,形成有目的的品质	发展障碍,表现为缺乏自信,悲观、退缩、态度消极、害怕出错、无自我价值感等人格特征
学龄期(潜在期)	6~12 岁	勤奋对自卑	发展顺利,表现出学会与他人竞争、合作、守规则,获得基本的学习和社交能力,形成有能力的品质	发展障碍,表现出对自己失望、自卑、缺乏自信、充满挫败感等人格特征
青春期	12~18 岁	自我认同对角色紊乱	发展顺利,表现出有自我认同感,有明确的生活目标,并为设定的目标而努力,形成忠诚的品质	发展障碍,出现角色认同危机,表现为角色模糊不清,难以进入角色要求,迷失生活目标,彷徨,甚至出现堕落、反社会等行为特征

阶段	年龄	危机	正性解决指标	负性解决指标
青年期	18~35岁	亲密 对 孤独	发展顺利,表现出有美满的感情生活、有亲密的人际关系、具有良好的协作精神,对工作与家庭尽职尽责,形成爱的品质	发展障碍,不能体验和经历亲密和爱的感受,表现出孤独、缺乏人际交往能力,性格孤僻、逃避工作和家庭责任等行为特征
成年期	35~65岁	创造 对 停滞	发展顺利,表现出富有创造性,生活充实,关心他人,努力工作,热爱家庭,用心培养下一代,形成关心他人的品质	发展障碍,表现为过多关心自己、纵容自己、自私、缺乏责任心、缺乏兴趣等行为特征
老年期	65岁以上	自我完善 对 悲观失望	发展顺利,表现出完美无憾的美好人生,乐观、满足、平心静气地安享晚年,能正确对待死亡,形成有智慧的品质	发展障碍,表现为挫折感、失落感、绝望感、鄙视他人,处于整日追悔往事的消极情感中

3. 皮亚杰的认知发展学说 认知发展理论是由瑞士著名的发展心理学家皮亚杰(Piaget)提出的,被公认为20世纪发展心理学上最权威的理论。皮亚杰将认知发展过程划分为四个阶段。

(1)感知运动阶段:0~2岁,这一阶段婴儿主要靠感觉和动作来认识周围世界。他们只有动作的智慧,没有表象与运算的智慧。他们依靠感知运动的手段来适应外部环境。这个阶段的儿童行为发展经过三个层次:本能时期、习惯时期和智慧活动萌芽时期。儿童出生的第一个月只是遗传性反射格式,通过第二分阶段的习惯形成,使一些单一的反射动作加以整合、联结,如寻找声源,眼睛跟着运动的物体移动等,大约在9个月到1岁左右开始出现了最初的感知运动智慧。

(2)前运思阶段:2~7岁,此期儿童的思维特点以自我为中心,他们很难从别人的观点或角度看事物。但这个时期儿童的认知开始出现象征或符号的功能,如儿童能借助语言、物品或某种示意手段来象征某些事物。例如,儿童捡到两片连在一起的树叶,会把树叶想象成海鸥在飞翔。正是这种消除自身为中心的过程和具备象征的功能,才使得表象或思维的出现成为可能。但这个阶段儿童还不能形成正确的概念,他们的判断受直觉思维支配。例如当两根等长的筷子两端对齐时,儿童会认为筷子是一样长;当将其中一只筷子向前移动一小段距离时,儿童则认为被移动的这只筷子长些。因此,这一阶段儿童思维的另一个特点是思维的直觉性以及思维的集中性。

(3)具体运思阶段:7~11岁,这一阶段的基本特点是开始进行心理运算,能在头脑中依靠动作的格式对事物的关系进行逆反、互反、传递等可逆运算。例如我们将一只足球放在一些篮球中间,再当着儿童的面把足球放到一些排球中间。这个阶段的儿童能够推理出这是同一个足球,物体不会因为改变地点而变大或变小,因此,这只足球不会因为在篮球中间变得更小,在排球中间就变得更大些。具体运思阶段的儿童,虽然在推理上、解决问题和逻辑方面已经超过了前运思阶段的儿童,但其思维还具有局限性,对抽象的语言推理还不能完成。因此在具体运思阶段,儿童的思维已经具备可逆性和守恒性,但这种思维还离不开具体事物的支持。

(4)形式运思阶段:11岁以上,这一阶段已经达到了成人的成熟思维,是认知发展的最高阶段。儿童能在头脑中将形式和内容分开,会应用运思符合来替代其他东西,不再依靠具体事物来运思,能对抽象性和表征性的材料进行逻辑思维,能根据假设来进行逻辑推理。

第二节 护理理论

20世纪50年代,国外的护理理论家通过积极尝试和不断探索,相继建立了护理学的理论/模式。这些理论/模式从不同角度对护理现象进行解释,对护理中的核心概念进行描述,对概念之间的关系进行逻辑推测,为护理学理论知识体系的建立做出了积极的贡献。我们重点介绍奥瑞姆自理理论、罗伊适应理论、纽曼保健系统模式、莱宁格跨文化护理理论。

一、奥瑞姆的自理模式

奥瑞姆的自理理论是由美国著名护理理论家奥瑞姆(Dorothea.E.Oream)提出并建立的。1971 年奥瑞姆在《护理:实践的概念》一书中系统地阐述自理理论。

(一)奥瑞姆自理模式的基本内容

奥瑞姆认为护理应重视人对自理活动的需要,并提供帮助。奥瑞姆的理论由三部分组成,即自理结构、自理缺陷结构和护理系统结构。

1. 自理结构

(1)自理能力:即个体完成自我照顾的能力。正常人均有基本的自理能力,不同的个体、不同生命阶段、不同健康状况其自理能力不同。自理能力通过实践和学习会不断得到发展。影响个体自理活动和能力的因素,包括年龄、发展状况、健康状况、家庭环境、社会文化、信仰、风俗习惯、生活方式等。

(2)自理需要:自理活动的目的是满足人的需要,人的需要就是自理的需要。护理所关心的是个体的自理能力在特定时期是否能满足其自理需要。自理需要包括三方面。

1)普遍性的自理需要:也称日常生活需要。是个体为了满足生存的基本需要所进行的一系列活动。包括摄取足够的空气、食物、水,维持良好的排泄功能,保持活动和休息平衡,维持独处与社交平衡,避免有害因素的刺激,促进整体功能与发展的需要等。

2)发展性的自理需要:是指在生命发展过程中各阶段特定的自理需要以及在某种特殊情况下出现的新的自理需要。包括不同时期特殊的需求,如儿童期、青春期、怀孕期、更年期的自理需要、失去亲人时的调整、对新工作的适应等。

3)健康偏离时的自理需要:指个体患病、遭受创伤、特殊病理改变、在诊疗过程中产生的需要。如寻求治疗和护理的需要、学习相应技能和接受伤残身体的需要。

2. 自理缺陷结构 这是奥瑞姆自理理论的核心部分,阐述了个体什么时候需要护理。他认为,当一个人不能或不完全能进行连续有效的自我护理时,就需要护理的照顾和帮助。此时,护士应采取措施弥补患者的自理缺陷,满足其生理性和治疗性的自理需要。

3. 护理系统结构 奥瑞姆指出护士应依据患者的自理需要和自理能力的不同采取三种不同的护理系统:全补偿护理系统、部分补偿护理系统和支持教育系统(图 3-6)。

(1)全补偿系统:完全补偿系统是指患者没有自理能力,需要护士进行全面的帮助,以满足患者所有的基本需要。如昏迷、瘫痪、精神病人等。

(2)部分补偿系统:部分补偿系统是指患者有部分自理能力,但需要护士提供不同程度的帮助,才能满足患者的基本需要。适用于术后患者,能够自己满足大部分需要,但还需要护士提供不同程度的帮助,如协助如厕、翻身等需要。

(3)支持 - 教育系统:支持 - 教育系统是指患者有自理能力,但需要护士的指导、教育或提供最佳环境,才能达到自理的最佳水平。

(二)奥瑞姆自理模式与护理的四个基本概念

1. 人 人是一个具有生理、心理、社会及不同自理能力的整体。人具有学习和发展的潜力,通过学习可以达到自我照顾的目的。

2. 健康 奥瑞姆认为良好的生理、心理、人际关系和社会适应能力是人体健康不可缺少的组成部分,健康就是一种最大限度的自理。

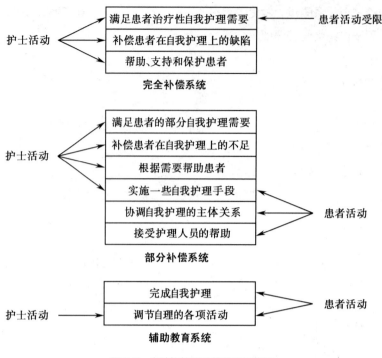

图 3-6　奥瑞姆护理系统结构示意图

3. **环境**　奥瑞姆认为环境是"存在人的周围并影响人的自理能力的所有因素"。人生活在社会中都希望能进行自我管理。大多数社会对不能自我满足自理需要的人是能接受并提供帮助的。自我帮助和帮助他人都会被社会认为是有价值的活动。

4. **护理**　护理是预防自理缺陷发生和发展,并为有自理缺陷的人提供治疗性自理的活动,是帮助人获得自理能力的过程。护理是一种服务,是一种帮助人完成自理的方式。

（三）奥瑞姆自理模式与护理实践的关系

奥瑞姆把自己的理论和护理程序有机地联系在一起,她的自理模式及观点已被广泛地应用到护理实践中。以奥瑞姆理论为指导的护理工作方法分以下三步。

1. **评估患者的自理能力和自理需要**　护士通过收集资料确定患者是否存在自理缺陷,哪些方面存在自理缺陷及引起缺陷的原因,评估患者的自理能力和自理需要,从而决定患者是否需要护理帮助。

2. **设计恰当的护理系统**　根据患者的自理能力和自理需要,在全补偿护理系统、部分护理补偿系统和支持 - 教育系统中选择适合患者的护理系统,确定预期护理结果,制订详细的护理计划。

3. **实施护理措施**　根据护理计划提供相应的护理措施以达到满足患者的自理需求、恢复和促进健康、增进自理能力的目的。

二、罗伊的适应模式

适应模式是由美国护理理论家卡利斯塔·罗伊（Sister Callista Roy）提出的。她先后在《护理入门:适应模式》《护理伦理结构:适应模式》以及《罗伊的适应模式》中论述了其理论观点。

（一）罗伊适应模式与四个基本概念

1. **人**　罗伊认为护理的对象可以是人,家庭,群体,社区或社会,不管其规模大小,都是一个有适应能力的系统。

罗伊主要论述了人,她认为人作为一个生命系统,包括输入、输出、调节和反馈过程。人又是一个开放系统,处于与环境持续互动的状态,在生命系统与环境之间存在着信息、物质与能量的交换。人还是一个有适应能力的复杂生命系统,不断与周围环境相互作用,这种与环境的不断互动,既引起机体的内部变化,也引起外部环境的变化,在这些变化万千的世界中,人为了维持自身的完整性,机体必须持续努力地适应环境的各种变化(图3-7)。

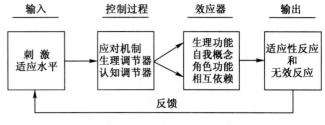

图 3-7　罗伊适应系统模式示意图

(1) 输入:罗伊将能引起机体反应的外部环境和内部变化作为系统的输入部分,这些被输入的信息、物质或能量称之为刺激。刺激分为 3 类。

1) 主要刺激:是指环境中引起个体反应的直接原因,即当时面对的,需要立即应对的刺激。这些刺激通常是导致人的生理、心理、能力、选择等最大变化的一些刺激。

2) 相关刺激:是指所有内在的或外部的对当时情境有影响的刺激,是一些促成或加重反应的间接因素,常属于诱因性刺激。这些刺激是可观察到、可测量到或由本人所诉说的。

3) 固有刺激:是指原有的、构成个体特征性的固有因素,可能对行为具有一定影响,但未得到证实的原因,这些刺激可能与当时的情况有一定的关系,但不易观察或测量到。

(2) 输出:人作为一个系统输出的是行为。输出的行为包括内部和外部行为,这些行为是可以被观察、测量和记录的。输出的行为称之为系统的反应,分为适应性反应和无效性反应。适应性反应可促进人的完整性,能使人得以生存、成长、繁衍、主宰和自我实现。无效性反应则不能实现这些目标。

人作为一个适应系统在面对刺激时,都会做出相应的反应即输出。反应是适应性还是无效性取决于个体的适应水平。适应水平就是指个体在面对刺激时能以正常的努力进行适应性反应的范围。每个人的反应范围是不同的,每个人的适应水平也会受到个人应对刺激的影响而不断发生着变化。如果把适应水平比作一条直线,适应区域就是在该线上下两条虚线之间,这就构成了个体的适应能力范围。当刺激作用于适应能力范围以内,输出的将是适应性反应;当刺激作用于适应能力范围以外,输出的将是无效性反应(图3-8)。

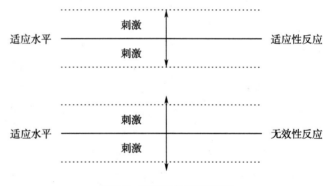

图 3-8　罗伊适应水平示意图

(3) 过程:罗伊用应对机制来说明人这个适应系统的控制过程。她认为有些应对机制是先天获得的,如白细胞防御系统在细菌侵入机体时的对抗作用,这种作用称为生理调节。有些应对机制是通过后天学习所获得的,如应用消毒剂清洗伤口,用抗生素治疗细菌感染等称之为认知调节。生理调节通过神经 - 化学物质 - 内分泌途径来进行应答,认知调节通过感觉、加工、学习、判断和情感等复杂的过程来进行应答。为了维护人的完整性,生理调节和认知调节常常协调一致共同发挥作用。

(4) 效应器:罗伊认为生理调节与认知调节共同作用于适应层面或称为效应器,包括生理功能、自我概念、角色功能及相互依赖 4 个适应层面。生理功能包括呼吸、营养、排泄、活动、休息、皮肤完整性、感觉、体液、电解质及酸碱平衡、神经与内分泌功能等;自我概念涉及个人在特定时间内对自己的看法与感觉,包括躯体自我和个人自我两部分;角色功能描述个人在社会生活中所承担的角色的履行情况;相互依赖功能陈述个人与其重要关系人及社会支持系统间的相互关系。与这 4 个方面有关的行为,可以说明个体的适应水平和反映出应对刺激的情况,护士可以通过观察这 4 个方面,识别个体的行为是适应性反应还是无效性反应。

2. 健康　罗伊认为健康与疾病是人生中无法回避的一种状态,反映了人与环境的适应过程。如果人能够适应环境变化,在生理功能、自我概念、角色功能和相互依赖四个方面表现出适应性的行为反应,就能有效维持系统的整体性,保持健康。反之,如果人面对的是超过个体适应能力的内外环境刺激,在四个适应方式上表现出无效性反应,机体的完整性受到破坏,即不能保持健康,也就处于疾病状态。

3. **环境** 指人生存的环境及环境中所有影响人成长和发展的因素。这些因素就是前面介绍的主要刺激、相关刺激和固有刺激。三种刺激作为信号输入机体,诱发人产生各种反应。

4. **护理** 罗伊认为护理的目标是增强人与环境之间的相互作用,促进个体生理功能、自我概念、角色功能和相互依赖四个方面的适应性反应。护士可通过控制各种刺激,减小刺激强度;或通过扩展人的适应范围,提高人的适应水平,最终使所有刺激都落在病人的适应区域内,达到促进适应性反应的护理目标。因此要求护士有能力分辨各种刺激,以便有意识地操纵它们,在三种刺激中,首先需要操纵的是主要刺激,然后是相关刺激和固有刺激;同时要求护士能够预计到病人无效性反应的发生,尽早强化其生理调节和心理调节机制,帮助和支持病人运用自身的适应机制促进机体健康。

(二) 罗伊适应模式在护理实践中的应用

罗伊根据适应模式的发展,将护理工作方法分为6个步骤:一级评估、二级评估、护理诊断、制订目标、护理措施和评价。

1. **一级评估** 也称为行为评估,是对病人的行为进行评估。通过观察、交谈、检查等方法收集病人生理功能、自我概念、角色功能和相互依赖4个方面的输出性行为,判断其行为反应是适应性反应还是无效性反应。

2. **二级评估** 二级评估是对影响病人行为的主要刺激、相关刺激和固有刺激进行评估,帮助护理人员明确引起病人出现无效性反应的原因。

3. **护理诊断** 护理诊断是对病人适应状态的陈述或诊断。护理人员通过一级评估和二级评估,明确病人的无效反应及其原因,进而推断出病人的护理问题。

4. **制订目标** 目标是病人最后能达到的行为。护理目标是提高护理对象的适应水平,促进护理对象生理功能、自我概念、角色功能和相互依赖的适应性反应,改变或避免无效反应,维护护理对象的健康。

5. **护理措施** 护理措施的选择和实施应遵循适应模式的基本观点,主要通过控制各种刺激和扩大护理对象的适应区域来实现护理目标。控制刺激不仅应针对主要刺激,还应注意对相关刺激和固有刺激的控制。扩大适应区域应了解其生理调节和心理调节的能力和特点,给予必要的支持和帮助。

6. **评价** 评价的目的是检验护理措施的有效性。评价的方法是继续运用一级评估和二级评估收集有关资料,以确定是否达到预期目标。对尚未达到预期目标的护理问题需要找出原因,以确定继续执行护理计划或调整护理计划。

三、纽曼的保健系统模式

保健系统模式是由美国杰出的护理理论家、精神卫生护理领域的开拓者贝蒂·纽曼(Betty Neuman)提出的,其理论代表作《纽曼系统模式在护理教育与实践中的应用》比较完善地阐述了她的护理观点,并广泛应用于指导社区护理及临床护理实践。

(一) 纽曼保健系统模式的内容

纽曼的保健系统模式是一个综合的、动态的、以开放系统为基础的护理概念性框架。模式强调人是与环境相互作用的开放系统,主要考虑当环境中的压力源作用于机体时,机体发生的防御性反应;护理目的是通过护理干预来维持和恢复机体的平衡状态。保健系统模式包括压力源、机体防御机制和护理干预措施三部分。

1. **压力源** 是指引发个体紧张和导致个体不稳定的所有刺激。纽曼将压力源分为:

（1）人体内的：指来自个体内部与内环境有关的压力，如愤怒、悲伤、自我形象改变、自尊紊乱、疼痛、失眠等。

（2）人际间的：指来自于两个或多个个体之间产生的压力，如夫妻、父子、上下级及护患关系紧张等。

（3）社会性的：是指发生于体外、距离比人际间压力更远的压力，如经济状况欠佳、社会医疗保障体系变革等。

2. 机体防御机制　是指机体抵抗压力源所具备的正常防御能力及结构。人是与环境持续互动的开放系统，这个系统的结构可以用一个核心的同心圆来表示（图3-9）。

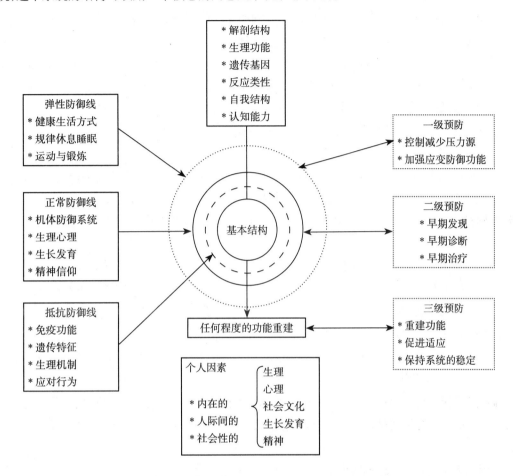

图 3-9　纽曼人体结构及整体观示意图

（1）核心部分：核心部分是机体的基本结构，是机体的能量源。它由生物体共有的生存基本要素组成，如解剖结构、生理功能、基因类型、反应类型、自我结构、认知能力、体内各亚系统的优势与劣势等。纽曼认为人是一个整体，机体的基本结构和能量源受人的生理、心理、社会文化、精神与发展 5 个方面的相互作用，当能量源的储存大于需求时，个体就能保持其稳定与平衡状态。

（2）防御能力：在机体基本结构的外部有三种防御线用于抵抗环境中压力源的侵袭，以维持自身系统的稳定与平衡。

1）弹性防御线：也称为应变防御线。是基本结构最外层的虚线圈，位于机体正常防御线之外，是机体的第一层防御线。这条防线充当机体的缓冲器和滤过器，处于一种活动、易变的状态，具有保护性的缓冲力量。当弹性防御线距离正常防御线越远，弹性防御线就越宽，其缓冲作用就越大，对机体的保护作用就越强。弹性防御线受个体生长发育、身心状况、认知技能、社会文化、精神信仰等因素影响；失眠、营养不良、生活不规律、身心压力过大等都可以削弱其防御功能。弹性防御线的主要功能是防止压力源入侵，缓冲、保护正常防御线，对维持机体的正常状态及功能起着重要的缓冲作用。

2）正常防御线：是弹性防御线内层的实线圈，是机体的第二层防御线，位于弹性防御线和抵抗防御线之间。机体的正常防御线是人在其生命历程中建立起来的健康状态或稳定状态,它是个体在生长发育及与环境互动的过程中对环境中的压力源进行不断调整、应对和适应的结果。因此,正常防御线的强弱与个体在生理、心理、社会文化、精神与发展等方面对环境中压力源的适应与调节程度有关。与弹性防御线相似,正常防御线也可伸缩,只是变化速度比较慢。当健康水平增高时,正常防线扩展;健康状态不佳时,正常防线萎缩。如正常防御线被破坏,机体的稳定性降低、平衡受损,机体不能很好地应对压力源而出现疾病。正常防御线的主要功能是调动机体各方面因素,对压力源作出适当的调节,维持机体健康的稳定状态。

3) 抵抗防御线:是紧贴基本结构外层的虚线圈。抵抗线是机体的第三层防线,位于基本结构外。是保护机体基本结构的稳定、完整及功能正常的防卫屏障,包括免疫功能、遗传特征、生理机制、应对行为等。当压力源入侵到正常防御线时,抵抗防御线被无意识激活,若抵抗防御线能有效发挥其功能,就可促使个体恢复到正常防御线的健康水平。若抵抗防御线失效,可能导致个体能量耗竭,甚至死亡。抵抗防御线的主要功能是维持机体的基本结构处于正常状态。

以上3种防御机制,既有先天赋予的,也有后天习得的。抵抗效能取决于个体心理、生理、社会文化、精神、发展5个变量的相互作用。3条防御线中,弹性防御线保护正常防御线,抵抗防御线保护基本结构。当个体遭遇压力源时,弹性防御线首先被激活,若弹性防御线抵抗无效,正常防御线就会遭到侵犯,机体就会出现各种反应和症状,此时,抵抗防御线被激活,若抵抗有效,个体通常又回到健康状态。

3. 预防保健护理　纽曼认为护士应根据护理对象对压力源的反应,采取不同水平的预防措施来完成预防保健护理。

(1) 一级预防:当怀疑或发现压力源确实存在而压力反应尚未发生时,就应该开始进行一级预防。一级预防的目的是防止压力源侵入正常防御线,保持机体的稳定,维护及促进机体健康。主要措施是采取减少或避免与压力源接触、巩固弹性防御线和正常防御线来进行干预。

(2) 二级预防:当压力源穿过正常防御线,个体表现出压力反应,即出现症状体征时,就应进入二级预防水平,即早期发现、早期诊断、早期治疗、增强抵抗线。二级预防的目的是减轻和消除反应、恢复个体的稳定性、促使机体恢复到强健状态。

(3) 三级预防:是指积极的治疗之后或个体达到相当程度的稳定时,为能彻底康复、减少后遗症而采取的干预。护理的重点是帮助护理对象恢复和重建功能,减少后遗症,并防止压力源的进一步损害。三级预防的目的是进一步维持个体的稳定性,防止复发。

(二) 纽曼保健系统模式与护理的四个主要概念

1. 人　人是一个整体,通过生理、心理、社会文化、生长发育和精神信仰五个方面的变化维持人的完整性。人作为一个开放系统不断与环境相互作用。人有抵御环境中压力源侵袭的能力,其防御机制为三种防御线:应变防御线、正常防御线、抵抗防御线。

2. 环境　环境是所有影响人的内外因素的总和。除了机体内环境和外环境以外,纽曼还提出了人的自身环境概念。她将环境中能改变系统稳定的因素称为压力源,压力源又分为机体内因素、人际因素和机体外因素三种。

3. 健康　健康是系统的最佳稳定状态。当系统的需要得到满足时,系统生理、心理、社会文化、生长发育和精神信仰五个方面的变化与系统整体间关系平衡而协调,机体处于最佳稳定状态。反之,系统的需要得不到满足,则机体的健康水平下降。

4. 护理　护理的任务是减轻压力源造成的危害,控制影响护理对象的各种变量,保持护理对象系统的健康稳定。要达到这一目的,她主张早期采取预防措施,并将预防措施分为一级预防、二级预防和三级预防。

(三) 纽曼的保健系统模式在护理实践中的应用

纽曼将护理工作分为三个步骤:护理诊断、护理目标和护理结果。

1. 护理诊断　首先护士需要对个体的基本结构、各防御线特征及机体内外、人际间存在的和潜在的压力源进行评估;然后再收集并分析个体在生理、心理、精神、社会、文化、发展等各方面对压力源的反应及其相互作用的资料。最后就其中偏离强健方面的资料做出诊断并排列出优先顺序。

2. **护理目标** 护士以保存能量、恢复、维持和促进个体稳定性为护理原则,与病人及家属共同制订护理目标、设计干预措施及预期护理结果。纽曼强调应用一级、二级、三级预防原则来规划和组织护理活动。

相关链接

纽曼系统模式三级预防评估和干预指南

1. 一级预防

(1) 压力源:隐蔽的或潜在的压力源。

(2) 应激反应:尚未出现临床表现。

(3) 目的:维持和促进个体的稳定性和完整性。

(4) 干预:避免接触压力源;强化个体的弹性防御线;增强个体的抵抗因素;提供健康教育等。

2. 二级预防

(1) 压力源:现存的、已知的压力源。

(2) 应激反应:出现明显症状和体征。

(3) 目的:恢复个体的稳定性和完整性。

(4) 干预:列出护理诊断,排列优先顺序;针对不适应的症状进行干预;合理使用内外部资源促进对压力源和压力反应的控制;提供一级预防措施等。

3. 三级预防

(1) 压力源:明显的、残余的压力源。

(2) 应激反应:可能出现的或已知的后遗症状。

(3) 目的:根据个体的稳定程度重建健康过程,尽可维持较高健康水平。

(4) 干预:制订行之有效的康复措施;教育 - 再教育;行为矫正;合理利用内外部资源;提供一、二级预防措施等。

3. **护理结果** 是护士对干预效果进行评价并验证干预有效性的过程。评价内容包括个体内、外界人际间压力源是否发生了变化,压力源本质及优先顺序是否改变,机体防御机能是否有所增强,压力反应症状是否得以缓解等。

四、莱宁格的跨文化护理理论

跨文化护理理论是由美国护理理论家马德莱娜.莱宁格(Madeleine Leininger)提出的。跨文化理论的前提是:具有各种文化的人们不仅能认识并说明他们所经历和感知到的护理照顾,而且能将这种体验和感知与他们的健康信念和实践联系起来。因此护理照顾是从这些照顾的文化中产生并在文化中得以延续发展的。不同的文化以不同的方式感知、认识和实施照顾,同时不同文化之间也存在一些共性的照顾方式。

"如果人类的存在是为了存活及生活在一个健康、和谐及有意义的世界,那么护理人员及其他健康照护者应该了解人们的文化照护信念、价值及生活方式,这是为了提供文化合适性及有益的健康照护",这是莱宁格对护理及文化的解读。

(一)跨文化护理理论的主要概念

1. **文化** 是指不同个体、群体或机构通过学习、共享和传播等方式所形成的、随时间代代相传的模式化的生活方式、价值观、信仰、行为标准、个体特征和实践活动的总称。

2. 关怀 又称为照顾。是指对丧失某种能力或有某种需求的人提供支持性的、有效的和方便的帮助，从而满足自己或他人需要，促进健康，改善机体状况或生活方式，更好地面对伤残或平静地面对死亡的一种行为相关现象。这种行为及活动能改善和促进个体或群体的健康状况、生活方式或面对死亡。莱宁格认为关怀照顾是人类得以生存的基础。

3. 文化关怀 是指为了维持自己或他人现有的或潜在的完好健康，应对伤残、死亡或其他状况的需要，用一些符合文化、能被接受和认可的价值观、信念和定势的表达方式，为自己和他人提供符合相应文化背景的综合性帮助、支持和促进性的关怀行为。

4. 文化关怀差异 是指在涉及辅助、支持、促进人类关怀照顾的表达方式上，不同文化、不同群体和不同个体之间对关怀照顾的意义、信念、价值观、模式、生活方式和象征等方面存在差异性。

5. 文化关怀共性 是指在涉及辅助、支持、促进人类关怀照顾的表达方式上，各种不同文化之间所表现的对关怀照顾的共性的、相似的、一致的意义、信念、价值观、模式、生活方式和象征等方面的共同性。

6. 跨文化护理 是指护理人员按照不同的服务对象的世界观、价值观，不同民族的宗教、信仰、生活习惯等，采取不同的护理方式，满足不同文化背景下的健康需求。

（二）跨文化护理模式——朝阳模式

莱宁格将其理论称之为文化关怀的差异与共性。为了描述该理论的基本组成成分，莱宁格构建了"朝阳模式"（图3-10）。该模式通过不同的表现形式准确地描述了理论中各组成部分之间的关系。

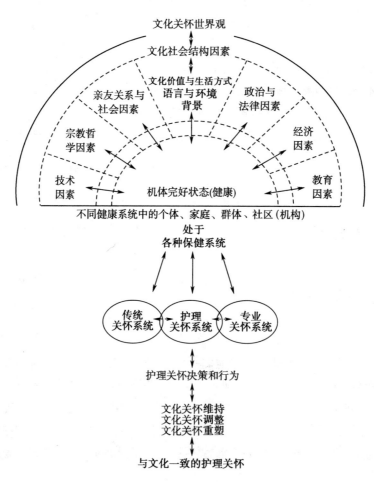

图 3-10　莱宁格的朝阳模式结构示意图

该模式最上部的半圆形描述的是通过语言和环境影响着相应文化的人们的关怀和健康的各种因素。这些因素包括文化价值与生活方式、宗教与哲学、亲属与社会、政治与法制、经济、技术和教育等。他们相互联系、相互影响、相互转化，并影响着位于模式下半部分的各种保健系统——传统关怀系统、专业关怀系统和护理关怀系统。通过三种不同类型的护理关怀的决策和行为，护理关怀系统将传统关怀系统和专业关怀系统联系起来，成为两者之间的桥梁。护理关怀通过了解服务对象的文化背景和健康状况，作出护理关怀决策，进行文化关怀维持，或文化关怀调整，或文化关怀重塑，来实现为服务对象提供与文化一致的护理关怀的目标。

朝阳模式示意图是一个由最抽象到最直接的认知图谱。根据各部分的抽象程度不同分为4层。

1. 世界观、文化和社会结构层 是对某种文化以外的世界所进行的研究，属于超系统范畴。这一层是对关怀的本质、意义和属性进行研究，即对某文化中的个体进行研究、对某些特定文化中的复杂因素进行研究、对不同文化间的关怀现象进行比较研究。这一层主要用以指导护士评价和收集影响服务对象关怀表达的方式和关怀实践的因素，包括个体所处的文化环境、世界观、文化结构和社会结构要素、社会发展背景和种族史等。

2. 文化关怀与健康层 是指处于特定文化环境的人们，包括个人、家庭、群体、社区或机构，对健康、疾病及死亡的社会文化结构、文化关怀表达方式等与健康密切相关的因素。

3. 健康保健系统层 即传统关怀系统、专业关怀系统和护理关怀系统的特征及各自的关怀特色。

4. 护理关怀决策与行为层 这一层包括维持、调整和重塑文化护理关怀，这些决策与行为是为了实现护理与文化一致的护理关怀。文化护理关怀以最大限度满足服务对象的需要，提高护理与文化的一致性，促进健康，指导患者正确面对病残或死亡的护理关怀，这种关怀是符合护理对象的生活文化环境的。

(三) 跨文化护理理论与四个基本概念

1. 人 人具有应用自己的方式关心、照顾和帮助他人的能力，也能接受来自他人的关心、照顾和帮助。人类的关怀照顾是普遍存在于各种文化之中的，因此，人的生活环境不同，照顾的方式就出现了差异性。

2. 健康 是一种被相应文化所诠释的，能够反应个体和群体在其文化上满意的方式执行日常角色功能的完好状态。健康是各种文化所共同的，但每一种文化又有其各自的特定文化、信念、价值和习惯来对健康进行定义。因此，对健康的认识既有共性，又存在差异。护士在提供护理服务时，应了解服务对象的文化特殊性，满足其文化关怀的需要。

3. 环境 环境被定义为所有事件、情景和经历的总和。文化与环境密切相关，文化是在特定的环境中学习、分享和传播的。因此，在一定意义上文化背景就是环境。

4. 护理 护理是以文化为基础的，研究人类的关怀现象和活动的学科，是一门跨文化照顾的学科和专业。其目的是为服务对象提供帮助和支持，使其以一种符合自身文化意义和利益的方式维持或恢复健康，面对残障或死亡。

(四) 跨文化护理理论在护理实践中的应用

每个人的信念、文化和经历都会影响个人的决策和行为。当服务对象从一个熟悉的文化环境来到一个陌生的文化环境，身体和心理有可能因受到陌生环境的冲击而失衡。因此，护士应该对服务对象的文化背景进行评估，分析文化差异对其的影响，尊重服务对象不同的文化、信念和价值观，满足服务对象的文化需求，为服务对象提供适合其文化环境的护理服务。

在临床护理实践中，所面对的护理对象可能处于不同的文化背景，护士必须具备跨文化护理的知识和能力。首先，在评估过程中要收集与护理对象文化有关的资料，如文化素养、价值观、信仰、知识、风俗习惯等；根据所收集的资料找出所存在的文化差异与共性；然后，以文化为基础，分析护理对象所存在的或潜在的健康问题；最后通过选择采取文化关怀维持、调整和重塑等三种不同护理关怀决策和行为来提供与文化一致的护理照顾。

不同的文化对健康、疾病与照顾的信念、价值、表达方式和行为习惯等存在差异。这种文化差异不仅存在于不同文化环境中，也同样存在于同一文化环境之中的不同个体之间，表现为即使处于同一文化环境中，对同样的刺激也会表现出不同的反应。每一个护理对象都存在着文化需求差异，都有其特殊性，因此，护士应根据护理对象的需求，满足其文化关怀的需要。

1. 帮助患者融入医院的文化环境 我国是多民族国家，人们所处的社会文化环境、生活方式、道德、信仰、价值观等各不相同。因此，护理人员应尊重不同文化背景下的服务对象的文化需求，为其提供全方位、多层次、高水平的护理服务，帮助其尽快适应医院的文化环境。

(1) 帮助患者尽快熟悉医院环境：护理人员应通过热情、主动的入院介绍，使患者尽快熟悉医院、病区、病室环境和常见设备、工作人员、规章制度等医院相关的文化环境。

(2) 尽量少用专业术语：在医院环境中，医护人员如使用患者听不懂的医学术语，会使患者感到迷惑不解，甚至恐慌，也会造成护患沟通障碍。因此，护理人员应尽量避免使用医学术语，应使用通俗易懂的语言对疾病的诊断、治疗进行解释，以减轻患者对疾病的焦虑和恐惧。

(3) 采取符合患者文化背景的沟通方式：不同文化经历者对沟通交流的期待和方式不同，而有效的沟通需要双方分享彼此的想法和感受。因此，护理人员应了解患者的家庭文化背景、沟通方式、对角色及护患关系的期望、对健康和疾病的态度等，这样才能与患者进行有效沟通，建立良好的护患关系，取得患者的信任与合作，从而满足患者的文化需求。

2. 提供适合患者文化环境的护理

(1) 理解患者的就医行为：不同的文化背景影响着患者的就医行为。护理人员应根据患者的文化背景资料，了解患者对医院、医生、护士的态度和对疾病的认识程度，再结合患者对治疗和护理的期待进行符合其文化需求的护理。因此，面对同一疾病的患者，具有不同的文化背景，制订的护理目标、护理内容、护理措施也就完全不同；护理人员只有在了解患者的就医行为以后，才能满足患者服务需求，取得患者的理解与合作。

(2) 明确患者对疾病的心理和行为反应：不同文化背景的患者对疾病的心理和行为反应各不相同。护理人员在实施护理的过程中，应动态地了解患者的健康问题以及对健康问题的表达方式。不同性别、不同年龄、不同经历、不同文化背景的人对健康问题的表达方式各不相同。护理人员只有在与患者建立良好护患关系的基础上，通过患者的心理和行为反应，发现其内心困扰和文化冲突，这样才能针对患者的具体问题制订相应的护理措施。

(3) 尊重服务对象的风俗习惯：根据患者的文化背景及需求，尽量安排语言沟通较好的医护人员负责这些有特殊需求的患者。在诊疗过程中，医护人员应主动了解患者在生活和饮食等方面的禁忌，询问其需求，从语言、称呼、饮食、生活习惯、治疗方式等各方面充分尊重患者的民族风俗习惯及宗教信仰，设法帮助患者按需求安排好各项检查、治疗及生活细节。

(4) 合理利用社会支持系统：社会支持系统是指个人在自己的社会关系中所获得的，来自他人物质和精神上的帮助和支援。一个完备的社会支持系统包括亲人、朋友、同事、上下级、同学、老师、邻里、合作伙伴等等，还包括由陌生人组成的各种社会服务机构。良好的社会支持系统可以提高患者的心理健康水平、增强战胜疾病的信心和参与治疗的积极性。护理人员应鼓励和帮助患者充分利用社会支持系统带来的巨大力量，来抵御由于疾病产生的各种复杂的不良反应，促进健康。

(5) 正确引导患者的价值观：价值观是文化的重要内容。一个人的价值观往往受其身处的文化环境及其文明程度的影响。患者所处的社会环境、对疾病的体验、行为习惯、价值取向、选择偏好和对风险的态度等不同，选择治疗和护理的方式也就不同。但是，在治疗和护理过程中，患者参与治疗和护理决策越多，理解和认识疾病所获得的证据越充分，做出的选择也就越能代表自己的愿望和价值观。因此，护理人员应注意不同文化背景的服务对象的价值观差异，正确引导患者的价值观，对疾病的治疗和护理做出合理的、符合自己意愿的决策。

(6) 重视患者的心理感受：不同文化背景的人对同一问题有不同的解释和理解。护理人员在护理过程中应根据不同患者的心理感受，采取不同的方法和手段，满足其被尊重、被理解、被接纳的心理需求，重视患者全面获得治疗与护理的信息需求，满足患者心理上的安全感需求，促进早日康复的心理需求。

综上所述，文化是一定历史、地域、经济、社会、政治的综合反映。不同时代、不同地域、不同民族、不同文化背景下的人们，对健康和疾病的认识不同，对死亡的理解不同，对悲伤的表现形式不同，对治疗护理的需求不同。因此，健康与疾病、医疗与护理也被赋予了不同的文化含义。面对这些服务对象，我们只有更新护理观念，改变护理模式，提高自身的人文知识和文化素养，在临床工作中身体力行地去实践人文关怀和人文护理精神，明确护理工作既要满足患者的生理需求，更要提升患者的身心健康水平，把僵硬、死板的生命科学变成一门融合科学、文化、人文精神的综合性学科，在护理实践中真正将生物医学模式向生物 - 心理 - 社会医学模式转变，使护理工作融入更多的文化因素，提升护理服务水平和服务质量，在护理工作中彰显护理人员的文化内涵。

（沈海文）

学习小结

通过护理学相关理论的学习，让我们认识到系统论是护理学的基本框架理论；人的基本需要由低到高分为生理需要、安全需要、爱与归属需要、尊重需要和自我实现需要五个层次，在满足各层次需要的过程中，面临着各种挑战；应激就是挑战，人的一生都是在应激与适应的过程中，不断获得适应自身成长与发展、获得适应社会发展需要的诸多能力；人的成长与发展包括身、心两个方面，都要经过相同的发展阶段，由简单到复杂，由低级到高级的发展过程，同时成长与发展也存在着不平衡性、个体差异性、生长发育的特殊敏感时期。因此，在护理活动中，护士应具备人是一个整体的基本思想，根据人的不同发展阶段和特殊阶段，应用需要理论、应激与适应理论、成长与发展理论满足服务对象的身心需要。

在护理理论的学习中，主要介绍了奥瑞姆的自理理论、罗伊的适应理论、纽曼的保健系统模式、莱宁格跨文化护理理论。通过学习这些护理理论和模式，帮助护士提高护理理论知识水平，提高护理专业的自主独立性，促进护理专业自身的完善和发展，并将这些理论知识与护理临床实践有机地结合起来，为服务对象提供高质量的护理服务。另外，学习和探讨护理理论和模式，是为更好地完成护理实践、开展护理科研、指导护理管理、提高护理教育提供科学依据。

复习思考题

1. 为什么说人是一个开放系统？请举例说明。

2. 何谓需要？叙述马斯洛需要层次理论的主要内容。

3. 何谓压力？住院病人常见的压力源有哪些？

4. 何谓适应？适应分几个层次？

第四章　护理工作中的人际沟通

4

沟通是人与人之间、人与群体之间思想与感情的传递与反馈的过程,以求思想达成一致和感情的畅通。对于护理工作来说,沟通不仅是重要的工作手段,同时也是重要的工作内容。

第一节 人际沟通概述

人际沟通自古有之。社会中的人为了维持各种各样的社会关系,必须进行信息交换和情感交流,也就是沟通。所以说,有人类的地方,就有沟通,人类用自己的智慧实践着、享受着、创新着沟通。

一、人际沟通的概念及意义

(一) 概念

沟通的本意指开沟而使两水相通。在西方,沟通与英文中的"communication"相对应。几十年来,来自不同学科的研究者给沟通提出了无数的定义,尽管它们表述各不相同,但都包含以下几层含义:①沟通是信息的传递和分享;②沟通所传递的信息需要被充分理解;③沟通是有意图地施加影响;④有效沟通是准确的传达和理解信息的含义;⑤沟通是一个双向的、互动的反馈和理解的过程。

人际沟通(interpersonal communication)是指人们运用语言或非语言符号系统将一方的信息、意见、态度、知识、观念以至情感等传至对方的过程。它是沟通的一种主要形式,通过口头语言、身体语言以及环境和社会距离等来实现。要正确掌握人际沟通的概念需要明确以下几点:①人际沟通是一个双向的、互动的、理解的过程;②人际沟通的目的是影响他人的认知和行为以及建立一定的人际关系;③人际沟通是信息的传递和意见、观点、思想、情感、愿望的交流;④双方在沟通历程中表现为一种互动形式。

(二) 意义

人际沟通被视为人际交往的润滑剂,是建立良好人际关系不可或缺的重要内容。它不仅可以传递信息的内容,也能判断信息的意义。

1. **自我价值肯定** 沟通是人们进行自我探索、自我肯定的过程。通常,多数人对其他人怎么看待自己一无所知,通过沟通能够了解自己的形象、特质、优势和劣势,从沟通互动中找到自己,是自我肯定的来源。

2. **获得心理满足** 社会中的人不能独立存在、孤独的生活。马斯洛的基本需要层次理论提到,每个人都要与他人建立良好的人际关系,才能获得基本的满足感。如果缺少了与他人的沟通,容易出现心理失衡,甚至会出现丧失运动技能、精神压抑、幻觉等症状。有效的人际沟通能帮助人们建立自信、释放情绪、心情愉悦,利于身心健康。

3. **建立良好的人际关系** 人际沟通是认识自我,认识他人,认识社会的过程。一个人只有与他人进行准确、及时、有效的沟通,才能传递人与人之间、人与团队之间、团队与团队之间的信息,进行情感的交流,最终使沟通双方准确理解信息的含义,达到有效的沟通,建立良好的人际关系。

4. **促进社会和谐发展** 沟通提高了社会群体的向心力、凝聚力,良好的社会人际关系可提高生产力,促进社会形成健康和谐的氛围,有助于人类社会不断向更高层次发展,向更宽的领域拓展。

相关链接

<hr>

美国护士沟通能力要求

美国高等护理教育学会在 1998 年颁布《护理专业高等教育标准》中指出:沟通是复杂的、持续的互动过程,是建立人际关系的基础,课程和临床实践应使学生获得相关的知识和技能,并做到以下方面。

1. 在各种场合用各种媒介有效表达自己。

2. 在评估、实施、评价、健康教育中表现出沟通技能。

3. 帮助患者获得和解释健康知识的意义和效果。

4. 与其他专业人员建立和保持有效的工作关系。

5. 对有特殊需求的患者运用不同的沟通方法。

6. 有清晰、准确、逻辑的书写能力。

7. 在护患关系中运用治疗性沟通。

8. 运用多种沟通技巧与不同人群恰当、准确、有效地沟通。

9. 从广泛的资源中获取和运用数据及信息。

10. 为患者提供咨询和相关的、敏感的健康教育信息。

11. 准确、彻底地将护理措施和结果存档。

12. 引导患者澄清爱好和价值观。

二、人际沟通的特征

人际沟通发生在人和人之间,是信息、情感的交流和分享,它具有以下几个特征。

(一) 目的性

沟通都是有目的的,或传递信息,或表达情感。人们总是希望自己发出的信息能正确地被对方理解,并得到回应。人际沟通是以改变对方的态度或行为为目的的,是一个沟通者对另一沟通者的心理作用的过程。在人际沟通中,沟通双方都有自己的动机、目的和立场,都对自己发出的信息会产生何种反馈有所期许和判定。因此,沟通的目的性是客观存在的。

(二) 互动性

人际沟通是一个相互影响、相互作用的积极过程,在沟通过程中,沟通双方都不断将自己对信息的理解反馈给对方,并积极关注对方的反馈,在这里,沟通的双方都是积极的主体。为使沟通达到预期目的,信息发出者需准确判断对方的沟通状况,分析其沟通的动机、态度、目的,预期沟通的结果,并根据对方的反馈及时调整自己的沟通内容和方式。所以,人际沟通不是简单的信息传输过程,而是积极互动的信息交流过程,具有互动性。

(三) 社会性

沟通是社会得以形成的工具。如果没有沟通,就不会形成社会;同样,如果没有社会,也就不需要沟通。社会中的人通过运用复杂的符号系统来交换信息、交流思想、融洽感情、建立联系、增强信任、调整行为、提高效率,不断推进社会的进步与发展。

(四) 关系性

人际沟通是建立和改善人际关系的基础。在任何形式的人际沟通中,人们不只是分享沟通内容,也显示彼此间的关系。这种关系性一是表达双方关系中的情感,二是表现双方谁是关系的控制者。沟通关系的控制层面有对称的也有互补的。在对称关系中,双方权力较均等,没有谁是居于关系的控制地位;而在互补关系中,一方让另一方决定谁的权力较大,因此一方的沟通信息可能是支配性的,而另一方的信息则是在接受这个支配性。

(五) 习得性

有人把沟通看作是与生俱来的本领,认为沟通能力是先天性格决定的,"江山易改,本性难移"。实际上,沟通能力是一种技能,是可以通过后天学习和不断操练得到不同程度的发展的。沟通技巧需要实践,就像游泳、舞蹈一样,不断练习,才会提高。

(六) 符号共识

人与人之间的信息交流是借助符号系统实现的,因此只有在信息发出者和信息接受者共同使用统一的编码译码系统的情况下,沟通才能实现。沟通的双方在沟通过程中应有统一的或近似的编码规则和译码规则。除了应有相同的词汇和语法体系,双方还要对语意有相同的理解。通俗地说,就是要使用双方都熟悉的同种语言来进行沟通。

(七) 情景制约

任何人际沟通都是在一定的交往情境下进行的,因而人际沟通始终受情境因素的制约和影响。这些情境因素包括社会的、心理的、时间的、空间的等,这些因素可能在某种程度上促进人际沟通的良好效果,有利于沟通的进行,也可能使人际沟通产生特殊的沟通障碍。

(八) 不可逆性

俗语说"说出去的话,泼出去的水",沟通的信息一旦发出去就无法收回。因此,沟通的过程既要积极主动,更要谨言慎行,充分考虑后果。

第二节　人际沟通的基本要素和层次

人际沟通是人和人之间通向彼此心灵的桥梁,它是一个复杂的过程。作为护理人员需要了解基本的要素和沟通层次。

一、人际沟通的基本要素

人际沟通是由多个要素组成的、动态的和多维的复杂过程。根据海因(Hein)1973年提出的理论,其基本要素包括:信息背景、信息发出者、信息接收者、信息、信道、反馈。

(一) 信息背景

信息背景(background message)指沟通发生的场所、环境及事物,是引发沟通的"理由",是每个沟通过程的重要因素。它包括沟通的时间和参与者的个人特征,如情绪、知识水平、经历、文化背景等。信息背景反映在沟通者的头脑中,刺激沟通者产生沟通的愿望和需要。这种需要和愿望可能是清晰的,也可能是模糊的。海因认为:一个信息的产生,常受信息发出者过去的经验、对目前环境的领会、感受以及对未来的预期等因素的影响,这些都称为信息的背景因素。因此,要了解一个信息所代表的意思,不能只接受信息表面的意义,还必须考虑信息的背景因素,注意其中的真实含义。

(二) 信息发出者

信息发出者(message sender)指发出信息的人,也称为信息的来源,是编码者。信息发出者想要表达的信息必须通过一定的形式才能进行传递,这种形式就是对所要传递的内容进行编码。所谓编码就是信息发出者将要传递的信息符号化,即将信息转换成语言、文字、符号、表情或动作。在人际沟通过程中,信息发出者首先要对自己的想法进行解释(即充分理解),并在此基础上找到恰当的表达形式。这一过程受信息发出者身份地位、关系情感、表达能力、沟通目的等的影响。口头语言和书面语言是常用的编码形式,除此之外还可以借助表情、动作、人际距离等非语言形式进行编码。

(三) 信息接收者

信息接收者(message receiver)指接受信息的人,也成为信息的去向,是译码者。从沟通渠道传递的信息,需要经过信息接收者接收并解码后,才能达成共同的理解并形成有效的沟通。信息接收过程包括接收、解码和理解三个步骤。首先,信息接收者必须处于接收状态。其次是将接收的信息符号解码,即将符号信息还原为意义信息,变成可以理解的内容。最后根据个人的思维方式理解信息内容。接收者对信息的理解,受个人文化背景、受教育程度、价值观、情绪、态度等影响。只有当信息接收者对信息的理解与信息发出者发出的信息含义相同或近似时,才能形成有效的沟通。在大多数沟通情境中,由于沟通的互动性,信息发出者和接收者的角色是不断互换着的。

(四) 信息

信息(message)指信息发出者希望传达的思想、感情、意见和观点等,是沟通时所要传递和处理的信息内容。信息发出者希望传达的思想和情感只有在表现为符号时才能得以沟通。所有的沟通信息都是由两种符号构成的:语言符号和非语言符号。语言中的每一个词都是表示一个特定事物或思想的语言符号;非语言符号则是我们沟通时使用的面部表情、手势、姿势、语调等,这些非语言符号在沟通情境中都有特定的含义,如频频看表意味着厌烦或着急,皱眉表示疑惑或不满等。在人际沟通中,同样的信息内容,可能会因不同个体的沟通风格不同而传递完全不同的信息;同一个体向两个人发送同样的信息,接受者也可能有不同的理解。

(五) 信道

信道(channel)也称传递途径,指信息由一个人传递到另一个人所通过的渠道,是信息传递的手段和媒介。如视觉、听觉和触觉等。在信息传递过程中,如果沟通渠道选择不当,有可能导致信息传递中断或失真,如选用书面报警传递火警信息显然是不合适的。因此,有效的沟通离不开有效的信息传递途径。一般来说,信息发出者在传递信息时使用的途径越多,对方越能更多、更快、更好地理解信息的内容。美国护理专家罗杰斯 1986 年的研究表明:单纯听过的内容能记住 5%;见到的能记住 30%;讨论过的内容能记住 50%;亲自做的事情能记住 75%;教给别人做的事情能记住 90%。这个研究结果给护理工作以深刻的启示,例如,提高健康教育的效果,就要多使用不同的信道。

(六) 反馈

反馈(feedback)指信息发出者和信息接受者相互间的反应,指信息接受者回应信息发出者的过程。反馈可以显示信息发出者的信息意义是否被正确理解,因此这是确定沟通是否有效的重要环节。信息发出后必然会引起信息接收者的某些反应,这些反应包括生理的、心理的、思想的或行为的改变等。同时,这些反应或改变又会成为新的信息返回给信息发出者。只有通过反馈,信息发出者才能判断和确认信息传递的效果,也只有当信息发出者所传递的信息与信息接受者所接到的信息相同时,沟通才是有效的。一般情况下,面对面的沟通反馈较为直接迅速,而通过辅助沟通手段进行的沟通,反馈环节易被削弱。

二、人际沟通的层次

在人际互动中,由于交往关系的不同,其沟通的内容和分享的感觉也不尽相同。人际沟通的层次可以根据沟通信息和沟通效果来理解。

(一) 根据沟通信息分

Powell 认为,沟通大致分为五个层次:一般性交谈、陈述事实、交换看法、交流感情、沟通高峰。

1. **一般性沟通** 是沟通的最低层次。沟通双方仅涉及一些表面性的、肤浅的、社会应酬性的寒暄话语。如"你好!""下班了?""今天天气真好!"等,这类话语一般不涉及双方的私人信息,也无需太多思考,话题比较安全,有利于在短时间内打开交往局面和帮助建立关系。然而,这种沟通的参与程度也是最差的,因此,护患之间如果长期停留在这个沟通层次上,将不利于引导患者说出有意义的话题。

2. **事务性沟通** 是指不加入个人意见,不牵涉人与人之间的关系,仅限于陈述客观事实的沟通。在沟通双方还未建立信任感时,交谈多采用陈述事实的方式,防止产生误解或引起麻烦。在护患交往中,护士运用这种沟通方式有利于了解患者,但应该注意的是,护患在此层次上的沟通,重点是要让患者叙述,护士不要轻易阻止患者对事实的陈述,因为这些信息将非常有助于护士对患者的了解。

3. 分享性沟通 是指沟通双方已经建立起一定的信任,可以彼此谈论看法,交流各自意见的沟通。在此层次上,双方容易引起共鸣,获得认可。护患之间可以就对某一问题的看法或者对疾病的治疗护理意见进行探讨、交流。作为护士,在沟通时应注意不要流露嘲笑的表情,以免影响患者的信任和继续提出自己的看法,应以关心、共情和信任的语言和非语言动作鼓励患者说出自己的想法和意见。

4. 情感性沟通 是指沟通双方彼此无戒心,有了安全感时进行的沟通。在这一层次上,人们愿意说出各自的想法和对各种事件的反应,尊重彼此间的感情,乐于分享感觉。在护患沟通中,为了给患者创造一个适合的感情环境,护士应做到坦诚、热情和正确地理解患者,帮助患者建立信任感和安全感。

5. 共鸣性沟通 是沟通的最高层次。在沟通过程中沟通双方产生的一种短暂的、完全一致的、高度和谐的感觉。这是沟通双方分享感觉程度最高的一种交流方式,也是沟通交流希望达到的理想境界。

这五个沟通层次的主要差别在于一个人希望把他真正的感觉与别人分享的程度,而与别人分享感觉的程度又直接与彼此的信任度有关,信息信任度越高,彼此分享感觉的程度就越高。反之,信任度越低,彼此分享感觉的程度就越低。

护患交往中,沟通的各种层次都可能出现,在不同情况下,达到不同层次的沟通。在于患者沟通过程中,应让患者自主选择他所希望的交流方式,不要强迫患者进入更高层次的沟通。同时护士也要经常评估自己与患者和周围人的沟通层次,以判断是否存在因为自己语言行为的不妥而使患者不愿意进入高层次沟通的情况。

(二)根据沟通效果分

根据沟通的效果,可以分为沟而不通、沟而能通、不沟而通三个层次。

1. 沟而不通 是指花了很多时间却没有达成有效沟通,也就是说花了时间沟通,但没有取得沟通效果,这种现象称之为"沟而不通"或无效沟通。造成这种结果的原因有多种,如不善于倾听、自以为是、存在偏见、缺乏反馈、缺乏技巧等。

2. 沟而能通 是指沟通渠道畅通,即沟通双方能在和谐的气氛中畅所欲言,交流感情。正如人们常说的只要关系够,交情深,场合适宜,就能有话直说,有话实说,沟而能通。

3. 不沟而通 是指人和人之间高度默契,是一种特有的高效而快速的沟通,是在少数情况下发生的,一种难得的沟通美景,即人们常说的"心有灵犀一点通",甚至不用说话就知道双方的体验和感受。不沟而通并非一般的人际关系所能达成的沟通情境,是一种将心比心透过心与心的感应进行能量传输的沟通。

第三节　人际沟通的基本方式及障碍

人际沟通的基本方式包含多种类型,各个类型间相互配合、相互渗透,共同担当信息的传递和人际沟通的职责。

一、人际沟通的基本方式

沟通根据分类方法的不同分为语言沟通与非语言沟通、单向沟通与双向沟通、横向沟通与纵向沟通、正式沟通与非正式沟通。

(一)语言沟通与非语言沟通

1. 语言沟通(language communication) 是通过语词符号实现的沟通,它是一种最准确、最有效、运用最广泛的沟通方式。包括口头语言沟通和书面语言沟通两种方式。

口头语言沟通又称交谈,是人们利用有声的自然语言符号系统,通过口述和听觉来实现的。它具有快速传递,即时反馈,沟通效果较好,灵活性大,适应面广,能控制局面,可信度较高,费时较多的特点。书面语言沟通是用文字符号进行信息交流,是对有声语言符号的标注和记录。它具有能长期保存,具有法律依据,准确性高,阅读接收信息不失真,加深接收者的印象,提高沟通效率,传播范围广,成本低,节省时间的特点,而且由于缺乏信息提供者信息背景的支持,其信息对人的影响力也较低;沟通效果受沟通对象文化水平等因素影响的特点。

随着人类进入信息时代,借助电子信息技术进行语言的编码、解码和传递,如手机短信、网络传输等,在人们生活和工作中占据越来越重要的位置,它也是语言沟通的一种形式。

2. **非语言沟通**(nonverbal communication) 是借助非语言符号,如服饰、表情、姿势、动作、气质、体触、类语言、副语言实现沟通,是伴随着语言沟通而发生的一系列非语言性的表达方式和行为。非语言沟通具有真实可信、模糊多解等特点,因此,在护理工作中护理人员应注意非语言信息的表达,要善于观察和分析病人的非语言信息,以便准确掌握病人病情动态及心理状态等。

(二)单向沟通与双向沟通

1. **单向沟通**(unidirectional communication) 是指一方只发送信息,另一方只接收信息的沟通。如听讲座、看表演、听广播、领导布置任务等。在进行单向沟通时,应该特别注意沟通渠道的选择、接受者的接受能力、信息发送的完整性和表达的准确性等。这种形式信息传递速度快,传播面广,但不易进行反馈,沟通效果不确切,容易形成误解等。

2. **双向沟通**(reversible communication) 指双方互为信息发出者和接收者。如谈心、讨论、病史采集、健康教育等,双方以协商的姿态进行信息的交流。双方的信息可以通过反馈环节形成一个循环往复的过程,因此,具有信息准确,传递速度较慢,有助于增进理解,增强信息接受者的信心等特点。

(三)横向沟通与纵向沟通

1. **横向沟通**(horizontal communication) 是指在组织内部横向部门和人员之间进行的信息传递,又可进一步分为平行沟通渠道和斜行沟通渠道两种形式。

平行沟通渠道是指组织或群体中同级成员间的沟通。具有非命令性、协商性和双向性的特点。

斜行沟通渠道是指组织内部既不在同一条指挥链,又不在同一层次的人员之间的沟通,具有协商性和主动性的特点。

2. **纵向沟通**(vertical communication) 是指沿着组织的指挥链在上下级之间进行的信息传递。又可进一步分为上行沟通渠道和下行沟通渠道两种形式。

上行沟通渠道是指自下而上的信息交流,即"下情上传",也称反馈。具有非命令性、民主性、主动性和积极性的特点。

下行沟通渠道是指上级机关按照隶属关系自上而下的沟通。主要用于上级对下级传达政策,下达任务和目标,即"上情下达",具有指令性、法定性、权威性和强迫性的特点。

(四)正式沟通与非正式沟通

1. **正式沟通**(formal communication) 是指通过组织明文规定的程序和渠道进行的信息传递和交流。如会议制度、汇报制度、文件的传达与呈送、组织间的公函来往等。其优点:信息准确,逻辑性强;内容集中,条理清晰;信息量大,概括性强;具有权威性,约束力较强;缺点是沟通速度慢,互动性不足。

2. **非正式沟通**(informal communication) 是在正式沟通渠道外进行的信息传递交流。它是建立在日常人际关系基础上的一种自由沟通,没有明确的规范和系统,不受正式组织体系的约束,不受时间和场合的限制,没有固定的传播媒介。如同学间的私下交谈、小道消息的传播等。这种沟通的优点:更能体现感情交流,形式灵活、沟通方便,信息传递速度快。缺点是:并不一定可靠,信息容易失真。

（五）有意沟通与无意沟通

1. **有意沟通**（conscious communication） 是指沟通者对自己的沟通目的有所意识，即具有一定目的性的沟通。如通常的谈话、写信、讲课、打电话，护理工作中的心理护理、了解病情，甚至平常的闲聊等都是有意沟通。

2. **无意沟通**（unconscious communication） 是指在与他人的接触中没有意识到的信息交流。事实上，出现在我们感觉范围中的任何一个人，都会与我们有某种信息交流。如护士巡视病房时，发现一位患者睡着了，尽管睡觉的患者并没有与护士发生任何保持安静的沟通，但护士会自觉不自觉地放轻脚步和降低说话声音。

二、人际沟通的主要障碍

人际沟通是一个复杂的双向互动的过程，任何沟通都至少有信息发出者和信息的接受者参加，各方可能有着不同的愿望、需求和态度。如果一方的愿望和需求与另一方相冲突，就会形成障碍，导致沟通不畅。所以，我们要识别障碍，克服障碍。

（一）主观障碍

主观因素会直接影响沟通的效果，主要表现在以下几个方面。

1. **情绪** 情绪是沟通过程中的感情色彩因素，它会直接影响沟通的效果。人们在参加沟通活动时总是带着某种情感状态。在某些情感状态下，人们容易吸收外界信息；而在另一些情感状态下，信息却很难输送进去。如急躁、骄傲、猜疑、妒忌等会使不良情绪的影响扩大，直接影响个人的沟通能力，妨碍沟通的进行。

2. **心理** 人的个性心理特征和个体心理过程有很大的差异性。日常生活中，沟通活动也常常受到人的认知、情感和态度等心理因素的影响，甚至引起社会沟通障碍。心理学试验证明，人们往往是根据自己的经验、兴趣、身份、地位和职业等对作用于自身感觉器官的客观事物进行选择性的认识。

3. **认知** 日常生活中，沟通活动也常常受到人的认知、情感和态度等心理因素的影响，甚至引起社会沟通障碍。由于个人经历、教育程度或生活环境等不同，造成每个人的认知范围、深度、广度及认知领域、专业都有差异。因此，护理人员与患者沟通时，要注意护理对象的知识水平、职业，对于一些医学术语，应尽量选用对方能听懂的语言进行交流。

4. **个性** 个性是指人对现实的态度和行为方式所表现出来的心理特征。一个人是否善于沟通，沟通效果如何，与每个人的个性有很大的关系。如一个人热情、直爽、健谈、开朗、大方、善解人意，则易于与他人沟通；而性格内向、孤僻、固执、冷漠、狭隘的人，很难与他人沟通。两个个性都很独立、主观性很强的人相互沟通时，常常不易建立和谐的沟通关系，甚至会产生矛盾。但独立型个性的人与顺从型的人相互沟通，则容易建立良好的沟通关系。所以，护理人员在与不同患者沟通时，应注意根据患者个性特征做好相应的护理。同时护理人员还必须具有热情开朗的性格，当遇到不愉快的事情，也能正确对待。这就要求护理人员不仅掌握医学知识、护理技能，还要对自己的个性不断进行修正，使自己的情感、直觉、性格、品德更加符合护理职业的需要。

5. **文化背景** 文化包括知识、信仰、艺术、道德、法律、习俗以及个人能力和习惯等，它规定和调节着人们的行为。来自不同文化背景的人，在沟通行为和沟通所赋予意义方面千差万别。一种文化的编码信息和另一种文化的解码信息差异会带来沟通困难。文化习俗，即风俗习惯，是在一定文化历史背景下形成的，具有固定特点的调整人际关系的社会因素，如道德习惯、传统礼节等。风俗因约定俗成而世代相传，虽然没有法律的强制力，但通过家族、邻里、亲朋的舆论监督，往往形成一种强大的力量，入乡随俗。忽视文化习俗的因素，常常容易招致沟通不良或失败。

6. 价值观 价值观是人们对事物重要性的认识,或者说是人们对事物重要性的衡量标准,简言之,价值观是指那些人们认为很重要的事情。在生活中,人们具有多种多样的感受和思想,这是由于人们的知识、经验、信念、看法和价值观所形成的。人们的行为常受价值观的影响,而表现出多种多样的行为方式。每个人的价值观又受许多因素的影响,如:文化水平、经济基础、生活环境、健康状况、年龄、性别、家庭、需求等。在沟通过程中,尊重他人的价值观是极其重要的。同时应善于分辨对方的价值观,以及分析其价值观形成的影响因素。避免偏见待人或将自己的价值观强加于人。只有这样双方才能相互理解和信赖,达到预期的沟通效果。

7. 语言技巧 生活中,人们常常借助语言表情达意、交流思想、协调关系。因此,语言是很重要的沟通工具。然而,语言又是极其复杂的工具,在进行言语沟通时应注意语言技巧,否则会影响沟通效果。常见影响因素有:①语义不明造成歧义影响沟通。首先,要避免此类错误,必须打好语言基本功,学会辨析词义;其次,在沟通过程中应加强责任心,做事耐心细致,重要文件反复阅读,字斟句酌,也是十分必要的。②语构不当造成费解。语构不符合语言规律时,就会产生语病,给沟通带来理解上的困难。这些语病包括自相矛盾、转移主题、次序颠倒等。要克服语构造成的沟通障碍,需要研究语法学,并掌握语言结构学知识。③用语习惯引起误会。我国各地区、各民族人民的用语习惯有很大的差异,这种差异性也会给沟通造成障碍。④方言差异易引起隔阂,应尽量不用。

(二) 客观障碍

人际沟通不可能在真空中进行,因而会受到客观环境中诸多因素的干扰和影响。

1. 噪音 安静的环境是保证口头沟通信息有效传递的必备条件。环境中常有很多噪音,包括隔音不充分的房间、汽车噪声、机器轰鸣声、人员频繁的走动声、公众的喧哗声、办公室打字机的敲击声等往往造成信息接收者无法听到或听清发送者的准确信息,直接影响口头沟通效果,甚至会因误听信息而产生矛盾或纠纷。因此,创造安静的沟通环境对保证沟通有效性非常重要。护理人员与患者进行沟通前,一定要排除噪音的干扰,积极创造一个安静的环境,以增强沟通效果。

2. 隐秘 如果沟通内容涉及个人隐私,那么沟通环境的安全性和隐私性也是影响沟通效果的重要因素。若沟通环境中经常有人进出,频繁的走动,及无关人员在场等都可以使接收者产生不安全的感觉,从而影响沟通的进行。因此,护理人员与患者交谈时,最好选择无人打扰的房间,若在大病房的话,说话的声音不可太大,避免他人听见。

3. 氛围 沟通环境的温度、光线、气味以及环境的美观程度等也可以影响沟通的效果。若环境中温度过高或过低,光线过强或过弱,有刺鼻的气味,环境杂、乱、脏等都会对沟通产生不利的影响。而色彩亮丽、活泼的环境布置,均能使沟通者轻松愉快,有利于沟通的顺利进行。

4. 背景 沟通是在一定的背景下发生的,任何形式的沟通,都会受到许多环境因素的影响。沟通效果与参与者的经历、认识、能否达成共识等因素有关。如:当我们和好友沟通时,常常不需完整的表达信息,对方就能理解所说的话,这基于双方已经达成的共识。而异性之间的沟通方式,与配偶在场与否有明显的不同。丈夫在场时,妻子与异性保持的距离较大,表情也较冷淡;而妻子在场时,丈夫与异性不止保持更大的距离,笑容也明显缺乏魅力,整个沟通过程变得短暂而匆促。因此,在某种意义上来说,沟通受到背景的控制。

5. 距离 心理学家研究发现:沟通过程中所保持的距离不同,会产生不同的沟通气氛效果。在较近距离内进行沟通时,较容易形成融洽的沟通氛围;当距离较大时,则易造成敌对或相互攻击的气氛。同时由于沟通的距离不同,也会影响沟通的参与程度。

三、促进有效沟通的技巧

促进有效沟通的技巧很多,这里主要阐述常见的、对护理实践指导意义较大的沟通技巧。

（一）称赞技巧（praise skill）

心理学家威廉·詹姆斯说："人类本性中最深刻的渴求就是受到赞赏。"选择恰当的时机和适当的方式表达对对方的赞许是增进彼此情感的催化剂。在称赞时，要注意以下策略。

1. **赞扬，恰如其分** 在称赞别人时，心要诚，话要真。以讨好的心态称赞他人非但不能增进友谊，反而会引起他人的反感。

2. **赞扬，内容具体** 赞扬要依据具体的事实评价，除了用广泛的用语如："你很棒！""表现得很好！""你不错！"之外，最好加上具体事实的评价。如护士长表扬护士小王："这次患者突然吐血，你反应非常快，思路也很清晰，采取的措施很有效，值得大家学习！"

3. **赞扬，在事过之后** 事后的回顾性赞许比当时的夸赞，对人心理的触动更大，更能满足人的成就需要。

4. **赞扬，在逆境之时** 人们都希望在逆境中得到支持。如果说在对方取得成绩而获得众星捧月般的赞赏时，你的赞许只是"锦上添花"；那么对方身处逆境而一蹶不振时，你的支持和肯定就是"雪中送炭"，将点燃他希望的火花，给予他重整旗鼓的动力。

5. **赞扬，在背后给予** 一般来说，背后的赞扬都能传达到本人，这除了能起到赞扬的激励作用外，更能让被赞扬者感到你对他的赞扬是诚挚的、没有个人目的的，因而更能加强赞扬的效果。

6. **赞扬，选择合适场合** 在众人面前赞扬，对被赞扬者而言，受到的鼓励是最大的。但是采用这种方式要注意，被赞扬的人和事最好是公众一致认可的，否则，易引起公愤，适得其反。

（二）批评技巧（criticizing skill）

如果说赞扬是抚慰人灵魂的阳光，那么批评就是照耀人灵魂的明镜，能让人更加真实地认识自己。"知人者智，自知者明。"但人非圣贤，不一定能真实地看待自己的不足，这就必然潜藏着对批评的抵触。那么，怎样才能避免别人自我防卫心理的作用，有效地提醒人们注意自己的错误呢？

1. **先称赞，再批评** 称赞和感谢是对人自我价值的肯定，人一旦有价值感，心情会愉快，对批评的接受能力会明显增强。批评就像开刀动手术，是一件让人痛苦的事，无论怎样注意方式的温和，要别人承认自己的错误和不足，都意味着要忍受某种程度上的自我否定。而赞扬就像麻醉药，先赞扬后批评，犹如术前先麻醉再开刀，容易让人忍受和接受。

2. **先批己，再说人** 被批评者在批评者面前常会有一种错觉，似乎批评者是在用批评显示自己的优越。如果批评者先提到自己的不足，可以明显弱化人们的这种意识，使人们更容易接受批评。

3. **间接批，易接受** 人们不能轻易承认错误的根本原因，是对于自我遭到否定的恐惧。如果不直接批评，而是间接的暗示，则可以使人避免自我否定的恐惧，从而使人顺利地接受批评。

4. **巧归因，保面子** 人们遭受挫折时，其自我价值也会面临危机，如果为挫折找到更合理的理由，或强调失败并不说明无能，可以使挫折感得到某种补偿，这种方法可使别人既承认失败，又保住面子。如对面试落选的护生说："你因为太紧张了没发挥出水平，总结教训，你能行的！"

5. **私下谈，效果好** 要尽量避免当众批评，因为当众批评会使对方感到难堪，无地自容，使自尊心受损，因此应尽量采取私下面对面谈心的方法。

6. **只批事，不对人** 批评要有针对性，做到就事论事，对事不对人。

7. **批评后，再鼓励** 在批评后给予信任的语言，比如最后可以对被批评者说"我相信你一定不会再出这样的错了"等有激励作用的话。

8. **择时机，巧批评** 古人做事讲究"天时"，对他人批评要选好时机，一般情况下要及时批评，让对方及时改正错误；特殊情况下也可进行"冷处理"，择时再予以批评指正。如对患者的某些错误，可等待病情缓解后再批评。

(三) 道歉技巧 (apologizing skill)

在护患交往中,护士有时难免会有这样或那样的过失,此时护士若向患者表达诚挚的歉意,可使患者获得情感上的补偿,取得患者的谅解。道歉有三个要素:承认错误、表达遗憾以及表明愿意负责任的态度,是否同时表达这三点,应该视情况而定。要做到真正有效的道歉,应该注意以下几点。

1. 抓住有利的道歉时机 应该道歉的时候,就马上道歉,越耽搁就越难启齿,有时甚至追悔莫及。

2. 选择恰当的道歉角度 道歉可以用角色对角色,或个人对个人的方式进行,看哪种情况比较容易。例如一位护士与患者在语言上发生了冲突,可以站在职位角色的立场向对方表达:"我是护士,更应该要设身处地地为患者着想,理解和体谅患者的心情,我很抱歉先前讲话过于简单急躁。"这么一来,即使对方仍然余怒未消,但对立气氛已经开始缓和。

3. 使用适当的共情技巧 道歉时,每次谈话都应该以"你经历这些事情,我真的很难过"开头,显示了解对方的痛苦。

4. 提供足够的相关信息 通常受道歉者会希望医院能诚实、清楚地解释为何出了差错,以尊重其知情权。相反,医院如果闪烁其词逃避责任会造成反效果。例如护士输错液体,几乎酿成人命,但是科室主任只给患者模糊的解释"没什么事了,已经抢救过来了"。患者会因为不受重视、被敷衍而愤愤不平且不愿意原谅医院。

5. 把握适宜的道歉分寸 道歉要能真正发挥效用,程度的把握非常重要。道歉的内容要慎重考虑,可以显露出诚心,但是如果责任不在医护人员时,不要把责任全部揽在身上,以免承担不必要的法律责任。常用的道歉语如:"请原谅""对不起""真不好意思让您受累了""真抱歉给您添这么多麻烦"等。

6. 做出必要的改进承诺 当错误是源自结构性问题时,一般人都会想确定相同的事情不会再发生在别人身上。医院给患者将会改进的承诺,可让患者感觉他们的负面经历有一些正面意义,也会让患者的火气稍微降温。

7. 采取一定的弥补行为 除了改进,医院也要承诺尽力弥补错误,对于无法补救的部分,则给予合理赔偿。这类沟通的重点在于,让情况恢复至问题发生前,而不是让患者觉得,医院只想用钱搪塞。

(四) 说服技巧 (persuading skill)

由于部分患者专业知识缺乏,或对医生护士的信任度较低,医护人员要想得到患者的有效合作,就必须学会说服患者。医护人员要清醒地认识到患者对诊疗的选择拥有决定权,医护人员所要做的是详细介绍情况,让患者做出合理的选择,而不是越俎代庖,替患者做主。临床上常碰到这样的情况,为患者设计的很好的治疗方案,患者却不接受,如何劝说患者接受合理的治疗呢?

1. 建立信任 信任是展开说服工作的前提和基础,以相互信任为基础,有助于创造良好的说服气氛,调节双方的情绪,增强说服的效果。

2. 了解患者 通过交谈,了解患者对问题的看法、不遵从医嘱的原因及其需要。

3. 商讨方法 通常一个问题都有多种解决方法,医护人员应该与患者和家属一起,就其疾病提出多种目前医学可以做得到的解决方法,并结合医院特点,为患者提出切实可行的最佳治疗方案。如果是双方共同商定的解决办法,对方就不会推三阻四,也就不需要医护人员费劲去说服了。

4. 晓之以理 将说服者要表达的观念,用丰富的事例和严密的科学逻辑推理,深入浅出地、系统地向被说服者阐明,并启发其思考,最终使其产生认同,达到说服的效果。

5. 动之以情 人非草木,孰能无情。要说服对方,先以情动人,引起情感的共鸣,增强说服的效果。其做法是:了解并理解患者的感受及需要,持亲切友好的态度,并辅以一定的言语技巧。

6. 引之以利 人是理性的动物,趋利避害是人类的本性,因此,在说服过程中说服者道理讲得再动听、再完美,如果对被说服者没有一定的利益,说服工作也往往是徒劳无功的。应注意在说服时要实事求是,不可将前景描述得百利而无一害,这只会让人产生不真实、不可信的感觉。

(五) 拒绝技巧(refusing skill)

不敢和不善于拒绝别人的人,往往戴着"假面具"生活,活得很累,又丢失了自我,事后常常后悔不迭。其实,学会拒绝并不困难,以下几种方法。

1. 直接分析法 直接向对方陈述拒绝的客观理由,包括自己的状况不允许、社会条件限制等,通常这些状况是对方也能认同的,因此较能理解你的苦衷,自然会放弃说服你,并认为拒绝得有道理。

2. 转移拒绝法 不好正面拒绝时,只好采取迂回战术,转移话题也好,另找理由也好,主要是善于利用语气的转折(温和而坚持),不致撕破脸皮。比如先向对方表示同情,或给予赞美,然后再提出理由加以拒绝。由于先前你的同情已使两人的心理距离拉近,所以对于你的拒绝他也能以"可以理解"的态度接受。

3. 沉默拒绝法 有时开口拒绝不是件容易的事,往往在心中演练多次该怎么说,一旦面对对方又下不了决心,总是无法启齿。这个时候,体态语言就派上用场了。一般而言,摇头代表否定,别人一看你摇头,就会明白你的意思,之后你就不用再多说了;另外,微笑中断也是一种暗示,当面对笑容的谈话,突然中断笑容,便暗示着无法认同和拒绝。类似的体态语言包括采取身体倾斜的姿势、目光游移不定、频频看表等。

4. 幽默拒绝法 运用诙谐幽默的语言,从侧面拒绝别人的要求,能使对方把由于被拒绝带来的不悦心情减少到最低限度。如第二次世界大战后,为了纪念英国首相丘吉尔在保卫英伦三岛作出的卓越功绩,英国国会拟通过一项提案,在公园里塑造一尊大型的丘吉尔铜像,让人敬仰。丘吉尔不愿意搞个人崇拜,他说:"多谢大家的好意,我怕鸟儿喜欢在我铜像上拉屎,还是免了吧。"听了这一幽默委婉的谢绝后,国会很快撤销了这个提案。

5. 拖延拒绝法 是指暂不给予答复,或一再表示要研究研究或考虑考虑。那么,聪明的对方马上就能了解你是不太愿意答应的。其实,有能力帮助他人不是一件坏事,只是自己由于某些原因无法相助罢了,但无论如何别急着拒绝对方,如果真的没法帮忙再拒绝,但别忘了说声"非常抱歉"。

6. 补偿拒绝法 如果能够有替代补偿,有帮助的拒绝,必能获得对方的谅解,可以说"真对不起,这件事我实在爱莫能助了,不过,我可帮你做另一件事。"例如患者要求房间安装冷气,至少先可以给他一台电风扇;患者希望从大病房换到单人房间,如条件不允许至少可以先调整到双人间。

第四节　护患沟通

沟通是护理实践中的重要内容,具有特殊的工作意义。护患沟通是维系护患关系的基础和必要手段。从其本质特征来看,护理实践是一种为维护人类健康而进行的护患互动,成功的护理实践必须以良好的护患关系为基础,而维护良好的护患关系就必须认识护患关系和掌握护患沟通的技巧。

一、护患沟通的概念和目的

护患沟通,顾名思义就是护士与患者之间的沟通。护患沟通水平的高低,不仅影响着患者的病情、护士本人的声誉,更反映出护士乃至医院的整体水平和精神面貌。

(一) 护患沟通的概念

护患沟通(nurses—patients communication)是指在护理活动中围绕患者的健康问题进行的信息交流,所交流的信息既包括与护理直接有关的内容,又包括护患双方的思想、情感、愿望、要求等方面的表达,其方式有语言沟通和非语言沟通。沟通的核心问题是关于疾病、治疗、护理、健康以及相关问题的观点和看法的互通,对疾病的解释、理解等认知方式的相近或相背,直接决定了护患双方信息沟通的效果,左右护患关系走向,最终影响护理、治疗结果。

护患双方接触中,其语言、表情、动作姿态、医院的环境等,无一不在向患方传达着某种信息、感情和态度,而这些恰恰又是目前护患沟通中,护士容易忽略的方面。患者在诊疗和护理时特别渴望护理人员的关爱、温馨和体贴,因而对护理人员的语言、举止行为方式更为关注、更加敏感。如果护理人员稍有疏忽,就会引起误解、甚至诱发护患纠纷。

从这一概念中我们可以看出,护患沟通存在着双向性,一是患者向护理人员陈述病情和身体不适的症状情况,针对护理人员的询问回答相关的问题,以保障护理人员在诊疗过程中的知情权。二是护理人员根据病情诊断、检查和治疗的情况向患者做出解释和说明,以保障患者享有对自身健康的知情权和对治疗方案的选择权。因此,一个优秀的护理人员不仅要具备较好的专业技能,还应当具备良好的沟通能力。

(二) 护患沟通的目的

1. 满足护理诊断的需要 护理诊断的前提是对患者疾病的起因、发展过程的了解。病史采集和体格检查是护士与患者沟通和交流的过程,这一过程的质量决定了病史采集的可靠程度和体格检查的可信程度,在一定意义上也就决定了疾病诊断的正确与否。患者体质上的特殊情况,只有患者自己最清楚。例如,如果护理人员在询问病史时没有了解到患者的药物过敏情况而使用了不应该使用的药物,则极有可能导致过敏反应。

2. 满足临床护理的需要 护理活动是由护患双方共同参与完成的,服务的有效和高质量必须建立在良好的护患沟通的基础上。护理人员在进行护理服务时,可以带有个人的医学体验和认识。并且有义务将自己对疾病的看法以及治疗中的要求,通过语言的形式传输给患者,患者将对这种医疗信号的理解、治疗过程中的心理感受和生理反应反馈给护士,这种传输与反馈循环贯穿于整个护理活动中。

3. 满足患者了解医疗信息的需要 护患双方在护理过程中的地位和作用有一定的不平等性。护理人员掌握医学知识和技能,在护患关系中处于主导地位。患者相对于护理人员来讲,缺少医学知识,主要是在护理人员的安排下接受治疗护理,解除自身的病痛,所以始终处在被动和服从地位。因此,护理人员应加强与患者的沟通,才能满足患者对医疗信息的需求。

4. 满足密切护患关系的需要 护患沟通是双向交流的需要。患者为了身体的健康而寻求医疗帮助,来到一个陌生的医疗机构里面,需要了解许多有关疾病和治疗的信息。护患之间如果没有沟通,缺乏相互信赖,与患者或者家属之间发生误解和纠纷就不可避免。只有护患之间进行有效的沟通,才能促进护患关系的和谐。

5. 满足减少护患纠纷的需要 相当一部分的护患纠纷,不是护理技术服务的原因引起,而往往是由于护患之间的沟通不畅或是交流质量不高造成的。由于护患相互交流不足和沟通不够,致使患者对护理服务内容和方式的理解与护理服务人员不一致,进而信任感下降,导致纠纷发生。护患沟通既能有效地了解患者的需求,又是心理疏导的一种有效手段。通过护患沟通解惑释疑,可以使患者忧郁的情绪得以宣泄,减少护患间不必要的误会。

6. 满足护患交流的需要 护患沟通是医疗机构的护理人员在诊疗活动中与患者及其家属在信息方面、情感方面的交流,是护患之间构筑的一座双向交流的桥梁。在护理活动中护患双方的角色的不对称主要体现在文化、职业、知识、环境、目的、需求、心理、生理等方面。而且,社会文化背景不同的患者,对护理活动的理解和护理服务的需求,也存在着差异,这些优劣势和差异也就更加凸显了护患沟通的必要性。

二、护患沟通的特征

护患沟通是一个过程,是在多种主、客观因素的影响、作用与整合中进行的。它具备以下几个特征。

1. 有特定的沟通主体 沟通主体既指医院,也指医务工作者,而更多的是指护士。

2. 有特定的沟通对象 即以生理上有病痛、存在着"应当得到关心照顾"心理的患者或患者的家属。

3. 有特定的沟通内容 即以疾病和健康为主要沟通内容。主要涉及病人在患病期间遇到的生理、心理、社会、精神、文化等方面的问题。

4. 有多方面的交流 它不仅是传递诊疗、护理信息的知性谈话;也包括分享内心感受,卸下心中重担,润滑人际关系的感性谈话;还包括通过语言接触和闲聊,分享感觉的社交谈话。

三、护患关系中常用的沟通技巧

护患沟通是建立良好护患关系的基础,护患沟通离不开护患之间的交流。和谐的交流离不开语言和非语言的沟通技巧的运用。

(一) 语言沟通

语言是交流的工具,是思想观点、情感和体验的载体,是护患沟通的首要媒介。亲切和蔼的语言能够营造和谐的人际氛围,冰冷讥讽的语言可能招致一场人际大战。

医学之父希波克拉底曾经说,医师的法宝有三样:语言、药物和手术刀。这意味着医师的语言如同他的手术刀一样,运用恰当可以成为治病救人的工具。

1. 有效的语言沟通的原则 从积极角度用心说话;多用征询的口吻,少用命令和强制的口气;保持对话的开放性,注重使用鼓励性语言;多利用支持性的非语言线索,少用恐吓和指责性语言;提供建设性的反馈。在日常工作中,如果护士违背了这些基本原则,就会招致患者的不满。

2. 语言沟通的技巧 护理人员在与病人会谈时,正确运用语言技巧会使整个会谈轻松融洽,不但有助于护患之间良好关系的建立,而且对于护士的护理工作和患者的康复都有很大帮助。

(1) 运用得体的称呼语:称呼语是护患沟通的起点,得体的称呼会给患者良好的第一印象,会使患者得到心理上的满足,感觉到护理人员的亲近。根据病人的身份、职业、年龄等具体情况因人而异,力求恰当地使用称呼语。避免直呼其名,避免用床号取代等。

(2) 通俗简洁的语言表达:与患者交谈时,根据患者认识水平和接受能力,用形象生动的语言,浅显易懂的比喻,循序渐进地向患者解释病情及治疗护理方案。忌用专业术语或医院内常用的省略语。

(3) 使用保护性语言:在整个医疗过程中,护理人员要注意有技巧地使用保护性语言,避免因语言不当引起不良的心理刺激。保护性语言包括安慰性、鼓励性、劝说性和指令性语言。

(4) 使用称赞性语言:使用赞美性语言,可以缓解患者得病后的消极心理,使其重新树立自我对社会及家庭的信心。

(5) 选择合适的提问技巧:提问是收集信息和核对信息的重要方式。与病人交流时,要尽量避免审问式提问,而应选择合适的时机,采取开放式和封闭式提问方式,遵循提问原则,提出恰当的问题。

(6) 适当使用幽默的技巧:幽默在人际交往中的作用不可低估,要针对不同场合,不同对象,选择使用内容高雅、适度的幽默,能增进护患双方的亲近感,同时增加病人战胜疾病的信心。

(7) 恰当使用倾听的技巧:护理人员和患者谈话时,不只是要讲话,还要学会听。首次谈话应把2/3的时间让给病人,要全神贯注地倾听对方的表述,并在谈话时善于收集患者的反馈信息,及时调整自己的谈话方式和言辞导向。

(8) 共情技巧的应用:护患沟通中,护士站在患者的角度来理解患者的感受,就是护患交谈中的共情。

(9) 不随便评价他人的治疗:由于每个医院的条件不同,医务人员的技术水平不同,对同一疾病的认识会有所不同,故对同一疾病的处理方法也有可能不同,更何况疾病诊断和治疗是一个复杂的连续过程。因此,护理人员不能随便评价他人的治疗,否则会导致病人对其他医务工作者产生不信任感,甚至引发医疗纠纷。

(二) 非语言沟通

非语言沟通是伴随着语言沟通的一些非语言行为,它影响着沟通的效果。如仪容服饰、面部表情、身体姿势、语调语气、空间位置等。

护理工作场景和沟通对象都非常特殊,有时非语言沟通技巧的运用更为重要。护理人员微小的行为变化,都会对患者的心理和情绪产生微妙的影响。站立的姿势、温暖自信的笑容、眼睛投射出的光芒,都在自觉或不自觉中向对方传递着特定的信息,即使是沉默也是在传递着一定的信息。

1. 仪容服饰　仪容是人的外表容貌,是尊重他人的表现,也是自尊、自重、自爱的表现。护士的仪容应该端庄、大方、简洁、整齐,体现护士职业的特点。护士的服饰主要体现在穿衣戴帽上,它是展示护理美、表现护理美的重要方式。

2. 面部表情　面部表情是指通过眼部肌肉、颜面肌肉和口部肌肉的变化来表现各种情绪状态。表情是护患交流中使用最为频繁的体态语言,其中表现力最丰富、使用最广泛的是微笑和目光。

(1) 微笑:微笑是最美好的语言和快乐的源泉,也是亲近和尊重病人的重要体现。有了微笑就便于护患之间沟通与交流;有了微笑,也就少了许多矛盾和障碍。就医过程是患者生命历程中生理和心理最脆弱的时刻,最需要人性的关爱。此时护理人员自然、真诚的微笑,表达着对患者的安慰与鼓励,有助于增强护患间的情感共鸣,帮助患者减轻病痛带来的恐惧与焦虑,同时也为优质、高效的医疗服务打下良好的基础。

(2) 目光:护理人员在服务病人时,应该用目光接触来感染、鼓励和关爱对方,促进双方的良好交往和密切合作,并从与病人目光对视中来检验和判断其心理状态。不论护理人员在什么岗位、什么场合,有什么心情,就诊病人的心理状态及身份如何,目光的表达都应是专注、凝重、友善和亲和的。交流中使用目光语,应神情专注,目光温和关切,向患者传递和暗示真挚的情感、真诚的态度和平等的心态。

3. 身体姿势　身体姿势可以反映出一个人的情绪状态、健康情况及其自我定位。符合职业规范的端庄文雅、自然舒展的坐立姿态,不仅展现了沉着稳重、自信练达、尊重他人的气质与风范,也给病人留下了精力充沛、热爱岗位、积极热情的美好形象。在实际工作中护理人员应保持规范优雅的姿势。如与患者交流的手势,与患者见面时的相互敬意,接打电话、接待住院患者的基本素质和礼仪修养等,做到站立有相,落座有姿,行走有态,蹲姿优雅,举手有礼。

4. 语调语气　语言表达过程中,语言的停顿、轻重、高低的搭配,音调、语速、语调的协调处理,可以使语言表达效果增强,不缺乏感染力。护理人员在与患者沟通时,应注意语调语气的变化,避免漫不经心、满不在乎的态度和命令式、惩罚式的语气语调。

5. 空间距离　人和人之间有看不见的界限,每个人都有属于自己的空间。在不同的场合、面对不同的人,有不同的空间距离,美国心理学家爱德华·霍尔说"空间也会说话"。由于工作的需要,护理人员常常进入患者的空间。如体检、手术、换药、导尿、灌肠等,所以操作前护士应给予必要的解释和说明,并注意遮挡患者,使患者的个人领域受到保护,将患者的隐私暴露程度降到最低。

四、护理工作中常见的沟通错误

护理工作离不开护患沟通,不当的沟通会导致信息传递受阻,甚至产生信息完全扭曲或沟通无效等现象,从而影响或破坏护患关系。因此,护患沟通过程中护士应尽量避免发生错误。护理工作中常见的沟通错误有以下几个表现。

(一) 敬人心不足

人际沟通是为了传递信息,彼此认知。沟通中的双方是平等的,沟通的过程是建立在相互尊重的基础上的。在沟通过程中,处于优势位置的护士,使用一些说教式的语言,并过早地表达自己的判断,使病人没有机会表达自己的情感,或觉得自己像学生一样在接受老师的教育。再有,在沟通过程中,如果直接或间接地利用无关的问题突然改变话题或转移谈话的重点,会阻止服务对象谈出有意义的信息。如护士对病人说:"如果是我,我会……",使服务对象感觉自己的感受对护士毫无意义,便会停止与护士的沟通。

（二）真诚心不足

真诚即真实诚恳，真心实意，坦诚相待，从心底里感动他人而最终获得他人的信任。

当患者表示对病情、治疗或护理的害怕或焦虑时，护士切不可有虚假的、不恰当的保证。如有的护士为了使患者高兴，而说一些肤浅的宽心话，给病人以虚假的保证。如病人担心自己的手术能否成功时，护士不是去了解病人担心的问题是什么，而是用一种轻松的口气对病人说"当然会成功"，这样的回答使病人不愿意或无法将自己真实的感觉表达出来，病人感觉护士并不理解他的感受或对他的感受漠不关心。

（三）同理心不足

对护士而言，同理心就是要设身处地从患者或患者家属的角度出发去体会、理解他们的感受。患病时，由于身心的不适，患者对沟通过程中的信息接受能力有所下降，而护士有时在工作繁忙的情况下会急于求成，特别是在进行健康教育时，速度太快，信息量太大，导致沟通受到阻碍，严重影响了教育的效果。

在沟通中，护士有时为了急于阐述自己的观点，没有经过认真的思考很快对一个问题作出回答或过早地下结论，都会阻断服务对象要表达的感情及信息。

（四）关爱心不足

护士对患者的关爱体现在护理工作的方方面面。护患沟通提问时，护士应该注意病人的反应，在病人感到不适时及时停止互动，避免对病人采用调查式的提问，如"告诉我，你妈妈去世以后，你是如何看待她的？"等。过度发问或调查式提问会使服务对象感到被利用和不被尊重，而对护士产生抵触情绪。此外护士的语言及非语言信息应表达一致，否则，会使病人产生误解，或从护士的表现来猜测自己的病情，而产生护患沟通障碍。

在临床护理工作中，运用良好的沟通技巧，避免错误的沟通方法，才能顺利进行护患沟通，使护患关系更加融洽。

五、促进及培养护士的沟通交流技巧

良好的沟通能力需要长时间的训练才能形成。

（一）遵循的原则

1. **尊重对方** 在现代社会中，护理人员要充分考虑到沟通可以满足人身心健康的需要。在沟通过程中，尊重对方，尊重沟通对象，以利于沟通的顺利进行。

护患关系交往中，患者不仅需要优秀的护理技术，而且还需要在心理上得到关怀、尊重。患者虽然住院治疗，但仍有做人的尊严。故我们必须以礼相待，尊重患者。尤其是疾病晚期的患者、老年患者或抑郁的患者常感到自己没有存在的价值，容易产生消极悲观的情绪，护理人员在照顾这类患者时应尊重他们，充分肯定其存在的价值，帮助患者恢复自信，树立战胜疾病的信心。

2. **态度真诚** 真诚在交往中具有重要的意义。在沟通过程中，只有抱着真诚的态度与人交往，才能使对方有安全感、产生信任，沟通才会有效。

护理人员与患者沟通过程中，应尽量让患者感到舒服。在照顾患者时，主动接触，恰当的抚摸患者的身体及协助患者取舒适的体位，交谈时表现出耐心、关心，让患者感到亲切、温暖。同时以诚恳的态度帮助患者，对于一些很难表达自己感觉的患者，如慢性病患者和性格内向的患者，护理时以真心诚意的态度照顾他，能够取得患者的信任，使其积极配合治疗护理。

3. **平等待人** 在进行沟通时，无论对方是亲或疏、穷或富、美或丑、地位高或低，都应首先把对方看作是一个平等社会的人，其次再进行适宜、恰当的交流，也即沟通时应克服先入为主的印象。

护理人员与患者沟通时，应明确和患者必须有一界限，由于护患关系不同于一般社交性人际关系，必须持客观的态度，依照治疗、护理目的来决定和患者的关系，应一视同仁，不能感情用事。

4. **善于倾听** 当面对交流对象表现出悲伤、忧虑、烦闷、痛苦、兴奋等强烈情绪反应时,出于信任,若对方愿意向你倾诉,要学会聆听,做一名忠实的听众,并不时地点头等给予反馈。使其情感得到宣泄,让对方感受到被尊重和被欣赏。一个注意和善于倾听的人,永远是善于沟通、深得人心的人。

护理人员与患者沟通过程中,应注意运用倾听技巧,在交谈时主动表现出兴趣,愿意听患者的倾诉,同时让患者知道,只要他愿意讲,护理人员一定空出时间听他倾诉。创造一个良好的沟通氛围,适时点头、反馈,提出有效适当的问题辅以解释,并可以用开放式、定向式问题进行沟通。

5. **换位思考** 在沟通过程中,我们应具备理解和分享对方情绪、情感的能力,真正站在对方立场上,心理换位,感同身受,那么,交流就会收到良好的效果。

在护理工作中,对患者应有同感心。同感心和社交关系的同情心不同,同情心的感情投入较多,而同感心虽有情感投入,但对患者有相当的敏感度,更容易感受到患者的情绪变化与困难,然而必须以客观的态度加以判断,以理智的态度体会其感受和问题,从客观的角度帮助患者。同感心强调与患者互动中的感情投入,同感心包含对患者的了解,才能有理解,给予患者更多的关心,此种了解必须加以专业性的判断。

6. **合理规划** 每一次沟通,要做到非常完美,就应做好充分准备,如明确沟通目的、内容;什么时间沟通与时间长短;沟通的地点与沟通的情景;沟通的方式等。合理规划是良好沟通的可靠保证。

护理人员与患者沟通必须要有时间的规划,如每一话题花多少时间,交谈需要的时间,是否事先约定时间等。会谈时间的安排必须和治疗、护理错开,避免打断患者倾诉的话题,而影响资料的收集。同时视患者情况,调整谈话步调,注意与患者步调一致,不要太快或太慢,也不要强迫患者配合护理计划。

理论与实践

护患交往小提示

在建立和维持帮助关系中,除了应以患者的礼仪为中心,充分尊重患者以外,还应注意以下问题。

1. 了解患者的感觉。
2. 应用沟通交流的技巧,注意聆听患者心声。
3. 以真诚的态度和正确的同情与移情取得患者的信任。
4. 注意不同的文化、伦理背景。
5. 尊重患者的权利和隐私。
6. 最大限度地调动患者参与护理的积极性。

(二) 培养的方法

1. **培养高尚的职业道德** 每个行业都有本行业的职业道德要求,护理职业道德是护理社会价值和护士理想价值的具体体现,它与护士的职业劳动紧密结合。形成高尚的护理职业风范,对指导护理专业的道德发展方向,调节护患关系,造福于人民的健康事业具有深远的意义。护士的职业道德,是护士进行人际交往的行为准则,遵循这些准则,就能协调彼此间的关系,解决护患交往中出现的各种问题。有了高尚的职业道德,就能做到以下方面。

(1) 关心患者,热情负责:对患者关心体贴,热情负责,体现了社会主义的人道主义原则,体现了护士全心全意为人民服务的精神。在社会主义社会里,人与人之间是平等关系。这种关系表现在医疗护理工作中,就要求护士为了患者的健康,必须对患者怀有深切的同情心,这种同情心不同于怜悯心和仁慈心,它不是护士对患者的个人恩赐,而是护士应尽的义务和职责。

(2) 尊重人格,平等待人:护士在为患者服务时,必须尊重患者的人格。不论患者的职务高低、年龄大小、病情轻重、容貌美丑、关系亲疏、经济贫富等,都应一视同仁,平等待人。切忌以貌取人,以贵贱待人;切忌对某些患者关怀备至,对某些患者却冷若冰霜。

(3) 诚实谦让,文明礼貌:诚实谦让的态度能增进人与人之间的信任与团结,文明礼貌的言行能给人以美的享受。护士在患者面前,不可因个人心情不快而迁怒于患者;不可忧形于色,欣喜无度。对沟通对象应始终诚实谦让、礼貌热情、举止端庄、言语文明;对他人的批评能虚心接受、宽宏大度;不嫉贤妒能,善于与同事合作。

(4) 恪守信誉,保守秘密:自古以来,我国就流传着这样一句话:"人有三不背,一不背父母,二不背师长,三不背医师。"这说明患者对医护人员的高度信任,患者在求医过程中常常会向医护人员和盘托出自己的心愿和要求,并期望从医护人员那里得到理解和帮助。由此,医护人员必须恪守自己对患者的承诺,以此得到患者的信赖,建立良好的护患关系。

2. 养成良好的个性品质 个性品质是影响护患关系的重要因素,良好的个性品质对人际交往具有巨大的吸引力。护士与患者沟通,一方面对患者起着潜移默化的作用,另一方面可以向患者展示自己良好的个性品质、传播丰富的专业知识。

(1) 责任心:是指对工作的态度,是获得患者信任的最基本条件。护理工作是与生命息息相关的工作,必须具有高度的责任心,否则,无论操作技术多么熟练,说话态度多么热情,都不可能赢得患者的信任。

(2) 真诚:是指一个人内在与外在保持自我和谐的一致性。也就是说,一个真诚的人,其信仰、价值观和行为表现是统一的,即"表里如一,言行一致"。对于护士来说,真诚的个性品质位于有能力、有激情等诸多个性品质之前,是最重要的个性品质。真诚能赢得患者的信任和理解,是建立良好护患关系的基础。

(3) 尊重:是指与患者处于平等的位置。是让处于疾病状态下的患者能够保持心理平衡和尊严,不因疾病受歧视。尊重患者绝非小事,而是关系到护士是否能得到患者的理解、信赖和尊重的大问题。护士的尊重能给患者带来自尊,从而使患者对护士产生亲近感。只有细心地观察和了解患者的心理,充分尊重患者的人格和意愿,最大限度地抚慰、消除患者紧张焦虑的情绪,才能真正达到为患者提供满意服务的目的。

3. 摄取广博的相关知识 一个人的沟通能力是在正确的理念指导下,在长期的社会实践中发展和形成的。培养护士的沟通能力,就必须加强沟通知识的传授和沟通能力的训练。

(1) 增加相关知识,奠定人文底蕴:培养沟通能力必须以人文知识为基础,这也是全面素质培养的要求。如在护理基础课程教学中参考《美学基础知识》《护士礼仪》《护士修养与礼仪规范》等,讲授护理美学和人际沟通知识,指出必须注重人文知识的实用性,并与护理专业有机结合,才能真正为培养和提高护患沟通能力奠定人文底蕴。

(2) 根据护理特点,优化教学内容:要充分发挥课程结构的整体功能,通过补、扩、合、删等对教材内容大胆取舍,突出教学内容精、新、实三性。依据护患沟通的特点,将行为沟通纳入护理沟通课程,以顺应复杂的护患关系沟通。

(3) 创设实践机会,培养沟通能力:护理教育的目的是培养素质高、能力强的护理人才。而人的能力只能在实践中才能逐步产生、发展和完善。通过在护理实践中增设沟通内容,在健康教育中培养沟通能力,在见习、实习中真实感受沟通等教学方式,使护士既能提高人际沟通能力,又能锻炼解决实际问题和运用专业知识的能力。

(4) 运用多种方法,提高学习兴趣:灵活运用多种教学方法,提高学生学习《人际沟通》课程的兴趣和主动性。如情境课堂演示、情境角色扮演、临床情境体验、案例分析、情景故事讲授、演讲、讨论、游戏等教学方法,对培养和提高护患沟通能力,活跃课堂氛围,提高学生学习的主动性均有较好的教学效果。

4. 掌握娴熟的沟通技巧 儒家说,"善人者亦善之。"善者,友好也,人际交往中要想成为受欢迎者,首先要对他人友好,而对他人友好,又要先学会善言,善言就是善于说话,说好话,说得体话。得体的语言就像汽车的润滑剂,能够减少人与人之间的摩擦。不得当的语言,有时尽管是无意的,都可能造成严重的后果。作为一名合格的护士,应熟练掌握临床护理工作中的常用沟通技巧,遵循沟通原则,注重"第一印象",善于倾听患者谈话,注意语言的科学性和艺术性,善于应用非语言行为等。娴熟的沟通技巧,对建立良好的护患关系起着事半功倍的效果。

(张涌静)

学习小结

沟通是护理实践中的重要内容,是发展良好护患关系的重要技巧。在护理工作中,护士与病人及其相关人员进行有效沟通,获得全面而准确的信息,帮助病人解决健康问题,满足身心、社会等方面的需要。

人际沟通的特征:①目的性;②互动性;③社会性;④关系性;⑤习得性;⑥符号共识;⑦情景制约;⑧不可逆性。

护患沟通的目的:①满足护理诊断的需要;②满足临床护理的需要;③满足患者了解医疗信息的需要;④满足密切护患关系的需要;⑤满足减少护患纠纷的需要;⑥满足护患交流的需要。

复习思考题

1. 人际沟通的基本方式有哪些?

2. 人际沟通中的主观障碍主要有哪些? 如何克服?

3. 请结合实例谈谈促进有效沟通的技巧有哪些?

4. 说出人际沟通的基本要素,分析各项基本要素在人际沟通中的作用。

5. 在个人生活经历中,有哪些沟通成功和失败的案例? 试剖析原因。

第五章　评判性思维与临床护理决策

5

学习目标	
掌握	评判性思维、临床护理决策的概念；评判性思维的构成；临床护理决策的模式。
熟悉	评判性思维的层次；评判性思维在护理中的应用；临床护理决策的类型；临床护理决策的步骤。
了解	评判性思维的特点；评判性思维的能力的评价方法；在护理工作中，如何培养评判性思维能力与临床护理决策能力。

随着护理服务领域的不断扩展,护理人员需要经常面对各种复杂、多变的临床现象和问题。在日趋复杂的护理工作环境当中,对护士提出了更高的要求和挑战。因此,注重培养护理人员通过评判性思维的方法进行临床护理,在护理实践中正确分析、判断、处理、解决护理问题,为服务对象提供优质护理服务至关重要。护理学科的发展也同样需要充分发挥科学思维的能动作用,评判性思维和护理决策在护理学中的具体应用,是护士能否胜任整体护理的关键。

第一节 评判性思维

护理行业由于其职业的特殊性、疾病的复杂性和不可预见性,对护理人员提出了更高的要求和挑战。随着护理模式的转变、职能的扩展、各种新医疗技术的广泛应用,护理实践过程中护士面临各种临床问题,需要运用评判性思维来分析和解决问题。

一、评判性思维概述

学习知识、解决问题、探索新知、创造未来,都离不开人类思维的能动作用。在认识过程中,思维实现了从现象到本质、从感性到理性的转变,使人达到对客观事物的理性认识,从而构成了人类认识的高级阶段,使人的思维得到不断完善。科学思维是人类智力系统的核心,参与并支配其他一切活动。在实践过程中有效运用科学思维对护理学科的发展具有重要意义。

(一)思维的概念及特征

思维(Thinking)是人类大脑复杂的认知活动,人类通过思维认识客观事物的本质和内在联系,是人类高级的认识过程。

1. 思维的概念 鉴于思维本身的复杂性,人们很难对其进行系统而全面的定义。不同学科,应用不同的研究方法,对思维做出了不同的描述、界定。

(1)哲学的概念:思维是在表象、概念的基础上进行分析、综合、判断、推理等认识活动的过程。思维是人类特有的一种精神活动,进行思维活动的行动是经过分析、综合、判断、推理的,不是一时冲动。思维主体是可对信息进行能动操作(如采集、传递、存储、提取、删除、对比、筛选、判别、排列、分类、变相、转形、整合、表达等等活动)的物质。思维主体既有自然进化而形成的动物(如人),也(会)有逐渐发展完善的人工智能产品。

(2)宗教学的概念:思维是人脑对现实事物间接的、概括的加工形式,以内隐或外隐的语言或动作表现出来。思维是由复杂的脑机制所赋予的。思维对客观的关系、联系进行着多层加工,揭露事物内在的、本质的特征,是认识的高级形式。物质的化学反应构建生命,生命在生存过程中进化出意识、思维。思维的本质是对语言文字的运用。物为实,思为虚,思命物以虚名,为思所用,人才能思考,或者说有名方能思;无名,则实无所指,思无所用,也就无法转换成言语来表述。

(3)《辞海》中的定义:思维是人脑对客观现实概括的和间接的反映。语言是思维的工具和载体。

2. 思维的特征 思维是多维的、复杂的,无论我们从哪些角度进行界定,都可以提出多种不同的属性,但都包括以下特征。

(1)概括性:思维的概括性是揭示事物之间的联系,把具有相同性质的事物抽取出来,对其加以概括,并得出对一类事物的共同特征认识。如生命体征的波动范围,体温(腋温):36~37℃、脉搏:60~100 次 / 分、呼吸:16~20 次 / 分、血压:90~139/60~89mmHg。这就是根据客观事物的共性使用数字来加以概括。

(2)间接性:思维的间接性是指人们通过其他事物表象或已有的知识经验对客观事物进行间接的推

断。如护士通过评估患者的全身状况以及通过一些实验室检测就可以推断病情、疾病的诊断。思维的这种能力,把根本无直接关系的现象联系在一起,通过这些内在的规律,便可成功的揭示这些事物的本质。

(3) 抽象性和对象性:思维是一种抽象的理性认识,思维过程有一定的形式、方法,并按一定的规律进行。如对医生的抽象就是,将"能给人看病"这个本质属性提取出来,而舍弃大小、形状等非本质的属性。思维是针对特定对象的思维,没有对象的思维,只会成为单纯的文字游戏。

(4) 物质属性:大脑是人类进行思维的物质器官。因此,思维具有物质属性。当大脑发育不健全或大脑有受损时个体不能进行正常的思维活动。

综上所述,我们对思维的定义是人脑对客观事物间接的、概括的反映,通过语言表现出来、能揭示事物内在本质特征及规律的理性认识活动,是认知过程的高级阶段。具体来讲,思维是人脑在对现实事物感知的基础上,对所获得的信息进行分析、综合、判断、推理的认识活动。总之,思维既是具体的,又是抽象的;既是复杂的,又是特殊的。只有正确认识思维,才能在工作中有效的加以应用。

(二) 科学思维的概念和形式

1. **科学思维**(Scientific thinking) 是人类智力系统的核心,参与并支配其他一切活动。是人类在学习、认识、说话、操作或其他活动中表现出来的理解、分析、比较、综合、概括、抽象、推理、讨论等所组成的综合思维。科学思维是人类对以往认识过程和规律的总结,是对认识经验程序化和规范化的具体表现。

2. **科学思维的形式** 根据划分标准的不同而有多种形式。根据思维形态的不同可分为动作思维、直观思维(形象思维)和抽象思维(逻辑思维);根据思维探索答案方向的不同可分为聚合思维(求同思维)和发散思维(求异思维);根据思维是否具有独创性可分为再生性思维(常规性思维)和创造性思维。科学思维是各种思维类型的综合运用,护理专家们根据自身学科发展也提出了一些其他的思维类型,如评判性思维和临床决策思维等。

问题与思考

科学思维方法

张南是某大学护理专业二年级学生,在护理实践课上在与同学进行角色体验学习"肌内注射"操作项目实训,在练习过程中她不断思考并向老师提出了这样的问题:"注射原则要求注射前排尽空气,可是要掌握无痛注射方法,除了必须做到进针、拔针快、推药缓慢而均速之外,倘若拔针过程中造成药液外渗,仍然会给患者造成疼痛等不适,在注射前可否不排尽空气?如果是这样,能否给患者造成危害呢?"请思考:学生提出的这个问题是什么问题?这个问题是否重要?如何运用科学的思维方法帮助学生解决这个问题?

(三) 护理思维的概念及特点

1. **护理思维的概念** 护理思维(nursing thinking)是护理人员在临床实践过程中发展出来的思维方式,是在解决护理问题时所具有的倾向性和心理准备,受个人的经验、知识、思维的影响,是在感性材料的基础上发生的。护理思维是一般思维在护理实践中的具体应用,它既具有思维的普遍属性,又由于临床认识的特殊性而具有自身的思维特点。人们只有在实践中去影响客观事物和受到客观事物影响的时候,才能发现事物的特点,进一步揭示事物的本质。积极的护理思维对新知识、新技术、解决护理中的新问题时会带来良好的效果,相反时则给临床护理工作带来一定的负面影响。

2. **护理思维的特征**

(1) 整体性:思维的整体性是指把研究对象作为一个整体来加以考察. 从而揭示其内在的运动规律和本质特征,以达到对研究对象的最佳处理。整体护理模式就集中体现了护理思维的这一特征。

(2) 科学性:思维的科学性突出表现在思维是否有条理、分析是否合乎情理;判断、推理是否有理有据;

结论是否符合逻辑关系等。护理工作涉及面广，患者病情复杂，这就要求护士具备科学的逻辑思维，在判断、分析问题时要严谨求实，杜绝发生任何纰漏。

（3）灵活性：思维的灵活性是指思维不受特定条件限制，思路宽广、灵活性强，能提出新颖、独特的见解。护理人员在工作时要善于根据客观事物的不断发展和变化，灵活地分析、判断，抛弃错误观点，做出果断的决策。

（4）创造性：思维的创造性是人类思维能动性的突出表现，任何学科的发展都离不开思维的创造性。没有创造性思维，护理人员就不能及时、准确地发现问题、做出护理评估，并根据患者的具体病情采取有效的护理措施。

（5）前瞻性：思维的前瞻性是人们利用现有的知识、经验对事物的未来或未知状况预先做出推理和判断的思维特征。护理人员在护理实践中必须具有前瞻性思维，做出有预见性的临床决策，才能全面掌握患者的病情资料，及时、动态、全面地观察患者病情变化。

理论与实践

护理思维在临床实践中的应用

护理人员较医生与患者的接触更为密切。一位高水平的护理人员在思维方法上具有其特殊性，更能够观察到一些容易被医生忽视的重要情节。例如，在抢救有机磷农药中毒的患者时，有经验的护士要比年轻护士更能发现阿托品化，及时提醒医生及时减量；高血压导致脑出血患者开颅手术后，如果发现患者不时有清水样"鼻涕"流出，会意识到有脑漏的可能。即刻留取标本检验后证实为脑脊液。再次行修补手术，有效防止了患者颅内感染等造成的严重并发症。

（四）评判性思维

护理行业由于职业的特殊性、面临疾病的复杂性和不可预见性，对护理人员提出了更高的要求和挑战。随着护理模式的转变、职能的拓展、各种新医疗技术的广泛应用，护理实践过程中护士面临各种临床问题，需要运用评判性思维来分析和解决问题。

1. 评判性思维的概念　评判性思维（critical thinking，CT），又译为批判性思维。"critical"一词来源于希腊词"kritikos"，意思是提出疑问、弄清本质、进行分析、判断。是 20 世纪 30 年代德国法兰克福学派的学者提出的一种思维方式。20 世纪 70 年代评判性思维作为一种教育思维方式和教育价值观，开始应用于教学，提倡对教育习以为常的现象及全社会的文化系统应具有反思能力和建设性批判精神，同时注重培养学生评判性思维能力，鼓励学生参与评判性的讨论，并对教师的权威和教材提出质疑。到了 20 世纪 80 年代以后，评判性思维作为美国高等教育的重要组成部分备受关注，被逐渐引入医学和护理领域，受到了高度重视。1989 年美国护理联盟协会（National League for Nursing，NIN）在护理本科的认证指南中将评判性思维能力作为衡量护理教育质量的重要标准。我国护理界在 20 世纪末开始引入评判性思维，评判性思维是护士应具备的核心能力之一。《中国护理事业发展规划纲要(2005-2010)》提出：护理教育应"注重分析解决问题的能力、沟通与团队合作能力的培养"。

评判性思维到目前尚无确切的定义，专家们从不同角度对评判性思维的概念进行描述。早期的被普遍认可的定义是 Watson（沃森）和 Glaser（格拉瑟）于 1964 年提出的，他们认为评判性思维是发展技能、主体知识与实践者态度的综合体。美国哲学协会（American Philosophy Association，APA）经过两年的研究，将评判性思维定义为是有目的和自我调整的判断过程，在此过程中产生解释、分析、评价和推理。除此之外，具有代表性的观点有：

Mcpeck JE 于 1981 年提出评判性思维是以反思、怀疑的态度从事活动的技能和习惯。

Kataoko-Yahiro M 和 Saylor C 于 1994 年提出护理学科的评判性思维是关于护理问题的解决方法的反思和推理思考的过程,他们认为评判性思维着重于决定相信什么或做什么。

Gordon 于 1995 年提出评判性思维包括运用思维形成结论、做出决策、提出推论和反思。

1999 年,Acfaro-Lefevre 通过反复探讨,对评判性思维进行了较全面的阐述。评判性思维包括:①必须是有目的的、结果为导向的思维;②受到患者、家庭、社区需要的驱动;③以护理程序和科学方法原则为基础;④需要知识、认知技能和经验;⑤受职业标准和伦理道德指导;⑥需要一定的策略,如:能发挥人类最大潜能策略,弥补人性弱点策略;⑦需要不断地再评估、自我修正并且努力改进。

综上所述,对评判性思维的定义涵盖以下几点内容:评判性思维是一种理性思维;评判性思维理论是一个完整体系;评判性思维的实质过程是反思和推理;护理评判性思维的基本目的是做出决策;评判性思维应用护理程序为指导框架。因此,我们认为评判性思维是指个体在复杂情景中,能灵活地应用已有的知识和经验对问题的解决方法进行选择、识别,在反思的基础上进行分析、推理,作出合理的判断和正确取舍的高级思维形式。在护理领域,评判性思维是对护理理论和临床护理决策有目的、有意识的自我反思、推理及做出决策的过程。

2. 评判性思维的特点　评判性思维是护理人员在临床实践过程中发展的思维判断过程。它既具有思维的普遍属性,又由于临床认识的特殊性而具有自身独特的思维特点。

(1) 实证性:评判性思维是在思考和解决问题时,广泛收集资料,对外界的信息和刺激、他人存在的或"权威"的观点进行积极、审慎地思考。主动地运用知识和技能寻求问题发生的原因和论据,从而作出合理的判断。

(2) 全面性:评判性思维基于现实情况进行分析和决策,要求我们能够全面把握现实,一方面我们要在思维上客观地考虑正反两方面的依据,仔细把握问题的进展,全方位、多角度的分析和评价。另一方面,评判性思维能够博采众长,广泛吸取不同的观点,进行分析、交流后作出合理的判断。

(3) 主动性:评判性思维是人们应用主观逻辑思维对事件进行评价与决策,不是被动地等待和接受,而是积极地参与到相应的活动中去;不被动的听从指示,而是主动的进行建设性的思考,做出自己的判断。

(4) 独立性:评判性思维思考和解决问题过程中,不盲目、被动接受他人的观点,要求个体独立思考,形成自己独特的见解。当接受某种思想或事物时,不人云亦云,随声附和,自己独立思考判断后,决定采纳或拒绝,不受其他因素的干扰,有自己独到的见地。这是评判性思维过程中的求异思维的过程。

(5) 创造性:评判性思维以创新为宗旨,它是对思维的再思维。是利用已有的概念、规律和原则通过不断提出问题而产生创造性的想法和见解。这是在运用评判性思维过程中的一个重要特点。

相关链接

评判性思维与创造性思维的关系

(The Relationship between Critical Thinking and Creative Thinking)

创造性思维是创造出新颖、独特的概念,用新的方法解决新问题的思维方式。评判性思维与创造性思维之间既有联系,又有区别。二者的相同点在于都需要进行超越常规解决问题的思维。但二者也有本质的区别,评判性思维需进行归纳推理与演绎推理,侧重于辐合思维,目的是做出合理决策,其决策对象已知,方向明确。创造性思维侧重于发散思维和思维转换,知觉、顿悟、灵感、想象力具有重要作用,目的是产生新的精神或物质产品,其最初的对象、方向往往不明确。

对于同一问题,使用惯性思维只会想到:常规的解决方法就是这样的。使用评判性思维首先会产生疑问:这种方法是否合适?原因是什么?而使用创造性思维会从一开始就探索:是否还有其他方法?

3. 评判性思维的层次 评判性思维的层次是影响临床问题有效解决的重要因素。个体处于评判性思维的不同层次时,对同一护理问题的解决方式、有效性有较大差别。因此,护理人员必须了解自身所处评判性思维的层次,不断提高自身评判性思维能力水平。Kataoka-Yahiro 及 Saylor 提出护理评判性思维由三个层次构成:基础层次、复杂层次和尽职层次。

(1) 基础层次:评判性思维的基础层次是一种具体思维,建立在一系列规则之上。思维者在此层次坚决相信权威专家对每个问题都只有一个正确答案。在为服务对象实施护理操作时,处于基础层次思维的护士通常按该操作的规范流程,严格遵守操作步骤实施以满足服务对象的独特需要。此期是个体推理能力发展的初级阶段,个体缺乏足够的评判性思维经验。护理人员可通过接受专家的不同观点和价值观指导来学习和提高评判性思维能力,使其向更高层次发展。当经验缺乏、能力不足或态度偏执时往往会限制评判性思维能力向更高层次发展。

(2) 复杂层次:处于该层次的个体开始摆脱权威观点,独立地分析和检验所选择方案,具体问题具体分析,思维能力得到一定程度的提高,个体主动性增强,认识到问题可以有多种解决方法。在此层面上,护理人员在做出最终决策前会对不同方法的利弊进行权衡,然后选择适宜的解决方法。在错综复杂的问题面前,愿意脱离标准规程和政策束缚进行多角度思考,在一定程度上会使用不同的方法来创造性地解决同一问题。

(3) 尽职层次:护理人员此期开始在护理专业信念的指导下,以维护服务对象利益为基础,进行专业决策,并为此承担相应的责任。此层次不仅要求护士对解决各种复杂临床问题的备择方案进行思考,还要根据方案的可行性来选择行为,并按照专业要求原则来执行方案。有时护士甚至会按照专业知识和经验选择推迟行动或不采取行动,但必须是在专业所允许的范围内,充分考虑后果后再做出决策。

4. 评判性思维能力的测量 正确评价护理评判性思维能力可以帮助护理人员、护生了解自身评判性思维能力的水平。对评判性思维的测量没有统一标准的测量工具,目前评价护理评判性思维能力主要通过以下几种方法进行测量。

(1) 加利福尼亚评判性思维心智特征评估量表(The California Critical Thinking Disposition lnventory Test,CCT-DI):该量表用于评估评判性思维中的人格倾向。CCTDI 将评判性思维的心智特征分为七个类别:寻求真相、开放思维、分析能力、系统化能力、自信心、好奇心和认知成熟度。每个类别又包括若干陈述作为测试项目,形成七个自量表,共计 75 个条目。

(2) 加利福尼亚评判性思维技能测验(California Critical Thinking Skilltest,CCTST):该量表是 Peter Facione 以美国心理协会(The American Psychological Association,APA)的评判性思维理论为基础设计编制而成,是一种多项选择测试表。CCTST 包括 34 个测验项目,被分为分析、评价、推论、归纳推理和演绎推理 5 个子量表。前三个子量表共同测量 APA 定义提出的六种核心技能,后两个子量表用于测量传统的归纳和演绎能力。CCTST 简体中文版经修订和测试信度和效度良好。

(3) Watson-Glaser 评判性思维鉴定量表(Watson-Glaser Critical Thinking Appraisal,WGCTA):该量表由 Doodwin Watson 和 Edward M.Glaser 于 1964 年编制,主要测试评判性思维能力中的逻辑推理能力及创造力。量表包括 80 个项目,5 个类别。代表护士在工作中各种问题和争议,是评估护理人员评判性思维能力的最为普遍使用的测量工具。

(4) Ennis-Weir 评判性思维短文测试(Ennis-Weir Critical Thinking Essay Test,EWCTET):EWCTET 是通过受试者对给予的特定问题写成短文,以此来评估受试者的评判性思维能力。

(5) Cornell 评判性思维测试(Cornel Critical Thinking Test,CCTT):CCTT 有两卷:X、Z,主要用来测量广泛性的评判性思维能力,比如观察、假设、可信度、归纳、演绎、价值判断等。

思维负效应(Negative Effects of Thinking)

护理人员在临床工作中容易逐渐形成固定的解决问题的思路,养成标准化、程序化的习惯和作风。考虑问题时,难免会产生思维负效应。

1. **单向性思维** 护士这种思维较为直观。偏重于感性认识和经验,往往是经验层次的成分多于理论层次。护士的思维方式很容易受过往经验的影响。

2. **封闭性思维** 临床护理长期以来沿用的护理操作常规、分工负责、流水作业、按医嘱进行的护理行为是形成封闭性思维的基础,也是导致护士的理论学习不再成为压力的主要原因。

3. **求同排异性思维** 在封闭性思维的影响下,急于制订各种规范统一的表格,使原本不成熟的实践在未经检验的情况下做出硬性的规定,表面看似规范,实则并无太大价值,使专业行为导向形式化。

4. **机械性思维** 长期分工负责、流水作业方式的临床护士多以操作为主,按照护理程序进行整体护理实践,逐渐使护理实践范畴的发展远离了理性。

5. **评判性思维的标准** 评判性思维的标准包括智力标准和专业标准。明确评判性思维的标准能使护理人员的思维更为可靠、有效,从而做出恰当的临床护理决策。

(1)智力标准:智力标准是指评判性思维应该具有的智力特点,评判性思维普遍适用的智力标准包括清晰、明确、详尽、正确、相关、可靠、一致、合理、深入、概括、完整、有意义、适当和公正14项内容。护理人员对护理实践问题进行分析判断时,应运用以上标准进行临床护理决策。

(2)专业标准:评判性思维的专业标准包括伦理标准、评判标准及专业职责标准。

1)伦理标准:指护理人员在护理实践中以关怀、人道及负责的态度面对患者,以职业道德伦理标准作为行为指南。随着科学技术的不断发展,社会的持续进步,对患者的护理不仅仅局限于单纯应用科学知识,更要考虑相关的伦理问题。护理人员在护理实践中的伦理决策与日常生活的决策不同,必须遵守相关的职业伦理规范。因此,护理人员在评判性思维过程中要有意识地明确自己的信念及价值观,同时了解患者、家属、同事对临床具体问题的不同观点,在专业价值观及伦理要求指导下,做出公正、符合患者意图并有利于患者健康的护理决策。

在进行评判性思维时,护理人员需要运用自主、公正、诚实、仁慈、保密、负责的伦理原则对临床护理决策进行指导。自主原则相信个体有权根据自己的价值观和信仰,在没有外在压力的情况下获得足够的信息,对所有解决问题的方法进行考虑、判断,进而做出法律允许范围内的恰当决策;公正原则指护理人员应该公正地对待所有的患者;诚实原则是指护理人员要告知患者真实的情况;仁慈原则指护理人员在护理实践中应该尊重他人利益、避免伤害他人的意向;保密原则指护理人员要尊重患者对隐私保密的要求;负责原则指护理人员愿意对自己的行为结果负责。除了上述原则以外,评判性思维还应该利用专业标准、其他伦理守则和权利法案来指导自己的伦理行为。

2)评价标准:指以相关临床机构和专业组织发展所设定的护理标准为基准。护理人员在日常工作中经常用到的评价标准可分为三类:第一类是对有关临床现象的正确识别标准,如护理人员在评价患者头晕的特征时要考虑头晕的发作时间、持续时间、部位、严重程度、类型、表现、促进因素、缓解因素以及其他症状等评价标准;第二类评价标准是对药物治理过程中相关现象的正确识别标注,如护理人员在评价药物治疗的效果时,要考虑症状和体征的改变、药物有无副作用以及达到预期效果的程度等评价标准;第三类是对患者健康教育效果进行有效识别的标准,如患者是否能够复述所学知识,正确实施所学技能,能否在家有效运用所学知识和技能等。

3)专业责任标准:专业责任标准明确护理人员在提供护理服务中承担的责任和义务,此类标准主要来源于四个方面:国家的相关指导方针、护理实践中明确规定要达到的标准、专业学会制订的实践指南以及专业组织的实践标准。

6. 评判性思维能力的培养 评判性思维能力是护理人员应具备的核心能力之一,评判性思维能力培养应从护理专业学生的教育抓起。因此,护理教育者应根据护理临床实践的特点出发,不断发展和完善护理评判性思维的培养方法,而护理人员应在工作中培养自己的评判性思维。

(1) 培养原则:护理人员的评判性思维能力的培养对提高护理质量有重要影响,需遵循以下原则。

1) 注重实践的原则:培养评判性思维的最终目的是使护理人员做出合理的临床护理决策,这一切离不开具体的实践。因此,护理人员要注重创造实践条件,在实践过程中逐渐形成培养自己评判性思维的能力。

2) 全面培养的原则:要从全方位、多角度进行有计划、有目的的整体全面发展培养,注意把认知技能、知识经验及人格态度倾向三者有效地结合起来进行培养,而不是孤立、片面地强调某方面的能力。

3) 贯穿全程的原则:思维的培养是一项长期的、系统的工程。护理评判性思维的培养要在已有的护理思维知识与经验的基础上,自始至终积极培养;同时,要注重在实践当中加强一贯性的应用和训练。

4) 重视方法的原则:思维的培养是一个非常复杂的过程,重视有效的培养方法对促进护理人员、护生的评判性思维能力至关重要。应注重不断地总结、分析、反思各种有效途径,并在实践中不断运用和完善。

(2) 培养条件

1) 创造评判性思维氛围:护理人员评判性思维需要自由、民主、开放的氛围,在此环境下护理人员可以自由的表达观点、疑问、肯定或否定的判断并向权威提出挑战。创造支持评判性思维的环境对发展专业护理人员的评判性思维能力至关重要。护理人员要积极创造鼓励不同意见和公正检验不同意见的环境,鼓励护理人员在作出结论前检验证据,避免盲目服从群体意愿的倾向。

2) 培养评判性思维的情感态度:个体在进行评判性思维活动时,应具备积极的情感和态度。因此,在培养个体评判性思维能力之前,应该加强个人情感态度的培养,发展个体勤奋、探索、公正等个体特征。护理人员要经常反思自己是否具备评判性思维的态度,如好奇、公正、谦虚和执着等。对已具备及需要培养的评判性思维的情感态度进行经常性评估。如培养公正的态度,可以有意地去收集与自身观点对立的信息,以提供理解他人观点的实践机会。

3) 提高护理教师的评判性思维能力:护理教师的评判性思维能力会直接影响学习者。在培养学习者评判性思维的过程中,教师的行为具有很强的示范性。当教师本身具有很强的评判性思维能力时,能够在训练过程中影响学习者用质疑的态度、评判思维的技巧和方法进行学习和实践。

(3) 培养方法

1) 实践反思法:实践反思法是在临床见习或实习期间培养护生评判性思维的方法,也可以用于培养低年资护理人员的评判性思维能力,是一种学习者在护理临床实践之后,对自己的实践过程进行反思,并加以记录的方法。实践反思法要求带教者有较强的带教意识,明确判断性思维能力在护理实践中的重要性,鼓励学习者积极探究和提出质疑。具体应用时可选择有代表性的病例,要求学习者在实践或见习后将自己印象最深刻的护理活动、感受或体会以及思维过程记录下来。实践反思法的反思内容包括:①患者的健康问题,问题的依据;②临床情况与教学和学习者想象中的情况有无不同,如何评价;③在临床实践中学习者观察到的行为和态度,这些行为和态度的合理性;④与患者沟通的方法、技巧和效果;⑤运用所学知识解决的临床问题;⑥实践者的情感的态度发生的变化;⑦在实践中产生的新观点或疑问等。通过自我反思,使学习者对自己的思维过程进行质疑,同时带教者也可以通过记录了解学生思维中存在的问题,进行针对性教学。如定期组织科室或实习组讨论会,重点讨论遇到的疑问、看法,交流在实践中收获的体会等。也可以挑选有代表性的经验与体会,在学习者中交流,提高临床见习或实习效果。带教者应重点关注学习者分析、推理、判断以及得出结论的思维过程,思维能力的成长状况,并及时反馈给学习者。

2) 归纳性思维的教育模式教学法:希尔达·塔巴(Hilda Taba)于 20 世纪 60 年代创建的归纳性思维的教

育模式,亦称 Taba 教学法。塔巴认为,学习者只有在组织资料后才能进行归纳和综合。Taba 教学法建立在"护理程序"的基础上,借助不同的临床情况,通过学习者积极的思维活动,培养学生的观察、比较、分析、综合、推理、假设、论证等能力。归纳性思维教育模式包括三个阶段:第一阶段是学习者对多种事物进行观察,并进行分类;第二阶段是教师通过技巧性的提出引导学习者进入分析推理的思维过程,分析原因并进行临床推理;第三阶段是学习者报告结果。Taba 教学法要求教师有较强的评判性思维能力,善于通过选择病例、启发式提问引导学生进行评判性思维的练习。

3) 苏格拉底询问法:也称作苏格拉底问答法,由古希腊哲学家苏格拉底提出,通过询问与评判性思维相关的问题,并对问题进行思考和回答来提高个体的评判性思维能力。其询问主要分为五个方面,分别针对问题、假设、观点、证据或原因及结果进行询问(表 5-1)。

表 5-1　苏格拉底询问法五个方面的主要问题

设计范畴	主要问题	设计范畴	主要问题
针对"问题"	问题是否清楚、可理解,是否被正确识别? 该问题重要吗? 该问题还能再细化吗? 怎样才能说明该问题?	针对"证据"和"原因"	你有什么样的证据? 有理由怀疑这些证据吗? 你是如何知道的? 你的思想发生了什么变化?
针对"假设"	你设想……,这样的吗? 你能用其他设想替代吗?为什么? 这种假设总是有效的吗?	针对"结果"	会发生什么样的效果? 发生的可能性有多少? 可替代的方法是什么? 可涉及的结果是什么?
针对"观点"	你似乎采用了……的观点,为什么? 不同意你的观点的人会说些什么? 你能用别的方法看该问题吗?		

4) 采用促进评判性思维的九个问题:①期望达到的主要结果是什么? 护理人员清晰地描述期望在临床实践中观察的主要结果,使其思维目标明确。期望达到的主要结果即在护理计划终止后期望观察到的有益结果。预期结果可以来自标准护理计划或由护理人员提出。②为了达到主要结果,应提出哪些问题? 为了达到主要结果,护理人员需要提出一些有关问题,采取必要的行动去预防、控制或解决问题。回答这些问题将有助于护理人员确定优先顺序。在临床实践过程中,护理人员会面临许多现存的和潜在的健康问题,要对这些问题进一步进行精简,把迫切需要解决的问题提出来。③在什么样的环境下? 问题发生的时间、地点、发生、发展情况,患者的文化背景等相关资料的不同,评判性思维的方法也各不相同。④需要哪些知识? 具备相应的知识基础是进行评判性思维的必备条件。例如,如果护理人员不了解正常血压、血压下降常见于哪些疾病,当遇到血压降低的患者时,就很难正确处理。临床护理决策中需要三方面的知识:与特定问题相关的知识,如健康问题的临床表现、诊断、常见病因、危险因素、并发症及其预防和处理;护理程序及相关的知识和技能,如伦理学、健康评估、人际沟通等;相关学科的知识,如解剖学、生理学、病理生理学、药学、心理学、社会学等。⑤允许误差的空间有多大? 临床上允许误差的空间通常很小,主要根据患者的健康状况和干预的风险。当允许误差空间较小时,护理人员就必须仔细地评估情况、检验所有可能的解决方案,做出审慎的决策。⑥决策的时间有多少? 当护理人员遇到一些很难做出决策的临床情景时,在允许时间充足的情况下,护理人员可以利用教科书等资源,从容地进行独立思考。如果决策的时间不够充足,就必须运用已有的知识或立即将问题提交专家以便及时实施护理措施。临床护理决策的时间主要取决于护理问题的急迫性以及与患者接触的时间,护理人员应根据实际情况,确定要完成的决策以及需要尽早完成的决策。⑦可利用的资源有哪些? 正确识别有用的资源,如教科书、计算机、临床专家等,能够帮助护理人员获取评判性思维所需的信息。⑧必须考虑哪些人的意见? 要找到有效解决问题的方法必须考

虑主要参与者的意见。在考虑过程中,患者的意见最为重要,其他比较重要的还包括家属、其他重要的关系人、其他护理人员和相关的第三方人员(如保险公司)等的观点。⑨影响思维的因素是什么？护理人员的思维会受到很多因素的影响,认识到影响评判性思维的因素可帮助护理人员客观地进行思维。

二、评判性思维的构成

评判性思维包括三个方面因素:认知技能、知识经验和态度倾向。

(一)认知技能

认知技能是护理评判性思维的核心,也称为心智技能或智力技能,指借助于内部语言在大脑中进行的智力活动方式或动作方式。包括感知、想象、思维和记忆,以抽象思维为主要组成部分,因此也称为思维技能。护理评判性思维的内涵丰富,其根本还是思维的一种评判性分析、演绎推理、归纳总结的过程。如在患者静脉输液过程中,对服务对象是否出现输液反应现象的观察和判定就是护理人员认知能力的体现。因此,护理人员在处理问题时必须要具有合理的、完善的认知技能和坚实的理论基础才能实现感性知识经验向理性认识的飞跃。具备较好的评判性思维认知技能,在临床实践中灵活运用评判性思维,培养评判性思维能力,护理人员方能在实践中进行准确、合理的判断。

美国哲学学会提出评判性思维包括六种认知技能:解释、分析、评估、推论、说明和自我调控。前四种属于论证分析、评价与构建技能,后两种技能与信念修正有关。

1. **解释** 证明陈述推理结论的正确性,用科学论据来表述推论。

2. **分析** 鉴别陈述,提出各种问题、概念、描述或其他表达形式之间的推理性关系。确认争论的存在并分析争论。

3. **评估** 是评定相关信息的可信程度,评判推论性关系之间的逻辑强度。

4. **推论** 针对相关信息进行推测,对其可能发生的情况得出合理的结论。考虑其他相关因素,并从数据、陈述、原理、证据、判断、信仰、概念、观点、提出问题或其他表现形式中得出结论。

5. **说明** 理解和表达经验、情形、数据、事件、判断、信仰、规律、惯例、程序或标准的意义和重要性。

6. **自我调控** 有意识的自我监控认知行为,进行分析、总结及评价自我的推论性判断。

(二)知识经验

护理专业知识经验是护理评判性思维的基础。护理人员必须具备相关专业知识、医学基础知识、人文社会科学知识,并在临床实践中不断总结经验,才能在解决患者健康问题时,应用评判性思维,做出准确的护理临床决策。护理评判性思维离不开这一重要基础。

(三)态度倾向

态度倾向是进行评判性思维的心理准备状态、倾向和意愿,也是评判性思维者应具备的人格特征。具有良好评判性思维态度倾向的人具备较强的评判精神,在解决问题、做出决策时能有意识地、积极主动地对思维过程进行科学评判。在进行评判性思维中,包括某些特定的态度倾向。

1. **质疑与反思** 进行评判性思维时,要对事物的变化充满好奇,善于对已有的思想观点提出疑问,不盲目服从。如对患者的护理问题要保持好奇和质疑的态度,不断判断、推论并渴望获得有意义的相关信息。

2. **谨慎与独立思考** 护理人员在面对服务对象的特殊问题时,能够独立思考、努力找出多种解决问题的方法,对问题深思熟虑,谨慎地做出合理的护理决策。

3. **公平与公正** 能深刻认识到自己的感知、价值观点及知识的局限性。允许他人有不同意见甚至相反意见,善于从他人观点当中找出新思路,在发现自己的思维有缺陷时愿意理解并能接受。因此,在解决护理问题时,要客观、公正地评价所有的观点,做到正确、全面评估。并不断进行自我观点的修正,而不受主观判断、个人歧视或团体的偏见的影响。

4. 执着与负责　愿意用自己的知识和能力不断地进行思考和研究,坚持不懈地找出解决问题的方法。为护理计划的制订、护理措施的实施负责。对无效的护理决策及时调整以适应临床需要。

三、评判性思维的护理临床应用

(一) 发展评判性思维的意义

1. 有利于提高护理人员的业务水平　我们如今面临复杂的临床环境,护理风险无处不在,无时不有。因此对护理人员提出更高的要求和挑战。发展评判性思维能力,促使我们对所面临问题能够有效分析、辨别、评价与决策,因而获得解决问题的最佳方案,提高自身业务水平。

2. 有利于提高临床护理质量　随着护理人员角色和功能范畴的扩大,护理人员不断在临床工作中发挥独立性的功能。临床护理问题日益复杂多变,为了保证护理质量安全,要求护理人员必须针对复杂的信息,作出合理判断,才能够为患者提供高质量的护理服务。

3. 有利于护理专业的发展　护理专业的发展离不开护理人员自身的创新能力。创新能力的发展,要求护理善于发现问题、用评判性思维方式去分析和解决问题,从而促进护理专业的发展。

(二) 评判性思维在护理中的应用

1. 评判性思维在临床护理实践中的应用　在护理临床实践中,评判性思维与护理程序之间保持着相互关联和相互依赖的关系,两者都包含了处理问题、决策和进行创造性思考这三种内心活动,但是它们之间并非完全相同。护理程序实质上就是一种解决问题的方法,为护理人员的临床护理工作提供了指导框架。但护理程序是按照既定的模式进行的,容易导致护理人员形成思维定式,缺乏创造性和反思性思维。如果护理人员在运用护理程序解决问题的所有阶段运用评判性思维的态度和技巧,可以对服务对象病情变化加以认真思考对服务对象表现出的症状、体征及获得的其他资料进行合理推理,做出有效决策。如为患者进行静脉输液过程中,护理人员就应该应用评判性思维不断思考和分析:患者的病情是否得到缓解和改善? 是否会出现不良反应? 一旦出现,怎样处理? 如何保证患者用药安全等一系列问题,通过不断评估、分析、判断和选择,达到最佳治疗效果。

在护理程序中评判性思维的应用阐述如下。

(1) 评估阶段:护理人员需要正确区分患者的重要资料与相关资料是否与健康问题有关,核实资料,整理和组织资料,并根据护理理论或护理相关理论的概念对资料进行正确分类,这些活动均需运用评判性思维技巧。

(2) 诊断阶段:护理人员需要找出线索的类别并判断线索之间的联系,然后根据这些线索作出推理。一经证实,确定形成护理诊断,形成护理诊断的过程实质上就是一个评判性思维的过程。

(3) 计划阶段:护理人员需要运用评判性思维谨慎地作出护理临床决策,就如同护理人员根据已有的知识与经验,根据患者情况,做出"可能的"或"有危险的"护理诊断,并且对首优、中优和次优的问题合理排序,制订预期目标,充分考虑相关因素,根据相关因素制订出适宜的护理措施。评判性思维的技巧在形成评价标准、选择、解释、假设所选择的护理措施能够解决患者问题和运用跨学科知识等思维活动中的应用非常重要。

(4) 实施阶段:护理人员运用护理和相关学科的知识和原理实施护理计划为患者解决问题,这种运用并非简单地记忆知识和原理的思维过程,它也是一个评判性思维的过程。

(5) 评价阶段:护理人员通过观察等方法收集资料,并将所收集的资料与预期目标相比较,分析影响因素,作出评价、判断预期目标是否达到。这种用标准来评价判断的方法也是评判性思维的过程。

2. 评判性思维在护理教育中的应用　在护理教学过程中,除了为学生传授知识外,重要的是注重培养学生综合能力。评判性思维能力是护理实践的关键因素,因此,要求教师应在发挥自身主导作用的同时,充分发挥学生在教育过程中的主体地位,在护理教学中鼓励学生积极思考、参与、质疑,培养学生创造性和反思性思维。护理专业教师在授课过程中将评判性思维融入到常规课程中,对评判性思维的教学和评价进行广泛的研究和探讨。评判性思维教学的教学方法与单纯传授知识的教学方法区别(表5-2)。

表5-2 单纯传授知识教学与评判性思维教学的区别

	单纯传授知识教学	评判性思维教学
学生与教师的关系	以教师为主体向学生传授知识。学生深信教师是权威的、不容置疑的	教师与学生是平等的,二者互相学习,共同探讨,教学相长
知识与学生的关系	学生理解、记忆知识	对知识、技能进行质疑、探究和推断
教师与学生的作用	教师向学生传达知识信息。学生接收、存储信息并加以行动	教师引导、鼓励学生进行探讨和质疑。学生主动质疑、探讨和评价信息。
教学方法	讲授、灌输、教条式教学	探索、讨论、引导式教学
教学特点	学生被动听讲、缺少主动思考	学生主动学习、进行独立判断与选择
质疑的作用	好学生理解学习内容,毫无疑问	好学生没有完全进入学习状态

3. 评判性思维在护理管理中的应用 作出有效的护理决策是护理管理者的重要职责之一,正确的决策是有效管理的重要保障。护理管理中应用评判性思维,能够使护理管理者在决策过程中有效地对传统的管理思想、方法提出质疑,对各种复杂的现象、事物与人群进行有效分析、判断,作出有效的护理临床决策。

4. 评判性思维在护理科研中的应用 护理科研本身就是对护理现象研究和探索的过程,要求科研者能具有好奇心和评判性思维能力,需要对现存的各种观点、方法、现象、常规等进行质疑、假设、推理、求证,并在此基础上进行调查或实验,以新的、充分的证据得出新观点、新方法、新模式。

第二节 临床护理决策

临床护理决策是护理临床实践的重要组成部分,护理人员对服务对象问题的正确决策可满足服务对象对健康的需要。在护理实践中,护理人员要针对各种临床问题做出有效决策,同时还要帮助患者做出决策。评判性思维是临床决策和解决问题的基础,而决策是评判性思维的最终目的。护理人员必须掌握临床护理决策的方法和步骤,提高临床护理决策能力,科学有效地运用评判性思维的方法,做出满足患者利益要求的临床决策。

一、临床护理决策的概述

(一) 决策概述

决策(decision-making)从广义上讲,就是做出决定,即人们为实现一定的目标,所作的行为设计及其抉择。或者是指对不确定的问题,通过一些定量分析方法,从一系列备择方案中选择最佳方案的过程。决策存在于人们的工作和生活中的各个领域,对于不同专业而言,决策又有其更为具体的内涵。

1. 管理学的概念 决策是管理的重要职能之一,决策就是在组织外部环境及内部条件约束下,为实现组织特定目标,在拟定的若干个备选方案中选出较为满意的方案付诸实施的管理活动。

2. 思维科学的概念 决策活动是人们以理性认识和价值认识为依据,对未来实践的方向、原则、目标、措施等问题所作的预测、思考、设计的选择,本质上是一种能动的思维活动。

3. 认识论的概念 决策是发生在理论向实践转化过程中的行动性的认识活动。

决策有两层基本含义:一是备选答案多样,二是通过选择消除不确定性状态。可见,决策既是思维过程,又是行为过程。决策活动是人类的基本活动之一,随着决策学在管理学,经济学等领域的逐步发展,护理界也开始了对临床护理决策的研究和探索,作为管理学与护理学相结合的产物,临床护理决策于20世纪70年代开始在护理文献中出现,探讨普通决策、临床决策过程、决策能力发展、决策与护理程序的关系等相关问题。几十年的发展使人们日渐加深了对临床护理决策的认识。

(二) 护理决策的概念

目前对于临床护理决策的定义,尚无统一定论。Potter(佩特)和Perr(湃瑞)认为,决策是一个人面对问题或情境,对行为方案做出选择的过程。

Roche(饶彻)指出,临床护理决策是一个由护理人员结合理论知识和实践经验对服务对象的护理作出判断的复杂过程,是对服务对象病情的资料及意义来源的评估,以及代表服务对象利益应采取的护理行为的判断。

总之从某种意义上说,临床护理实践就是一系列的发现问题、分析问题并做出决策的过程。因此,临床护理决策(clinical nursing decision)就是护理人员在临床护理实践过程中,对所面临的现象或问题,从拟定若干个可供选择的方案中做出决断并付诸实施的过程。这种护理决策可以针对服务对象个体,也可以是针对服务对象群体。护理人员在任何时候做出的临床护理决策都要以促进或维护患者的健康需要为目的,决策过程要求护理人员进行周密推理,根据患者情况和首优问题选择最佳方案。

二、临床护理决策的类型

根据目标的重要性分为普通决策和重大决策;根据决策影响的时间长短分为战略性决策和战术性决策;根据决策的时间压力分为紧急事件的决策、稍纵即逝的决策、等待时机的决策、最优决策和无关紧要的决策;根据决策时是否应用决策规划分为程序性决策和非程序性决策;根据决策的主体不同分为个人决策和群体(集体)决策。护理决策类型总体上也符合上述决策的分类,但鉴于护理专业的特殊性,将护理决策称又为护理专业决策。

(一) 根据护理工作内容划分

根据护理工作内容侧重点的不同,可分为护理实践决策、护理管理决策和护理伦理决策。

1. 护理实践决策 通常所说的临床护理决策,主要是指在临床护理过程中做出的专业决策。如应用护理程序的每一步都需要决策;护理危重患者时,面对各种护理问题,护理人员要确定合理的工作顺序;同时负责护理多个患者时,护理人员要能确定哪些干预是最紧急的,哪些是可以暂缓处理的等。

2. 护理管理决策 指护理管理者所做的关于护理管理方面的决策。如护理工作中人、财、力、时间的安排、制订专业管理规范、病房工作的安排等。值得注意的是,对护理决策的分类并不是绝对的。事实上,护理人员在进行临床实践的过程中会面临各种各样的护理决策,而各种决策之间也会有交叉、渗透,如护理人员在护理患者时,除了要做出护理实践决策,还要考虑患者的伦理问题,做出相应的护理伦理决策。

3. 护理伦理决策 在护理实践中做出的伦理上的决策。伦理决策是一个复杂的过程,它建立在道德思考的基础上,受个人价值观、专业价值观、社会价值观的影响,而决策者或参与道德观、对伦理理论和原则的应用以及知识程度等都会影响个体在具体情境中所正确地做出伦理决策。

(二) 根据信息的多少划分

根据信息的多少可分为确定性临床护理决策、风险性临床护理决策、非确定性临床护理决策。

1. 确定性临床护理决策 确定性临床护理决策是指在事件发生的结局已经完全确定的情况下护理人员所作出的决策。在这种情况下,护理人员只需通过分析各种方案的最终得失,作出选择。

2. 风险性临床护理决策 风险性临床护理决策是指在事件发生的结局尚不能确定,但几率可以估计的情况下作出的临床护理决策。风险型临床护理决策包括三个基本条件:①存在两种以上的结局;②可以估计自然状态下事件的概率;③可以计算不同结局的收益和损失。

3. 不确定性临床护理决策 不确定性临床护理决策是指在事件发生的结局不能确定,相关事件的概率也不能肯定的情况下护理人员所作出的决策。

三、临床护理决策的模式

护理决策模式的转变与医学模式的转变是相适应的。根据护理人员与服务对象在临床护理决策中的角色定位,将临床护理决策模式分为三种:服务对象决策模式、护理人员决策模式、共同决策模式。

(一)服务对象决策模式

服务对象决策模式是指由护理人员提供各种方案的优点和风险等相关信息,服务对象根据自身的经验以及理解独立作出选择。

(二)护理人员决策模式

护理人员决策模式是指由护理人员为主导,护理人员单独或者与其他医务人员一起考虑收益和风险进而替服务对象作出选择,服务对象不参与决策过程。告知服务对象的信息量由护理人员决定。该模式决策的前提是护理人员知道哪种方案对服务对象最为合适。

(三)共同决策模式

共同决策模式是指护理人员向服务对象提供各种相关信息,服务对象提供自身的病情和自己的价值取向以及生活方式等信息,然后双方就相关备择方案进行讨论,并结合实际情况(如社会、家庭、医院现实条件等因素)作出最佳的选择。在共同决策模式的过程中,护理人员与服务对象之间始终保持互动、双向信息交流的关系,服务对象与护理人员都是决策者,护理人员与服务对象之间是一种互相协作的关系。在共同决策模式中,护理人员还承担教育服务对象的任务,在决策进行的过程中护理人员首先需要客观地为服务对象进行解释、说明,使服务对象积极了解和参与护理决策。因此,多数情况下,临床护理决策应首先提倡使用共同决策模式。

四、临床护理决策的步骤

护理决策需要有一定的步骤,称之为护理决策程序或决策过程。护理人员在临床护理决策过程中,为了达到合理决策的目的,应根据临床护理决策程序,准确分析服务对象的具体情况,充分搜集相关信息,审慎进行逻辑推理,预测护理临床问题的发展趋势,以做出有效的护理决策。护理决策步骤包括以下环节:

(一)发现问题

发现问题是进行科学决策的前提。护理实践中存在需要高度重视和解决的问题。临床护理决策就是为解决问题而进行的,护理人员应根据服务对象资料及时、准确、全面评估,发现患者现存的或潜在的健康问题,分析问题发生原因,确定首优问题,这样才能做出有效的护理决策。

(二)明确问题

明确问题是发现问题的内容,确定问题的性质和特征、广度和深度、严重性和关联性,寻求进行问题分析和解决问题的途径的过程。明确问题是合理决策、正确解决问题的前提。在进行临床护理决策时,护理人员与服务对象有效地沟通、密切观察病情、广泛收集资料获得有价值的信息,明确服务对象所存在的问题。护理人员在明确服务对象的问题时,可从问题发生的时间、地点、原因、发生情况、处理方法以及采取该方法的依据等多方面进行考虑。确定问题的过程中,护理人员要运用评判性思维对服务对象的问题进行分析,将服务对象的一系列问题放在具体临床情境中,来鉴别主要的信息和观点存在的合理性和正确性,明确服务对象存在的核心问题,可能有的潜在性假设,支持问题证据的有效性,如证据是否客观、证据是否充足等。护理人员在确定服务对象问题时,有效判断分析复杂问题可以使用归纳推理或演绎推理等基本的逻辑思维方法。

(三) 建立目标

没有目标的决策是盲目的决策。建立的目标是决策者希望得到的预期决策结果,是护理人员选择行动方案的主要依据。在临床护理决策时,问题一旦确定后,就应陈述通过整个决策工作所要达到的解决目标。此时护理人员应该明确为了达到目标,进行决策时要充分考虑达到目标的具体衡量标准。

(四) 选择方案

护理人员进行临床护理决策,选择最佳方案前,应该充分搜集信息及有用证据,寻找各种可能的解决方案以备选择,并对这些备选方案进行正确评估是决策的中心环节。包括以下三个步骤。

1. 拟定备择方案 可行性方案的拟定,是决策目标得以实现的重要保证。护理人员根据决策目标,运用评判性思维提出所有可能的方案作为备择方案。在临床护理实践过程中,这些备选行动方案可来自护理干预或服务对象护理策略等。

2. 分析备择方案 护理人员采用一定的方式方法对各种备择方案根据客观原则进行综合评估、分析、比较,要想选择理想的决策方案,就必须权衡备择方案,共同选择、检验、评价各种方案。具体的方法有比较分析法、经验分析法、抽象分析法和试点分析法等。此外,还应对每一备择方案可能产生的积极或消极作用进行预测评估。

3. 选择最佳方案 评估各种备择方案后,依据一定的标准,采用一定的方法选择最佳方案。选择最佳方案,是方案分析的结果。如可使用列表法、筛选法、归并法等。从备择方案中作出选择,为最终决策做好准备。

(五) 实施方案

决策的最终目的是付诸实践。实施决策方案阶段,护理人员需要根据解决问题的最佳方案制订相应的护理计划。还应注意评估计划在实施过程中可能出现的意外情况或措施结果与目标相悖时,护理人员要正确判断,并采取有效的干预决策。

(六) 评价反馈

在决策实施过程中,尤其是实施后,护理人员对所运用的策略效果进行评价、反思、总结决策中的缺陷和经验,确定实施效果是否达到预期目标要求。当临床护理决策的服务对象是群体时,护理人员应明确个体问题,比较不同个体的情况,确定群体最需要解决的问题,预测解决首优问题所需要的时间,如何在同一时间解决更多临床问题,并考虑使服务对象成为决策者积极参与到临床护理决策中来。

以上决策的步骤并不是固定的,有时可交替结合进行,并根据评价和反馈及时调整,不断完善护理决策方案。

案例 5-1

  患者李某,男,55 岁,因呕吐、腹胀 3 小时入院,既往有十二指肠溃疡病史,性格开朗,平时生活可以自理。大便可,小便量少。失眠。患者易急躁。体格检查:患者神志清,痛苦貌。患者上腹有压痛,肌紧张,患者血压 75/50mmHg,脉搏 120 次 /min,血淀粉酶 256U/L,血钙 1.6mmol/L。

  思考:1. 根据患者资料,初步考虑该患者可能的医疗诊断是什么?

  2. 可以为该患者采取哪些护理措施缓解腹部胀痛?

  3. 患者存在哪些心理问题?如何做好患者的心理护理?

  4. 如何实施最佳护理方案,判断是否达到预期效果?

五、发展临床护理决策能力的策略

临床护理环境复杂,由于专业的特殊性,护理人员的独特地位和功能已日益凸显,专业决策能力已成为护理人员应具备的最重要的临床技能之一,也是当前国际护理高等教育关注的焦点。研究表明,护理人员的临床决策能力可以通过经验学习过程得到培养和提高,处于本科教育阶段的护理学生从临床实习到成为职业护理人员是关键时期。发展临床护理决策能力的策略除了包括应用护理程序等基础的护理框架,积极培养护理人员评判性思维能力外,还需要加强其循证护理能力,并帮助护理人员掌握临床护理决策的各种相关技巧和方法。

(一)发展循证护理能力

循证护理(evidence-based nursing,EBN)又称实证护理或以证据为基础的护理,是循证医学(evidence-based medicine,EBM)在护理专业中的应用。循证护理的基本含义是以有价值、可信的科学研究结果为依据,提出问题、寻找并运用证据,对患者实施最佳护理。其核心思想是批判性的接受现有的知识,并将其转化为可应用于临床实践的证据,减少护理工作中的易变性,使以经验为基础的传统护理向以科学为基础的有证据可循的现代护理发展。循证护理的真实含义可进一步理解为"审慎、准确、明确地应用当前所获得的最好的研究依据,并且根据护理人员的个人技能和临床经验,充分考虑患者的价值、愿望、实际情况,三者结合,制订出完整的护理方案。"

循证护理随着循证医学的发展而出现,循证护理建立在某一专题的系统综述的基础上,由专题小组协作而完成,系统、全面地对相关研究进行客观评价和鉴定,较以科研为基础的护理系统性更强。此外,循证护理针对整个护理实践的过程,更加注重连续性、动态性及终末质量评审,并能够节约卫生资源和经费,具有较强的实用性。循证思想使临床护理决策能够依据科学研究结果,而非护理人员的个人经验,因此,能够极大地提高临床护理决策的有效性。循证护理的实施有助于提高护理质量,促进我国卫生事业的发展。循证护理也是临床护理决策过程中最常用的方法之一。

1. 循证护理的实施程序 循证护理的实施包括:提出循证护理问题、发现相关证据、确定证据正确可靠并能够解决提出的循证护理问题这三个方面。具体可分为五个步骤。

(1)明确需要解决的问题:护理人员首先要明确需要解决的问题,确定要解决的问题有利于明确需要寻找的证据。常见的护理问题包括一般性的问题,特殊性的临床护理问题,患者所关心的问题及护理科研问题。一般性的问题包括涉及患者:①所患病的一般性知识问题,如性别、年龄等;②疾病的基本问题,如具体的临床护理问题、临床护理表现等。特殊性的临床护理问题是护理人员在充分掌握了患者的相关资料后,通过临床护理分析,从专业角度所发现的问题。在构建具体的循证护理问题时,可采用PICO格式。P即特定的人群(population/participants);I即干预(intervention/exposure);C即对照组或另一种可用于比较的干预措施(comparator/control);O为结局(outcome)。根据患者具体情况,提出临床护理需要解决的关键问题。如不同年龄阶段的乳腺癌妇女,其关心的治疗结果可能会有差异,70岁以上的患者最关心的是癌症治愈和转移的可能性;低于50岁的妇女可能更关注治疗对其性功能的影响;有阳性家族史的妇女最关心该疾病是否具有遗传的可能性。护理实践科研问题是从护理实践需要出发提出问题,有可靠的方法进行研究,已得到相应证据解决循证护理问题,再用于指导他人的临床护理实践。

(2)收集信息、列出证据:根据上述循证护理问题,通过查阅文献、检索等各种途径收集所需要的信息资料,列出相关证据。

(3)评价证据:应用评判性思维方法查阅证据,按照不同的临床价值区别,对所列出的证据进行评价,找出需要的证据。在评价过程中可对资料进行分类,缩小评价范围,筛选密切相关的资料证据。对于证据的评价应涵盖:①试验是否与金标准试验进行"盲法"比较;②是否每个被测者都做参照试验进行评价;③所研究患者样本是否包括临床试验中将要使用该诊断实验的各类患者;④诊断试验的精确性。

（4）使用最有效的证据：将收集到的最有效证据用于实践，改进护理工作、提高护理人员的实践水平和科研能力。此过程也是临床护理人员开展科学研究的过程。在使用有效证据时，应结合临床具体环境、条件、文化背景及患者的个体差异等因素。

（5）评价效果：评价应用证据后的效果时，要用客观、适宜的方法，并确保将评价结果反馈到护理过程。根据临床具体情况，可选用外单位评价、本单位评价、自我评价等不同方法。

2. 循证护理证据的来源 循证护理的证据来源主要包括系统评价、实践指南、概述性循证资源等。系统评价是针对某一具体临床护理问题，全面系统的检索文献、按照科学的标准筛选出合格的研究，通过统计学处理和综合分析，得出可靠的结论，应用于指导护理实践。实践指南是以系统评价为依据，经专家讨论后由专业学会制订，具权威性和实践指导意义。在护理实践中应用护理指南时，应该首先明确指南只是为了处理实践问题而制订的参考性文件，不是法规。应避免部分具体情况强制、盲目且教条地照搬照用。概述性循证资源是由专家评估撰写成的，包括问题性质、证据来源、评估标准、评价结果。护理专业人员用于收集、整理及评估原始研究论文的时间和精力有限，可考虑有效使用概述性循证资源。

相关链接

循证护理的证据分级（Evidence Classification of Evidence-Based Nursing）

在循证护理中，研究者往往将研究证据按其科学性、可靠程度划分为 5 级，从 Ⅰ 级到 Ⅴ 级论证强度逐渐减弱。

Ⅰ级证据来自于设计严谨的随机对照试验（random control test，RCT）的系统评价。

Ⅱ级证据来自于适当样本量的合理设计的随机对照研究（RCT）。

Ⅲ级证据来源于一些设计良好但非随机的研究，或某组前后对照实验。证据来自于非随机但设计严谨的试验。有缺点的临床试验或分析性观察性研究。

Ⅳ级证据来自于多中心或研究小组设计的非实验性研究。系列病例分析和质量较差的病例对照研究。

Ⅴ级证据为专家个人意见、个例报告。

（二）促进临床护理决策能力发展的其他策略

培养护理人员的评判性思维能力是发展临床护理决策能力的有力措施。除此之外，护理人员还应该注意在以下方面采取措施来促进其临床护理决策能力的发展。

1. 遵守政策和法规 与诊疗护理工作相关的政策和法规能够为护理人员在规定的范围内进行临床护理决策提供法律依据。护理人员学习这些法律、法规，特别应该注意和患者健康问题相关的一些标准，如相关的政策、协议、操作步骤、临床路径，并以此来规范自己的行为，做出更好的临床护理决策。

2. 熟练运用护理程序 护理程序是科学、系统的工作方法，在临床护理决策过程中，提高护理人员运用护理程序的能力和技巧，如在护理评估的过程中，注意形成系统的评估方法，提高评估效率。在对相关问题不了解时，不要盲目行动，要注意积累相关知识，了解健康问题的症状、体征、常见原因、处理方式。

3. 熟悉护理常用技术 熟悉护理常用技术，如静脉注射泵、输液泵、监护仪、计算机等的使用，有助于正确实施护理措施。

4. 注意运用其他资源 在日常的学习和工作中，护理人员还需注意学习他人的智慧和经验，如向专家、老师、同事和同学学习，有意识的训练和提高自己的临床护理决策能力。

在高等护理教育中，加强临床护理决策相关知识和能力的培养，能够帮助护理人员更好地胜任护理工作,对于提高学习者的护理实践水平有重要的意义。在此过程中应注重课堂学习与社会实践密切结合,不断改进目前的护理实践状况,培养能够有效进行临床护理决策、勇于开拓进取、不断创新的护理人才。

（任素芬）

学习小结

本章首先从评判性思维的概念、评判性思维的特点、评判性思维能力的评价方法、评判性思维的层次、评判性思维的构成、临床护理决策的类型、临床护理决策的模式等方面详细阐述了评判性思维与临床护理决策;学生通过本部分学习能初步认识评判性思维、临床护理决策的概念,评判性思维的构成,临床护理决策的模式及步骤并知晓培养评判性思维能力与临床护理决策能力的重要意义。其次从自身评判性思维的能力出发,能够分析自己所处的评判性思维的层次。通过学习,学生应能够阐述评判性思维、临床护理决策的概念,评判性思维的构成,临床护理决策的类型,临床护理决策的模式,临床护理决策的步骤,知晓评判性思维在护理中的应用,并学会运用评判性思维促进护理程序的有效实施。

复习思考题

1. 简述评判性思维的特点。

2. 简述评判性思维的情感态度因素。

3. 简述护理评判性思维包括的层次。

4. 简述临床护理决策的模式。

5. 简述临床护理决策的步骤。

6. 我们作为一名护理专业的学生,可以通过哪些途径来提高自己的评判性思维能力? 评判性思维在以后的职业生涯中会对自己产生什么影响?

第六章　护理程序

6

学习目标	
掌握	护理程序、护理诊断、合作性问题的概念;护理程序的步骤;护理诊断的组成及陈述方式。
熟悉	护理诊断与医疗诊断、合作性问题的区别;护理诊断的排序原则、护理目标的陈述、护理措施的类型;护理程序的理论基础。
了解	护理评价的目的、意义和过程。

第一节　概　述

随着医学模式的转变,护理学的理论体系不断丰富和完善,护理程序是护理学发展到一定理论水平时,将理论应用于实践的一种科学的工作方法,是护理专业独特性和科学性的体现,为护理学向科学化、系统化的方向发展奠定了一定的科学基础。

一、护理程序的概念及发展史

(一)护理程序的概念

护理程序(nursing process)是一种有计划、系统而科学的护理工作方法,目的是识别、确认和解决护理对象现存或潜在的健康问题。包括评估、诊断、计划、实施和评价五个步骤。这五个步骤之间不是孤立的,而是相互联系、相互作用、彼此依赖、不可分割的,是一个循环往复的过程。见图6-1 护理程序结构示意图。

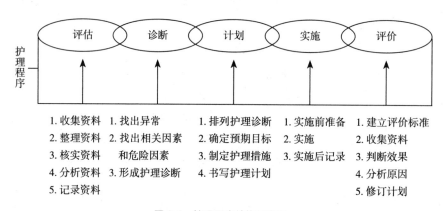

图6-1　护理程序结构示意图

(二)护理程序的发展史

1955 年由美国护理学家海尔(Lydia Hall)首先提出责任制护理的概念,她认为护理工作应该按一定程序进行,并强调以护理对象为中心实施护理。1960 年前后约翰逊(Johnson)、奥兰多(Orlando)等专家提出"护理程序由一系列的步骤组成,包括评估、计划和评价三个步骤"。1967 年,护理程序得到进一步的发展,尤拉(YuraH)和渥斯(Walsh)完成了第一本权威性的《护理程序》教科书,并确定了护理程序由四个步骤组成,即评估、计划、实施、评价。1973 年美国护理学会发表正式声明,把护理程序列为护理实践的标准,使护理程序走向合法化。1977 年,美国护士协会(American Nurses Association,ANA)出版了《护理实践的标准》一书,并规定了护理程序包括评估、诊断、计划、实施和评价五个步骤。1982 年,北美护理诊断协会(North American Nursing Diagnosis Association,NANDA)成立,进一步推动了护理诊断及其分类的精准化、统一化和护理诊断的全球推广与应用。

20 世纪 80 年代初期,美籍华裔学者李式鸾博士来华讲学,将护理程序引入我国。1994 年经美籍华裔学者吴袁剑云博士来华介绍,全国部分医院开始试点开展整体护理,即以护理程序为核心,设立模拟病房,对护理对象进行有效的整体护理。1996 年全国整体护理协作网正式组建。1997 年 6 月卫生部下发文件,要求各医院积极推行整体护理。2001 年,吴袁剑云博士又在我国介绍以护理程序为基本框架的临床路径,促进了护理程序在我国护理工作中的运用。目前,我国广大护理人员正在积极探索适应我国国情的具有中国特色的整体护理实践模式。

二、护理程序的理论基础

护理程序是在吸收许多学科理论成果的基础上构建而成,如一般系统理论、基本需要层次论、沟通理论以及压力与适应理论、信息论、成长与发展理论、控制论、评判性思维及解决问题理论等。这些理论相互关联,互相支持,共同为护理程序提供理论上的支持与解释,并运用于护理程序的不同阶段,发挥着独特的指导作用。

(一) 一般系统理论

一般系统理论构成了护理程序的基本结构框架,是护理程序的理论基础,解释了护理程序的功能和运行过程。护理程序是一个开放系统,其构成要素包括护理对象、护士、其他医务人员、医疗护理环境、仪器设备、药物及资料等。这些要素既有自己的独特功能,又通过相互作用及其与环境的相互作用,构成了系统的特定功能。护理的服务对象是人,人是由生理、心理、社会、精神、文化等多要素构成的系统;人是一个开放系统,不断与外界环境进行物质、能量及信息的交换,以维持人的生命和健康状态;人是一个动态系统,人的健康状态总是相对的,并保持动态变化。护理程序以满足护理对象身心需要、恢复或促进健康为目标,把人看成一个具有多要素的整体,在护理中注意各要素的相互作用,重视整体与环境的关系(图6-2)。

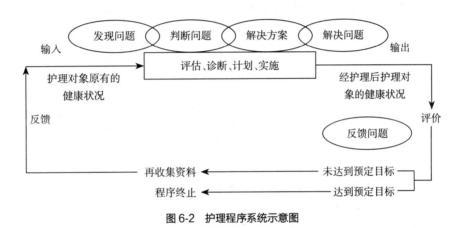

图 6-2　护理程序系统示意图

(二) 信息论

信息论(information theory)由美国学者香农(C. E. Shannon)提出。信息是关于物质存在的形式和属性,是运动的规律和状态的表征。无论自然界、人类社会还是人的大脑都普遍存在着信息。信息论是研究信息的特点、性质和度量的方法,是研究信息的获取、传输、存储、处理和交换的一般规律的科学。而护理程序是一种科学地解决问题的方法,同样是一个获取、传输、存储、处理和交换的过程,如护患之间可通过传递信息进行交流。因此,信息论在护理程序中具有非常重要的意义,是护理程序的理论基础之一。

(三) 控制论

控制论(cybernetics)是研究动物和机器中控制及通信的规律,即各种开放的控制规律的科学。于1948年由美国数学家维纳(N. Wiener)首先提出。控制论可应用于任何系统,主要研究系统行为的操作控制和反馈调节,即研究系统在何种条件下处于稳定状态,采取何种措施可使系统稳定,以及如何使系统从一种稳定状态向另一种所期望的稳定状态过渡。

(四) 其他理论

1. 人类基本需要层次论　用于收集和整理护理对象的资料、评估护理对象的健康状况、预见护理对象的需要提供理论依据。

2. 应激与适应理论　帮助护士了解护理对象所面对的应激源,为护士观察和预测护理对象的生理、心理和社会反应提供理论依据,判断护理对象的适应水平和适应能力,采取有效护理措施帮助其正确应对,避免出现各种因应激源引起的应激反应,以提高护理对象的适应能力,恢复和维持其身心平衡。

3. **沟通理论**　有助于提高护士与护理对象进行有效交流的能力和技巧,为护理对象提供精神上和心理上的支持,从而为获得最佳的健康状态提供理论依据。

4. **成长与发展理论**　为护士观察评估不同年龄阶段的护理对象的生理、心理、社会变化和健康问题提供理论依据。

第二节　护理评估

护理评估(nursing assessment)是指系统、有计划、有目的地收集护理对象的健康资料,并对资料进行整理和分析的过程,为护理活动提供基本依据。评估的目的是找出护理对象目前存在或潜在的健康问题或护理需要。评估是护理程序的第一阶段,是护理程序的基础。评估是一个动态、循环的过程,也是护理程序最关键的步骤。与护理对象第一次见面时,评估就已经开始,并贯穿于护理工作的始终,贯穿于护理程序全过程,直至护理对象出院或护理照顾结束时才停止。评估是否全面、准确,直接影响后期护理诊断的准确性和护理计划的制订与实施,也是评价护理效果的参考依据。护理评估分为收集、核实、整理、分析和记录资料五个步骤。

一、收集资料

收集资料是护士系统、连续地收集护理对象健康信息的过程,可根据医院设计的入院护理评估单、住院护理评估单(附录一、二)及出院护理评估单进行。

(一) 收集资料的目的

1. 建立护理对象健康状况的基本资料。

2. 为正确做出护理诊断提供依据。

3. 为制订护理计划、评价护理效果提供依据。

4. 为护理教学、科研积累资料。

(二) 资料的内容

涉及生理、心理、社会、文化、经济等方面的资料,主要包括一般资料、生活状况及自理程度、健康检查及心理社会资料等。

1. **一般资料**

(1) 一般情况:包括护理对象的姓名、性别、年龄、民族、职业、婚姻状况、文化程度、家庭住址、联系人等。

(2) 现在健康状况:包括主诉、现病史、入院方式、医疗诊断及目前用药情况等。

(3) 既往健康状况:包括既往患病史、住院史、手术史、过敏史、传染病史、用药史等,女性护理对象还应了解月经史和生育史。

(4) 家族史:有无与护理对象类似的疾病及家族遗传史。

(5) 对健康的预期:对治疗方案、家庭照顾方案、治疗结果等的预期。

2. **生活状况及自理程度**

(1) 饮食形态:饮食的种类、营养搭配及摄入情况、食欲、咀嚼及吞咽情况。

(2) 睡眠休息形态:睡眠休息后体力恢复情况。

(3) 排泄形态:排便、排尿情况以及有无异常。

（4）健康感知与健康管理形态：保持健康的能力以及寻求健康的行为、生活方式、保健知识及遵守医嘱的情况。

（5）活动与运动形态：生活自理程度、活动能力以及躯体活动情况等。

3. 健康检查　护理体检的检查结果以及实验室和其他检查结果。

4. 心理社会资料

（1）心理状况：对疾病的认识和态度、康复的信心、患病后精神、行为及情绪的变化、护理对象的自我感知与自我概念形态、应对能力等。

（2）社会情况：职业及工作情况、目前享受的医疗保健待遇、经济状况、家庭成员对护理对象的态度和对疾病的了解、社会支持系统状况等。

（三）资料的来源

1. 护理对象　最好的资料来源通常是护理对象本人，他们可以提供最精确的主观资料，排除老人、幼儿、病情危重或沟通障碍者。

2. 家庭成员和重要关系人　又称次要资料的重要来源。他们不仅可以提供护理对象现在的健康状况，还能提供健康状况改变发生的时间，以及严重程度。尤其是在护理对象无法提供资料时，如语言障碍、意识不清、智力不全以及精神障碍等，通常需要从家庭成员和重要关系人处获取资料。

3. 其他医务人员　主要包括共同或曾经参与照护护理对象的医务人员，如医师、营养师、化验师、药剂师以及其他护士等，都可提供重要资料。

4. 医疗记录　包括护理对象的既往病史和现有健康情况记录，如病程记录、体检记录、实验室及辅助检查报告以及会诊记录等资料。

5. 文献资料　包括可为护理对象的病情判断、治疗和护理提供理论依据的医学、护理学以及其他相关学科的文献。

（四）收集资料的方法

护士可通过观察法、交谈法、体格检查以及查阅法等方式建立护理对象的资料库。

1. 观察法　观察是一种有意识、有准备的技能。观察法是收集资料的重要方法之一。护士运用感觉、知觉获取资料，并对资料进行判断。在整个护理过程中，护士应及时对护理对象进行观察，包括外貌、步态、体位、个人卫生、精神状况及反应，特别需要注意观察护理对象的非语言行为，以便收集较为全面而准确的健康资料。

2. 交谈法　交谈是有目的、有计划的沟通，是收集主观资料的最主要方法。护士通过与护理对象及家属的交谈获取护理对象的健康资料或提供信息、识别彼此关心的问题、评价变化、进行教育、提供支持、咨询或治疗等。一般分为正式交谈和非正式交谈：①正式交谈是指护士事先通知护理对象准备，进行有计划、有目的的交谈，用以收集或传递信息，如入院后采集病史等；②非正式交谈是指护士在日常工作中与护理对象进行随意而自然的交谈，以及时了解护理对象的真实想法和心理反应。在交谈时，护士应注意运用沟通技巧，关心体贴护理对象，与护理对象建立起相互信任的关系，并注意对一些敏感性话题要保护护理对象的隐私。

为保证交谈的顺利进行，护士在交谈中需要注意下列问题：①交谈时间、地点的选择：护理对象的身体状况决定护患交谈时间的长短；交谈环境应舒适、安静，注意隐私的保护，使护理对象在身心放松的情况下陈述自己内心的真实感受；②交谈时与护理对象保持适当的距离，避免给护理对象产生居高临下、盛气凌人的感觉；③灵活运用沟通技巧，语言清晰、语义准确、语速适当，避免使用使护理对象难以理解的专业术语，注意倾听、目光接触及非语言沟通技巧的应用；④避免出现影响沟通顺利进行的不良行为，如看窗外、看手表、只是记录而没有反馈等；⑤交谈时，护士应控制好交谈内容，适时引导交谈方向，防止偏离主题。

3. 体格检查　指护士系统地运用望、触、叩、听、嗅等体格检查手段和技术对护理对象的生命体征及各系统进行全面的检查而收集健康资料的方法，是收集客观资料的主要方法之一。因为护士进行体格检查的目的是收集与确定护理诊断、制订护理计划等有关的资料，所以护理的体格检查应有别于医生，并应根据护理对象疾病的特点着重检查受累系统的状况。

4. 查阅　包括查阅病历、各种医疗护理记录、实验室检查结果以及相关书籍文献资料等。有助于发现前期没有被注意到的现存或潜在的健康问题。

此外，护士还可以使用心理测量及评定量表对护理对象进行心理社会方面的评估。

（五）资料的类型

1. 按照资料的来源，分为主观资料和客观资料。

（1）主观资料：指护理对象对自己健康问题的感知，即护理对象的主诉，包括护理对象对其所经历、所感觉、所思考及所担心内容的主观感受，如疼痛、麻木、瘙痒、软弱无力等。一般来说，主观资料无法被具体观察或测量，主观资料的来源可以是护理对象本人，也可以是其家庭成员或重要关系人。

（2）客观资料：指由资料采集者通过观察、体格检查或借助医疗仪器和实验室检查等测量手段所获得的信息，如护理对象体温 38.5℃、面色苍白、呼吸困难等。客观资料可以通过护士的敏锐观察力和丰富的临床经验来准确获取。

2. 按照资料的时间，分为既往资料和现在资料。

（1）既往资料：指与护理对象过去健康状况有关的资料，如既往手术经历、外伤史、治疗情况、过敏史等。

（2）现在资料：指与护理对象现在健康状况有关的资料，如现在的饮食状况、排泄情况、睡眠状态及自理情况等。

二、核实资料

收集资料后，仔细检查有无遗漏，并对主观资料及一些模糊、不清楚的资料进行核查、确认，以保证资料的完整性及准确性。如护理对象主诉"感觉全身发热"，护士应测量体温加以证实；护理对象主诉"胸口有闷痛"，护士需要进一步询问疼痛的性质、发作的时间、持续的时间以及可能的诱发因素和缓解方式等，以便全面、详细、准确地了解护理对象的病情。

三、整理资料

整理资料是护理评估的重要组成部分，是将资料进行归纳、分类，以便确定护理对象的健康需求。将资料进行分类整理的方法有很多，如马斯洛（Maslow）的人类基本需要层次论、戈登（Majory Gordon）的 11 个功能性健康型态或按北美护理诊断协会提出的 9 个人类反应型态等方法。

（一）按 Maslow 的人类基本需要层次分类

按 Maslow 的人类基本需要层次分类（表 6-1）。

表 6-1　按 Maslow 的需要层次论分类表

需要层次	整理资料
生理需要	生命体征、营养、排泄等。如：呼吸道阻塞、水肿、电解质紊乱、大小便失禁、疲劳、睡眠型态紊乱。
安全需要	对医院陌生的环境感到寂寞和无助、怕被人遗忘和得不到良好的治疗和护理；手术前感觉紧张；对各种检查和治疗产生恐惧和疑虑；对医护人员的技术不信任；以及担心经济负担等。
爱与归属的需要	想念亲人；害怕孤独，喜欢有人探望等。
尊重与被尊重的需要	因外貌受损而不敢见人；怕被别人看不起；希望被尊重等。
自我实现的需要	担心住院会影响学习、工作；失明、耳聋、失语、截瘫、截肢等影响个人实现理想与愿望等。

(二) 按 Majory Gordon（1995）的 11 个功能健康型态分类

1. **健康感知 - 健康管理型态**　指护理对象对自己健康状况的感知，及维持健康的方法，如健康知识、健康行为等。

2. **营养 - 代谢型态**　与代谢需要有关的食物、液体消耗的状况，及局部营养供给情况，如饮食种类、营养状态等。

3. **排泄型态**　包括排便、排尿以及皮肤的排泄情况等。

4. **活动 - 锻炼型态**　指护理对象运动、活动、休闲与娱乐状况，如日常活动方式、活动能力及活动耐力等。

5. **睡眠 - 休息型态**　指护理对象睡眠、休息及精神放松的状况，如睡眠的时间、规律，有无异常睡眠等。

6. **认知 - 感知型态**　指护理对象的认知能力及感官功能，如个人的舒适感，对健康的认识等。

7. **自我感知 - 自我概念型态**　指护理对象对于自我价值与情绪状态的信念与评价，如自我描述、疾病对自我形象的影响等。

8. **角色和关系型态**　指护理对象从事的角色任务及人际关系的互动情况，如对自己所扮演角色的认识，家庭关系、同事关系等。

9. **性和生殖型态**　指护理对象的性态度及生殖器官功能，如月经、婚姻状态、生育及性功能等。

10. **应对 - 应激耐受型态**　指护理对象的压力程度、应对与调节压力的状况，如对生活事件的反应，应对方式等。

11. **价值 - 信仰型态**　指护理对象进行选择及决策的价值观，如宗教信仰，人生理想等。

(三) 按北美护理诊断协会的 Fitzpatrick（1991）的人类反应模式分类

1. 选择个体依据个人喜好，自主地在选项中进行抉择或进行关于某事件的优先选择。

2. 沟通交谈、告知、协商或传递思想、感情或信息。

3. 交换在获得某样东西的同时给予、放弃或失去某样东西；不同事物的置换；给予或互惠行为。

4. 感觉体验、意识、感觉、理解或认识，对事件或状态的意识或情绪反应。

5. 知晓通过体验、信息或报告而熟悉、认可或承认某些人或事；通过观察、调查或情报熟悉和理解事情、原则或行为方法。

6. 运动改变身体或身体任何部分的位置或姿势；开始和 / 或保持运动；进行排泄；渴求行动或做某事；采取行动。

7. 感知领会思想；通过感觉意识到；或领会直接或非直接观察所能了解的事物。

8. 联系在有关的人、事、物之间建立关联，并放入相关的事件之间。

9. 价值衡量依据事物的事实或假定的价值及其有用性或重要性赋予其相对地位，或依据个体对某人或事的喜爱程度；赋予同等的重要性。

资料的分类整理可以帮助护士发现资料有无遗漏，也有助于护士更快地找到相应的护理诊断。

四、分析资料

对整理后的资料进行分析，目的是剔除与护理对象健康无意义或无关的部分，以利于集中注意发现护理对象的健康问题，然后推论。

五、记录资料

记录资料是护理评估的最后一步。目前无统一格式。记录中应遵循全面、客观、准确、及时的原则，并

符合医疗护理文件的书写要求,注意以下问题:

1. 记录要反映客观事实不要带有护士的主观判断,应客观地记录护理对象的叙述和临床所见。

2. 主观资料应记录护理对象原话,并加上引号,客观资料应使用医学术语,描述应具体、清晰、简洁,避免错别字。

3. 避免使用无法衡量的词语如尚可、正常、严重等。

第三节　护理诊断

护理诊断是护理程序的第二个步骤,是在评估的基础上对所收集的健康资料进行分析,从而判断护理对象现存的或潜在的健康问题以及引起健康问题原因的过程。

一、护理诊断的定义和种类

(一)护理诊断的概念

1999 年北美护理诊断协会(North American Nursing Diagnosis Association,NANDA)提出并通过了护理诊断的定义:护理诊断(nursing diagnosis)是关于个人、家庭或社区对现存或潜在的健康问题以及生命过程反应的一种临床判断,是护士为达到预期目标选择护理措施的基础,这些预期目标应能通过护理职能达到,并由护士负责制订。

(二)护理诊断的种类

根据健康问题的性质,将护理诊断分为五种类型。

1. **现存的护理诊断**(actual nursing diagnosis)　指对护理对象进行评估时发现的、目前存在的健康问题或反应的描述。例如"体温过高""气体交换受损""清理呼吸道无效"等。

2. **有危险的护理诊断**(risk nursing diagnosis)　指对护理对象的健康状况和生命过程可能出现反应的描述,护理对象目前尚未发生问题,但有危险因素存在,若不采取措施进行预防,就极有可能发生的健康问题反应的描述。例如长期卧床的护理对象"有皮肤完整性受损的危险"、接受化疗的护理对象"有感染的危险"等。

3. **健康的护理诊断**(wellness nursing diagnosis)　指个人、家庭或社区护理对象所具有的达到更高健康水平潜能的描述。例如"母乳喂养有效""社区应对增强"等。

4. **综合征的护理诊断**(syndrome nursing diagnosis)　指一组由某种特定情绪或事件所引起的现存的或潜在的护理诊断。到目前为止,NANDA 的护理诊断列表中只有两个这样的诊断:如废用综合征和强奸综合征。

5. **可能的健康诊断**(possible nursing diagnosis)　指证据还不完全或不清楚的健康问题。这样的诊断需要更多的资料进行支持或排除。例如:一位丧偶老年女性被送进医院,护士注意到无人来探视,而且护理对象乐于得到护士的注意并希望与护士交谈。除非收集更多的资料,否则护士可能会提出:"可能的社交孤立:原因未知"。

二、护理诊断的组成

完整的护理诊断由名称、定义、诊断依据和相关因素四个部分组成。

(一)名称

名称(label)又称护理问题,是对护理对象健康状况或对护理活动的反应的概括性的描述。每一项 NANDA 公认的护理诊断都有其特定名称,名称常用改变、受损、缺陷、无效等特定描述语。例如:皮肤完整性受损、清理呼吸道无效、躯体移动障碍等。使用 NANDA 认可的护理诊断名称有利于护士之间的交流和护理教学的规范，见附录三。

（二）定义

定义（definition）是对名称内涵的一种清晰、准确的表达，并以此与其他护理诊断相鉴别。例如"压力性尿失禁"的定义是"个人在腹内压增高时立即无意识地进行排尿的一种状态"；"反射性尿失禁"的定义是"个体在没有要排泄或膀胱胀满的感觉下可以预见的不自主地排尿的一种状态"。因此，确定护理诊断应认真鉴别，以便准确命名。

（三）诊断依据

诊断依据（defining characteristics）是做出该护理诊断的临床判断依据，包括护理对象存在的相应症状、体征以及有关病史资料，也可以是危险因素。1986 年 NANDA 依据诊断依据的重要性将其分为主要依据和次要依据。

1. 主要依据 指确立该诊断时必须存在的依据。通常情况下，80%~100% 的护理对象会具备的依据，是诊断成立的必要条件。

2. 次要依据 指对诊断有支持作用的依据，通常情况下，50%~79% 的护理对象会具备的依据，是诊断成立的辅助条件。

（四）相关因素

相关因素（related factors）即病因，是指导致健康问题的直接、间接原因或对该诊断发展或存在起到促进作用的条件或环境因素。常见的相关因素有以下五个方面。

1. 病理生理方面 指与病理生理改变有关的因素。如疼痛：与心肌缺血缺氧有关。

2. 治疗方面 指与治疗措施有关的因素。如排尿模式改变：经尿管排尿，与留置尿管有关。

3. 情境方面 指涉及环境、相关人员、生活经历、生活习惯、角色等方面的因素。如：睡眠型态紊乱：与住院后环境改变有关。

4. 心理方面 指与护理对象心理状况有关的因素。如：活动无耐力：与严重抑郁有关。

5. 成长发展方面 指在生长发育或成熟过程中与年龄有关的各因素，如：活动无耐力：与老年人新陈代谢率低下有关。

以便秘为例，说明护理诊断的组成（表 6-2）。

表 6-2 护理诊断的组成举例

名称	定义	诊断依据	相关因素
便秘	个体正常排便习惯改变，排便次数减少和（或）排出干、硬粪便的状态。	①主要依据：排便次数每周少于 3 次；排出干硬、成形便。②次要依据：主诉直肠饱胀感；排便费力。查体：左下腹可触及包块；肠鸣音减弱。	①病理生理方面：感觉运动障碍，内分泌疾病，电解质紊乱，营养不良，肛门会阴、腰背部疼痛性病灶，结肠发育不良等；②心理方面：焦虑、无聊生活方式、抑郁、压力；③治疗方面：腹部手术等治疗性限制；麻醉药、钙剂、抗生素等药物不良影响；④情境方面：活动量少；精神、工作压力大；环境陌生等干扰排便规律。此外饮食过细、过精、缺乏纤维素及饮水过少等；⑤成长发展方面：儿童饮食过于精细，没有接受定时排便训练。老年人肠蠕动减慢，活动量少。

三、护理诊断形成的过程

护理诊断的形成包括三个步骤，即找出异常、找出相关因素和危险因素、陈述护理诊断。

1. 找出异常 将资料与正常情况进行比较以找出异常所在。

2. 找出相关因素和危险因素 通过与正常情况进行比较，发现异常后，护士应进一步找出引起异常出现的相关因素及危险因素。如发现护理对象最近体重不断增加，护士需询问可能的原因，如饮食情况、活动情况等。危险因素是指护理对象的健康状况目前虽处于正常范围内，但存在着促使其向异常转化的因素,这些因素即为危险因素。找出危险因素可以帮助护士预测可能发生的问题,如昏迷的护理对象可能发生压疮,因肢体不能活动是引起压疮的主要危险因素;化疗的护理对象可能引起感染,因白细胞降低是引起感染的危险因素。这些危险因素可以是生理因素,也可以是心理和社会因素。

3. 护理诊断的陈述 护理诊断的陈述包括健康问题(problem,P)、原因或相关因素(etiology,E)和症状或体征(symptoms or signs,S)三个要素,简称 PES 公式。临床上也常用 PE、PS 或 SE 陈述。护理诊断常见的陈述方式有三种。

(1) 三部分陈述:即 PSE 公式,多用于现存的护理诊断。护士在对护理诊断的使用较为熟练时,可以省略其中的 S 部分。例如,气体交换受损(P):发绀、呼吸困难、PaO_2 为 53KPa(S)与阻塞性肺气肿有关(E)。

(2) 两部分陈述:即 PE 公式,只有护理诊断名称和相关因素,而没有临床症状或体征,因此没有 S。多用于有危险的护理诊断。例如,有皮肤完整性受损的危险(P):与长期卧床有关(E)。

(3) 一部分陈述:只有 P,多用于健康的护理诊断。例如,执行治疗方案有效(P)。

无论是三部分陈述还是两部分陈述,相关因素的陈述不可或缺。只有明确相关因素才能为制订护理计划指明方向。同时,准确表述健康问题与相关因素之间的关系,有助于护士确定该护理诊断是否成立。

四、护理诊断、潜在并发症及医疗诊断的区别

护理诊断与医疗诊断虽然同为"诊断",但由于二者所研究的对象、方法及结论性质的不同,两者具有不同的含义(表 6-3)。

表 6-3 护理诊断与医疗诊断的区别

项目	护理诊断	医疗诊断
临床判断对象	个体、家庭、社区的健康问题及生命过程反应的一种临床判断	个体病理生理变化的一种临床判断
描述内容	个体对健康问题的反应	一种疾病
决策者	护士	医生
职责范围	护理职责范围	医疗职责范围
适用范围	个体、家庭、社区	个体
数量	往往多个	一般只有一个
稳定性	随病情变化而变化	一旦确诊则保持不变

潜在并发症,又称合作性问题(potential complication),是指由于各种原因造成的或可能造成的生理上的并发症,需要护士监测病情,以及时发现护理对象生理上的并发症并采取措施进行有效预防,一旦发生,则需要积极地与医生配合抢救及处理。合作性问题的陈述方式为"潜在并发症(potential complication,PC):×××"。护理诊断与合作性问题的区别(表 6-4)。

表 6-4 护理诊断与合作性问题的区别

项目	护理诊断	合作性问题
决策者	护士	医生护士共同合作
陈述方式	PSE、PE 或 P	潜在并发症:×××
职责范围	护理职责范围内独立解决	不是护理职责范围内独立解决的,需与医生共同解决
护理目标	护理对象的健康状态及行为的改变	护士能监测病情变化,积极配合医生采取有效措施

护理诊断的发展史

护理诊断的概念于1950年由美国的麦克迈纳斯(Mchmanus)首先提出。1953年弗吉尼亚·弗莱(Virginia Fry)认识到护理计划中应包括护理诊断这一步骤,并强调护士应充分发挥其独立性功能。当时,护理界的许多同仁及其他健康科学工作者对"护理诊断"一词持有异议,直到1973年,美国护士会出版的《护理实践标准》一书才将护理诊断纳入了护理程序,并授权在护理实践中使用。同年在美国密苏里州的圣路易市召开的全国护理诊断会议上,提出了护理诊断的基本框架,并成立了"全国护理诊断分类小组",旨在对现行的已应用于临床的一系列护理诊断方法给予推广、考察和确认。之后,有关护理诊断的文献迅速增加,美国各级医疗机构开始使用护理诊断。1982年4月召开的第五次会议因有加拿大代表参加,而将分类小组改名为"北美护理诊断协会"(NANDA)。2003年NANDA为体现护理诊断在全球的广泛应用,更名为NANDA International(NANDA-I)。多年来护理学者们不断增加获得公认的护理诊断。NANDA每两年召开一次会议,修订和增补一系列护理诊断。2005年,NANDA分类包括172个诊断,分类学Ⅱ包括13个领域和47个类别(NANDA International,2005)。

五、书写护理诊断时的注意事项

1. 使用北美护理诊断协会NANDA认可、统一、规范的护理诊断名称 所列名称应明确、规范、简单易懂,有利于护理人员之间的交流与探讨,也有利于护理教学的规范,不要随意编造。

2. 一项护理诊断只针对一个健康问题 以所收集的主、客观资料为依据。一个护理对象可有多个护理诊断,并随病情发展而变化。

3. 护理诊断应贯彻整体护理的原则应包含生理、心理、社会等方面的现存和(或)潜在的健康问题。

4. 护理诊断应指出护理活动的方向 必须列出护理诊断的相关因素或危险因素,有利于制订护理措施。

5. "知识缺乏"这一护理诊断在陈述上有其特殊性应使用"知识缺乏:缺乏……方面的知识"。如"知识缺乏:缺乏预防心绞痛复发的知识",而不能陈述为"知识缺乏:与……有关"。

6. 在护理诊断的陈述中应避免将临床表现与相关因素混淆 例如"睡眠型态紊乱:与易醒和多梦有关",其中易醒多梦属于临床表现,而非相关因素。

7. 避免使用可能引起法律纠纷的语句 如针对一长期卧床的护理对象,如果陈述为"有皮肤完整性受损的危险:与护士未按时给护理对象翻身有关"则易引起纠纷。

8. 避免对护理对象做出带有价值判断的护理诊断 护士提出护理诊断的目的是为了帮助护理对象解决健康问题,而非进行指责和批评,如"社交障碍:与缺乏道德有关"。

案例6-1

张某,女,56岁,高中文化,退休。有"胆结石"病史,发病前曾进食油腻饮食,夜间感觉右上腹持续性剧痛,向右肩放射,伴发高热,恶心呕吐,急诊入院。查体:T 39.8℃,P 106次/分,R 22次/分,BP 90/60mmHg,急性病容,神志清楚,剑突下偏右有压痛,肌紧张,反跳痛,肠鸣音减弱,诊断为"急性胆囊炎",行手术治疗。

思考:1. 请根据所收集的资料,分析主观资料和客观资料。

2. 找出该患者主要的护理诊断。

第四节 护理计划

护理计划（nursing planning）是护理程序的第三步骤，是在评估及诊断的基础上，以尽快恢复护理对象的健康为目标，有组织、有系统地采取护理措施，满足护理对象的健康需要。具体包括四个方面内容，即排列护理诊断的顺序、设定预期目标、制订护理措施和书写护理计划。

一、计划的种类

护理计划自护士初次接触护理对象时开始，于护理对象离开医疗机构终止，可分为入院护理计划、住院护理计划和出院护理计划。

1. 入院护理计划指护士对护理对象进行入院评估后制订的护理计划。

2. 住院护理计划指护士根据新获取的资料和护理对象对护理的反应，制订个体化的住院护理计划。

3. 出院护理计划是总体护理计划的重要组成部分，护士从初次与护理对象接触开始，以满足其需要为基础，根据护理对象住院和出院时的评估资料，推测如何满足其出院后的需要并制订相应的计划。

二、制订计划的过程

制订护理计划包括排列护理诊断的顺序、设定预期目标、制订护理措施和书写护理计划四个方面。

（一）排列护理诊断顺序

由于护理诊断往往有多个，因此应首先明确处理护理诊断的先后次序，护士可以把提出的护理诊断按主次分为首优、中优、次优进行排列，分出轻重缓急，从而有条不紊地、有重点地工作，先解决主要矛盾。但这并不意味着只有将首优问题解决后才解决其他问题，护士可以同时解决几个问题。

1. **首优问题（high-priority problem）** 指对护理对象的生命威胁最大、需要立即解决的问题。例如严重体液不足、有窒息的危险等。

2. **中优问题（medium-priority problem）** 指虽然不直接威胁护理对象的生命，但给其精神上或躯体上带来极大的痛苦，严重影响其健康的问题。例如急性疼痛、有皮肤完整性受损的危险等。

3. **次优问题（low-priority problem）** 指人们在应对发展和生活变化时所遇到的问题，这些问题往往不是很急迫或需要较少帮助即可解决。但并不是说这些问题对护理对象不重要，而是指在护理工作中可以最后考虑。例如营养失调、高于机体需要量、知识缺乏等。

在对护理诊断进行排序时应该遵循以下原则：①优先解决危及生命的问题；②按照马斯洛的需要层次理论进行排序，优先解决低层次的需要；③在与治疗护理原则无冲突的情况下，可优先考虑护理对象的主观需求；④一般认为现存的问题应优先解决，但有时潜在性问题以及有危险的问题并非不是首优问题，应根据其性质决定其排序；⑤排序不是固定不变的，随着病情的变化，首优、中优和次优问题会调整。

（二）设定预期目标

预期目标也称预期结果，是指护理对象接受护理照顾后，护士期望其达到的健康状态或行为的改变，是选择护理措施的依据，也是评价护理效果的标准。

1. **目标的种类** 根据实现目标所需时间的长短分为短期目标和长期目标。

（1）短期目标：指在相对较短的时间内（一般指一周内）要达到的目标。适用于住院时间较短、病情变化较快者。因短期目标具有见效快的优点，故有利于护患双方产生成就感，并建立良好的护患关系，也是实现长期目标的中间步骤。例如：三天后，护理对象能独自下床行走 30 米。

（2）长期目标：指需要相对较长的时间才能实现的目标。长期目标有利于护士针对一个长期存在的问题采取连续性护理干预。但因实现目标所需的时间较长,不利于双方产生成就感,因此护士在为护理对象制订一个长期目标的同时,需要设计一系列的短期目标才能更好地实现。短期目标不仅可以使护士分清各阶段的工作任务,也可以因短期目标的逐步实现而增加护理对象达到长期目标的信心。

短期目标和长期目标在时间上没有明确的分界,所谓的"长期""短期"是一个相对概念,有些护理诊断可能只有短期目标或长期目标,有些则可能同时具有长期目标和短期目标。

2. 目标的陈述方式　目标的陈述包括主语、谓语、行为标准、时间状语和条件状语。

(1) 主语:主要指护理对象、也可以是护理对象的生理功能或机体的一部分或其某些属性,如护理对象的皮肤、体重、尿量等。有时在陈述中主语可以省略,但逻辑主语一定是护理对象。

(2) 谓语:护理对象将要完成的行为动作,即行为动词。谓语必须使用可观察、可测量的行为动词,例如说明、演示、行走、描述等。

(3) 行为标准:指护理对象完成该行为动作所要达到的程度,包括时间、速度、距离、质量、次数等,例如步行 50 米、下降 10 千克等。

(4) 时间状语:指护理对象完成该行为动作所需的时间。例如护理对象 2 周后能在搀扶下行走 50 米。

(5) 条件状语:指护理对象完成该行为动作所需具备的条件,例如在护士指导下、借助步行器等。

3. 确定目标的注意事项

(1) 目标应以护理对象为中心,目标的主语必须是护理对象,而非护士。

(2) 目标陈述要清晰、简洁、易懂,有针对性。

(3) 目标应是护理活动的结果,而非护理活动本身。

(4) 目标应切实可行,充分考虑护理人力资源、护理对象的能力以及设备条件,应属于护理工作范畴。目标应与医疗护理工作保持方向一致,得到其他工作人员的认可。

(5) 一个目标只针对一个护理诊断,一个诊断可以有多个目标。

(6) 目标必须具体,在陈述中的行为动词应使用可观察、可衡量的动词,避免使用含糊不清、不明确的词语。

(三) 制订护理措施

护理措施(nursing intervention)又称护理干预,是指护士帮助护理对象实现预期目标而采取的护理活动和具体方法,也可称为护嘱。

1. 护理措施的类型　按措施的性质可分为三种类型。

(1) 独立性护理措施:指护士不依赖医嘱,可根据所收集的资料,独立思考、判断后作出决策,运用护理知识和技能可独立完成的护理活动,包括由执照和法律所认可的护理专业实践的各个方面,如皮肤护理、健康教育等。

(2) 依赖性护理措施:指护士需遵医嘱或特定的治疗方案执行的护理活动,例如给药、穿刺、更换敷料等。

(3) 合作性护理措施:又称相互依赖性措施。指护士与其他健康保健人员商议制订和共同完成的护理活动,例如护士与营养师一起制订高血压护理对象的饮食计划等。

2. 护理措施的内容　主要包括病情观察、基础护理、饮食护理、检查及手术前后护理、心理护理、功能锻炼、健康教育、执行医嘱以及症状护理等。

3. 制订护理措施的注意事项

(1) 必须具有科学理论依据:护士应依据最新、最佳的科学证据,结合护理对象的实际情况,运用个人知识技能和临床经验,选择并制订正确的护理措施。

(2) 应具有针对性:护理措施应针对相关因素制订,目的是实现护理目标。

(3) 必须切实可行、因人而异:选择护理措施应充分考虑护士的数量、业务水平和医院的设施等实际情况,措施应符合护理对象病情及个性特征和要求。

(4) 应保证护理对象的安全、循序渐进,鼓励护理对象参与并使其乐于接受和配合。

(5) 应与其他医务人员的工作协调一致。

(6) 应明确、具体、全面,利于实施,确保护理的最佳效果。

(四) 书写护理计划

将护理诊断、护理目标、护理措施和护理评价等信息按一定的格式进行组合,形成护理文件,即构成护理计划。因不同的医院有各自具体的条件和要求,护理计划的书写格式不尽相同,一般有表格式护理计划和标准式护理计划两种。

1. 表格式护理计划 内容包括日期、诊断、目标、措施、评价(表 6-5)。

表 6-5 护理计划单

姓名	科别	病室	床号	住院号			
开始日期	护理诊断	护理目标	护理措施		效果评价	停止日期	签名
2 月 1 日	营养失调:高于机体需要量:与摄入量过多有关	① 一周内体重下降 0.5~1kg ② 两周内学会制订低脂食谱	① 控制每日摄入量在 6.8MJ 内 ② 鼓励户外散步,每日至少 0.5 小时 ③ 健康教育 指导制订食谱 1 次 / 天;教会区分高脂和低脂食物		体重下降 0.5kg 能独立制订低脂食谱	2 月 8 日 2 月 15 日	刘丽 刘丽

2. 标准式护理计划 指事先制订出该疾病常见的护理计划,在护理具体护理对象时,以此为依据,从中挑选出适合该护理对象的部分护理计划,计划中未包括的内容,在相应的栏内进行补充。

这两种方式各有利弊。表格式护理计划是护士根据护理对象的具体资料制订的个体化方案,在制订计划时,需要护士不断运用所学知识,积极思考,但需要花费较多时间书写,而且对于专业知识不够充分的护士来说不易掌握,因而更多地应用于护理教学。而标准式护理计划克服了前者的缺点与不足,较适合临床实际,但很容易使护士只按标准实施,而忽视了护理对象的个体性。

目前,随着计算机在医疗护理文件管理中的广泛应用,护理计划也逐渐趋向于计算机化。具体步骤是:①首先将护理对象的评估资料输入计算机后,计算机会显示相应的护理诊断;②选择适合的护理诊断后,计算机即显示对应的预期目标;③在选定预期目标后,计算机即呈现对应的护理;④依据护理对象需要,选择相应的护理措施,最终形成一份适合个体需要的计算机化护理计划;⑤打印护理计划。

因此,完整的护理计划应是护士对护理对象的问题做出诊断和处理的记录,应体现出护理对象病情发展情况,是护士之间以及护士与其他医务人员之间相互交流信息的工具。无论采用何种方式,均应真实反映护理对象的实际情况及个体差异性,利于护理工作的开展。

相关链接

护理措施的类型——按处理问题的领域分类

此分类法是美国护理学者 McCloskey 和 Bulechek 于 1992 年出版的《护理措施分类》(*Nursing Interventions Classification*,*NIC*) 中提出的。该分类法根据护理措施所处理的问题类别将护理措施分为 6 个领域、26 个类别。

领域Ⅰ:基本生理(维持生理功能的护理),包括 6 个类别:①活动和锻炼的管理;②排泄的管理;③制动管理;④营养支持;⑤促进身体的舒适;⑥自护促进。

领域Ⅱ:复杂生理(维持内环境稳定的护理),包括 8 个类别:①电解质和酸碱平衡的管理;②药物管理;

③神经管理；④围手术期护理；⑤呼吸管理；⑥皮肤 / 伤口管理；⑦体温调节；⑧组织灌注管理。

领域Ⅲ：行为（维持社会心理功能和促进生活方式改变的护理），包括 6 个类别：①行为治疗；②认知疗法；③增进沟通；④协助应对；⑤患者的教育；⑥心理舒适。

领域Ⅳ：安全（保护机体避免伤害的护理），包括 2 个类别：①紧急情况管理；②风险管理。

领域Ⅴ：家庭（支持家庭单元的护理），包括 2 个类别：①分娩管理；②全生命过程照护。

领域Ⅵ：保健体系（加强对健康照护系统有效利用的护理），保健体系干预包括 2 个类别：①保健体系的管理；②信息管理。

上述 26 个类别中还包括了共 336 个护理措施，每个措施都由名称、定义、一组护理行为和一个简短的背景说明列表组成，而且所有的护理措施都与 NANDA 的护理诊断的名称相联系，即每个护理诊断都有几个对应的护理措施，护士可根据具体情况选择最适合的护理措施。同时，NIC 的应用也利于计算机对资料的分析处理。

第五节　护理实施

护理实施（nursing implementation）是护理程序的第四步，是将护理计划付诸实践的过程，解决护理对象现存的和潜在的健康问题。实施阶段不仅需要护士具备丰富的专业知识和熟练的操作技能，而且还需要具有良好的人际沟通能力，关心体贴护理对象，保证护理计划的顺利实施，使护理对象获得高质量的护理服务。

一、实施过程

实施过程包括实施前准备、实施和实施后记录三个部分。

（一）实施前准备

护士在实施计划之前应做好充分的准备工作，以确保计划的顺利实施。

1. **重新评估**　由于护理对象的健康状况是不断变化的，因此评估应贯穿于护理程序的全过程。护理计划也会随之而修改。因此在实施前护士必须再评估护理对象，以便确定护理计划中的措施是否仍适合护理对象。

2. **审阅与修改**　在实施前，护士有必要检查所制订的护理计划是否适合护理对象现阶段的情况，护理诊断是否需要修改，预期目标是否合适，并适时进行修改。

3. **分析所需知识与技能实施护理计划**　需要专业知识、认知技能、操作技能、沟通技能等。如果某些方面有欠缺，应及时补充，必要时查阅资料或请教专业人员协助等来弥补不足。

4. **预测可能的并发症及预防措施**　护士凭借自己的专业知识和工作经验，在实施前应充分评估和预测实施过程中可能存在的风险和可能出现的并发症，并采取必要的防范措施。

5. **组织资源**　护士根据预测目标和护理计划，准备所需要的人力资源和环境资源。包括医护人员、家属和重要影响人，以及根据护理对象的具体情况和预期目标进行环境准备。

（二）实施

护士运用专业知识、操作技能、沟通技巧以及观察能力、合作能力、应变能力执行护理计划。在实施过程中，护士应充分发挥护理对象及其家属的积极性，与其他医务人员相互配合，熟练运用各种操作技术，及时评估、确定新问题的出现，并正确处理。具体过程如下：

1. 将所计划的护理活动加以组织、落实。

2. 执行医嘱,保持医疗和护理有机结合。

3. 解答护理对象及家属咨询的问题。

4. 及时评价实施的效果及护理质量,观察病情,处理突发情况。

5. 继续收集资料,及时、准确地完成护理记录,不断补充和修正护理计划。

6. 与其他医务人员保持良好关系,做好交班工作。

(三) 实施后记录

护理记录是护理实施阶段的重要内容,是交流护理活动的重要形式。护理记录要求及时、准确地反映护理对象的健康问题及其进展状况,要客观、简明扼要、重点突出,体现动态性和连续性。

1. 记录目的

(1) 便于其他医务人员了解护理对象的病情及进展情况。

(2) 可作为护理工作效果与质量检查的评价依据。

(3) 为护理科研提供资料。

(4) 为处理医疗纠纷提供法律依据。

2. 记录内容 包括护理对象的健康问题、所采取的护理措施、实施护理措施后护理对象和家属的反应以及护士观察到的效果、护理对象出现的新的健康问题与病情变化、护理对象的心理状态等。

3. 记录方法 护理记录可采用文字描述或填写表格等形式,目前无统一的规定,常用的有两种。

(1) PIO 格式:PIO 即 P-Problem 问题、I-Intervention 措施、O-Outcome 结果(表 6-6)。

表 6-6 护理记录(PIO 格式)

姓名	床号	病室	科别	住院号	
日期		**时间**	**护理记录**		**签名**
5月6日		8:30	P:体温过高:与肺部感染有关		刘丽
			I:1. 乙醇擦浴		
			2. 头枕冰袋		
		9:30	O:体温降至 38℃		刘丽

(2) SOAPIE 格式

S:主观资料(subject data),即护理对象的主诉,如头痛、头晕、恶心等。

O:客观资料(object data),即护士观察、体格检查的结果,如生命体征、化验报告等。

A:评估(assessment),指护士对上述资料的分析、解释以及对问题的判断。

P:计划(plan),指护士为解决护理对象的问题所制订的计划。

I:措施(intervention),指护士为达到预定目标而采取的护理措施。

E:评价(evaluation),即实施护理措施后的效果评价。

二、实施过程中应注意的事项

1. **体现整体性** 护理活动的核心是整体的人,在实施过程中尽可能考虑护理对象的生理、心理、社会等各方面的情况,例如年龄、健康状况以及信仰、价值观和环境等。

2. **以科学理论为依据** 每一项护理措施都应该具有科学性,应以科学知识和护理科研为依据开展。

3. **应保证护理措施的安全性、准确性** 如有疑问,应向医生澄清后再执行。

4. **充分调动护理对象及家属的积极性** 鼓励其积极参与计划的制订与实施,以便提高工作效率,同时也利于建立良好的护患关系。

5. **体现灵活性**　在实施过程中,应随时进行病情观察、随时评价,发现问题及时修改计划,而不能机械地按原计划执行,应灵活实施计划。

第六节　护理评价

护理评价(nursing evaluation)是护理程序的最后一步,是将实施护理计划后护理对象的健康状况与预期目标进行比较,并做出效果及质量的评定以及计划修改的过程。护理评价应贯穿于护理全过程,是一种有计划、有目的、持续进行的活动。

一、护理评价的目的和意义

1. **了解护理对象对健康问题的反应**　通过护理评价,可以了解护理对象目前的健康状态以及生理、心理和行为表现是否朝向有利于健康的方向发展。

2. **验证护理效果**　通过护理评价,可以了解护理措施是否有效,护理对象的需要是否满足,健康问题是否解决,预期目标是否实现。

3. **调控护理质量**　通过过程评价和效果评价,不断改进工作方法,提高护理质量。

4. **积累护理经验**　通过护理评价,可以了解护理程序各步骤的优缺点,为今后护理工作提供经验和依据。

二、护理评价的过程

(一) 建立评价标准

护理评价的标准即预期目标,可以确定评价阶段所需收集资料的类型,同时也提供了判断护理对象健康资料的标准。

(二) 收集资料

收集有关护理对象目前的健康状态及行为改变。具体方法和内容与评估阶段收集资料的相应内容相似,但目的不同。评估阶段是将收集的资料与正常值作比较,以确定护理问题;而评价阶段是将收集的资料与预期目标作比较,确定已知的问题是改善、恶化或未发生改变。

(三) 判断效果

将收集的资料与评价标准进行比较,并判断目标是否实现。其结果有三种情况:即目标完全实现、目标部分实现、目标未实现。例如:预定目标为“护理对象一周后能行走 50 米”,一周后评价结果为:

护理对象已能行走 50 米——目标实现。

护理对象能行走 30 米——目标部分实现。

护理对象拒绝下床行走或无力行走——目标未实现。

(四) 分析原因

在评价的基础上,对目标实现程度的原因进行分析,找出问题所在,可查找的原因包括以下方面。

1. 所收集的资料是否真实、准确、全面。

2. 护理诊断是否准确。

3. 预定目标是否适合、切实可行,目标是否超出了护理职责范围。

4. 护理措施制订是否恰当、有针对性,是否严格执行。

5. 护理对象及家属是否积极配合。

6. 病情是否已经改变或有新的问题发生,原定计划是否失去有效性。

(五) 修订护理计划

对健康问题重新评估后,做出全面决定,包括以下方面。

1. 对已实现的护理目标与解决的问题,可停止原有的护理措施。

2. 对继续存在的健康问题,修订不适当的诊断、目标或措施。

3. 对出现的新问题,在重新收集资料的基础上做出新的诊断、制订新的目标与措施,进行新循环的护理活动,直至最终达到最佳健康状态。

三、护理质量的评价

护理评价除了评价个体目标是否达到,还应评价并改善群体护理质量。

(一) 按内容进行分类

护理评价分为结构、过程和结果评价三个方面。

1. **结构评价**　指评价护理环境对护理质量的影响。理想的护理环境和组织结构是结构评价的标准,如完善的设备和高素质的工作人员等。

2. **过程评价**　指对护理程序的各个步骤进行评价。检查护士进行护理活动的行为过程是否符合护理程序的规范要求,如资料的收集是否准确、全面;提出的护理诊断是否正确;护理计划是否切实可行;护理措施实施是否得当、及时等。

3. **结果评价**　是护理评价中最重要的部分。侧重于对护理干预后护理对象的健康状况及行为的评价。

(二) 按时间进行分类

护理评价分为及时评价、阶段评价和终结评价三个方面。

1. **及时评价**　在实施护理程序的每一个步骤及执行每一项措施后所进行的评价。一般由责任护士进行自我评价。

2. **阶段评价**　在按护理程序的方法进行一个阶段的工作后所进行的评价。一般由护理同行互评或护士长以定期查房的形式进行评价。

3. **终结评价**　在护理对象转科、出院或死亡后所进行的总体性评价。

(三) 按方式进行分类

护理评价分为以下方面。

1. 医院质量控制委员会进行的评价

2. 护理查房的形式进行的评价

3. 护士长及护理教师进行的评价

4. 护士自我进行的评价

因此,虽然护理评价是护理程序的最后一个步骤,但这并不意味着护理程序的结束,相反,通过评价可以发现新问题,制订新诊断和新计划,或对既往的护理计划进行修改,而使护理程序循环往复地进行下去。由此可见,护理评价贯穿于护理程序的始终。

(余晓云)

护理程序（nursing process）是一种系统地、科学地为护理对象确认问题和解决问题的工作方法。是一个持续的、循环的、动态的过程。护士通过科学的方法评估服务对象的健康状况、明确护理诊断、制订护理计划、实施计划和对护理效果进行评价。其目的是帮助护理对象满足各种需求，恢复健康达到最佳健康状态。

运用护理程序不仅能提高护理质量，促进护理对象恢复健康，而且能培养护士的逻辑思维，增强其发现问题和解决问题的能力，提高业务知识和技能水平，改善护患关系，同时护理程序中完整的护理记录将为护理科研与护理理论的发展奠定夯实的基础。

复习思考题

1. 谈谈护理程序包括几个步骤？各阶段的护理工作是什么？

2. 如何收集资料？应该收集哪些资料？

3. 请说出排列护理诊断顺序应遵循的原则以及陈述护理诊断应注意哪些问题？

4. 制订护理目标应注意哪些问题？

5. 李女士，40岁。因怕热、多汗、心悸、消瘦6个月，加重2周，于今日9时20分入院。病人6个月前无明显诱因出现体重下降、怕热、多汗、心慌、脾气暴躁，食量增加，大便2~4次/天。近2周出现心慌加重，写字时出现手抖。门诊以"甲状腺功能亢进"收住院。护士小张接诊。

请思考：

（1）上述情境中病人存在哪些健康问题？

（2）请针对病人存在的健康问题列出相应的护理诊断（以PSE或PE公式陈述）。

（3）请针对首优问题制订护理计划。

第七章　健康教育

7

学习目标	
掌握	健康教育的概念;健康教育的原则;护士在健康教育中的作用;实施健康教育的注意事项。
熟悉	健康教育的程序;影响健康行为形成的因素;健康教育计划的制订。
了解	健康教育模式的应用;健康教育、健康促进与卫生宣传三者之间的关系与区别。

健康是人类最宝贵的财富,是社会经济发展的基础。随着社会的进步和医疗卫生事业的发展,人们对健康服务的需求不断变化,健康教育在促进和维护人类健康中发挥着越来越重要的作用。健康教育通过传播健康知识,进行行为干预,帮助人们了解保健知识,树立正确的健康观念,使公众改变不良的生活方式,建立有利于健康的行为,从而提高全人类的健康素质及生活质量。因此,掌握健康教育的理论、知识和方法,提升健康教育的能力对护理专业学生未来发展具有举足轻重的作用。

第一节 概 述

健康教育是一项以改善教育对象健康相关行为,提高其健康水平为目的的教育活动,是组成健康促进的基本要素之一。健康促进为健康教育提供指导和支持,是健康教育的发展与延伸,其最终目的都是为了提高教育对象的健康素养。护理人员要明确健康教育的相关概念,借助多学科的理论,完善健康教育的理论体系与方法,从而促进健康教育的发展。

一、基本概念

(一) 健康教育

不同学者对健康教育(health education)有不同的理解,虽然在措辞和侧重点上有所不同,但其内涵基本一致,即健康教育的核心是积极教育人们树立健康意识、养成良好的行为和生活方式,以降低或消除影响健康的危险因素。WHO 也曾多次对健康教育下过定义。1954 年 WHO 提出:健康教育和一般教育一样,关系到人们知识、态度和行为的改变,致力于引导人们养成有益健康的行为,使之达到最佳的健康状态。1969年 WHO 提出:健康教育工作的着眼点在于诱导并鼓励人们养成并保持有益于健康的生活,合理而明智地利用已有的保健设施,自觉地采用和实行改善个人和集体健康状况或环境的活动。1981 年 WHO 再次指出:通过健康教育,让人们重视健康,并知道如何维护自身健康,以及在必要时如何寻求适当的帮助。1988 年,第十三届世界健康教育大会提出:健康教育是一门研究并传播健康知识及技能,预防疾病、消除危险因素、促进健康的学科。

综上所述,健康教育是指通过信息传播和行为干预,帮助个体、家庭和群体掌握卫生保健知识,树立健康观念,采纳有利于健康的行为和生活方式的教育活动。因此,健康教育是联系健康知识和健康实践的桥梁,通过向人们传播科学的保健知识,帮助公众采取健康的行为和生活方式,促进全人类的健康。

相关链接

美国的健康教育发展

美国是开展健康教育较早的国家之一。早在 20 世纪初中期,健康教育一词就已在美国的医学会议和相关机构中被使用。但在 1950—1970 年,由于抗生素及其他特效药物的问世和外科手术的发展(如器官移植、冠状动脉搭桥等),使得美国卫生部门曾一度产生了"重治疗、轻预防"的卫生战略。结果导致美国医疗费用急剧上升,国民生活质量与收入不成正比。至 20 世纪 70 年代初,美国才开始注意到,生活方式所致的疾病(冠心病、肿瘤等)和社会病(自杀、精神忧郁等)对人类健康乃至于生命的威胁并非单纯依靠科学技术所能解决的,并且研究证实健康与某些生活方式之间存在显著的相关关系。由此,健康教育开始受到美国社会的普遍重视,健康教育的体系也随之逐渐发展完善。

（二）健康教育学

健康教育学（health pedagogy）是研究健康教育与健康促进的基本理论、方法和实践的一门科学，是医学与行为学相结合、健康学与教育学相交叉、综合所形成的一门边缘学科。健康教育学的理论依据和专业技术主要来源于医学、社会学、心理学、行为科学、传播学、美学等学科。教育者通过合理的教育手段，向个人、家庭及社会传播卫生保健知识，提高人们的健康水平。健康教育学不仅具有很强的理论性和实践性，还有很强的政策指导性，为制订卫生政策提供依据，并通过教育活动的广泛开展，将研究成果推广应用，从而服务民众与社会。

（三）健康素养

健康素养（health literacy）是指个体能够获取、理解、处理基本的健康信息和服务，并能运用这些信息和服务做出正确的判断和决策，以维持和促进自身健康决策的能力。健康素养是健康的重要决定因素，是经济社会发展水平的综合反映，受社会政治、经济、文化、教育等因素的影响和制约。世界卫生组织研究表明：健康素养是预测人群健康状况的较强指标，与发病率、死亡率、健康水平、人均期望寿命、生命质量高度相关。因此，世界卫生组织已经把提升公众健康素养水平作为提升公众健康的重要策略和措施在全世界推广。

研究表明，健康素养水平的高低与健康结局有直接的关系。一个人的健康素养，决定了个人获取、理解和利用信息的能力。健康素养较低的个体一般对个人的健康状况、治疗及康复等方面的内容理解能力较差，这样不仅影响个人的恢复及转归，同时也会增加医疗卫生成本。健康素养是衡量健康教育的一项重要指标，而健康教育则是提高健康素养的主要方法。

（四）健康教育与健康促进

健康促进（health promotion）最早出现于 20 世纪 20 年代的公共卫生学文献中，关于健康促进的定义有很多种说法。1955 年 WHO 西太平洋办事处发表《健康新地平线》重要文献中指出："健康促进是指个人与其家庭、社会和国家一起采取措施，鼓励人们采取有利于健康的行为，增强人们改进和处理自身健康问题的能力。"1986 年 11 月，WHO 在加拿大渥太华召开的第一届国际健康促进大会发表的《渥太华宪章》指出："健康促进是指促使人们提高、维护和改善其自身健康的过程，是协调人类与他们环境之间的战略，规定个人与社会对健康各自所负的责任"。美国教育学家格林（Lawrence. W. Green）认为："健康促进是指一切能促使个体行为和生活条件向有益于健康的方向改变的教育与环境支持的综合体"。2000 年，WHO 进一步对健康促进做出了更为清晰的解释："健康促进是促使人们尽一切可能让他们的精神和身体保持在最优状态，宗旨是使人们知道如何保持健康，以健康的生活方式生活，并有能力做出健康的选择"。总之，健康促进是指用教育、组织、法律和经济等手段干预对人们健康有害的生活方式、行为和环境，以促进健康。其目的在于努力改变人群不利于健康的行为，改善预防性服务以及创造良好的社会与自然环境。健康促进是健康教育的发展与延伸，其概念要比健康教育更广。其重点是通过促进社会动员和社会倡导，实现协作和协调相关部门单位，解决社区健康问题的目标。

健康教育是健康促进的核心，健康促进是健康教育的结果。健康教育与健康促进联系紧密，但不能相互等同，更不可相互代替，他们均有各自的工作目标。具体表现为以下方面。

1. 健康教育着眼于传播健康相关知识、树立健康理念、建立健康行为以及如何提高保健技能等问题，并采取一系列科学的干预措施。健康教育是健康促进的重要内容和基础。

2. 健康教育在健康促进中起主导作用，它在促进教育对象行为改变、激发领导者拓展健康教育的政治意愿，促进公众积极参与、寻求社会的全面支持以及促成健康促进氛围的形成中均起到极其重要的作用。

3. 健康促进涉及整个人群的健康和生活的各个层面，其内涵包括了健康教育以及其他能促进行为与环境向有益于健康方向改变的一切支持系统，并重视发挥个人、家庭、社会的健康潜能。具体包括个人行为改变和政府行为改变两个方面。

4. 健康教育是实现健康促进目标的必要条件，但如果健康教育得不到良好的环境（包括政治、社会、经济、自然环境）支持，健康教育的作用也将十分有限。

（五）健康教育与卫生宣传

健康教育与卫生宣传有所不同，两者既相互区别又紧密联系。卫生宣传是我国健康教育发展初级阶段的一种基本形式，其主要目的也是向公众宣传卫生保健知识，唤醒民众的健康意识，两者的目标基本一致。然而，健康教育不仅要向人们宣传正确的健康知识，而且要帮助人们培养良好的健康意识，继而改变人们原有的不利于健康保健的行为与生活方式。因此，健康教育的最终目标不仅仅停留在卫生宣传的"普及健康知识"层面，其终极目标为"帮助大众建立健康行为"。由此可见，健康教育比卫生宣传更深入，其专业性也更强，因此，教育者在实施健康教育计划时，要注意与卫生宣传相区别。

二、健康教育的目的和意义

健康教育是一项造福人类、造福社会的系统工程，其目的是通过教育的手段，宣传普及医学科学和卫生防病保健知识，使人们自觉采用有益于健康的生活和行为方式，改变不良生活习惯，从而增强健康意识和自我保健能力，提高全民族的身心素质和健康水平。

健康教育的意义主要表现在以下方面。

1. 健康教育是卫生保健事业的重要组成部分　20世纪50年代以来，人类"疾病谱"和"死亡谱"发生了重大转变，原来占据首位的传染性疾病逐渐被慢性非传染性疾病所取代。不良的行为及生活方式是慢性非传染性疾病的主要危险因素，要改变人们不正确的生活与行为方式，健康教育为首选途径。近20年来，一些发达国家着眼于增强公众的自我保健意识，提高实践能力，采取行之有效的健康教育手段，开展了形式多样的健康教育活动。由此可见，逐步提高人们对自身健康的重视程度，加强人们对行为与生活方式的自我管理，是提高全民健康水平的重要措施，也是当前乃至将来全球健康保健事业的发展方向。

2. 健康教育是实现自我保健的根本手段　健康教育可以使个体、家庭和社区等群体组织了解并掌握自我保健知识，帮助人们建立良好的生活方式，改变不良生活习惯，提高人群自我护理的能力。同时，健康教育还能唤起人们对自己及社会健康的责任感，积极维护公众环境，保障自身和他人的健康权益，从而提高公众整体的健康素质。

3. 健康教育是预防疾病的需要　健康教育是一种经济、有效地防治疾病的手段。健康教育可以使人们了解有关妇幼卫生、食品卫生、环境卫生、精神卫生及中老年保健方面的健康知识，自觉采取行动防治疾病。因此，在健康教育活动中，护士应帮助人们认识危害个体、家庭及社区健康的因素，有针对性地教育人们趋利避害，保持健康的生活方式与行为，从而预防疾病的发生。

4. 健康教育是降低医疗费用及提高效益的需要　健康教育引导人们摒弃不良的行为方式和生活习惯，主动采纳有益于健康的生活方式。从成本-效益的角度看，健康教育是一项投入少、产出高、效益明显的保健措施。尽管在实施健康教育的过程中，也需要投入一定的成本，但是这些小成本所带来的巨大效益却是医疗费用的高额投入无法比拟的。各国的健康教育实践充分说明，人们只要改变不良的生活习惯和行为方式，采取有益于健康的生活方式，就能有效地降低疾病的发病率和死亡率，减少医疗费用，从而可以节省社会卫生资源，减轻国家负担，对社会进步和经济的可持续发展做出重要贡献。

相关链接

健康教育成功案例——芬兰的北加里里曙光

北欧美丽的千湖之国——芬兰,经济繁荣,国民生活富足,但冠心病年死亡率却高居世界之冠。

老师在课堂上问小学生,谁家因冠状动脉粥样硬化性心脏病失去了父母,竟有 1/3 所孩子举起了手。严峻的形势促使政府下了决心,邀请世界卫生组织的专家到发病率最高的北加里里地区进行冠状动脉粥样硬化性心脏病的社区防治工作的指导。10 年后,男性烟民从 50% 下降到 33%;吃黄油的人从 90% 下降到 20% 左右。北加里里男、女冠心病死亡率分别下降了 24%、51%。全国范围内死于冠心病下降了 44%(从 500/10 万降低 280/10 万),其中 35-64 岁的男性,冠心病死亡率下降了 49%,即从 70 年代的 720/10 万,下降到 90 年代的 360/10 万。

这一出人意料的结果,被称为照亮了心血管病预防之路的"北加里里曙光",被许多国家纷纷效仿。

三、健康教育的原则

健康教育是一项有目的、有计划、系统科学的教育活动。为保障健康教育取得良好的效果,在组织实施健康教育时必须遵循一定的规律、原则和科学的程序。

(一)科学性原则

健康教育的首要原则是教育内容的科学、准确。健康教育以传播与普及卫生保健知识,提高人们的健康水平为己任,缺乏科学性的教学内容和方法将会起到适得其反的效果,因此务必做到内容准确、数据可靠、举例实事求是,避免片面绝对,夸大事实。同时,还应注意应用新的科学研究结果,及时摒弃陈旧过时的内容,引用的数据要可靠无误。

(二)针对性原则

健康教育是面向整个人群的,教育对象的年龄、性别、健康状况、个性、嗜好、学习能力不同,其对卫生保健知识的需求也会各不相同。因此,健康教育者在设计教育活动时,应考虑学习者的个体因素对健康教育效果的影响,尽量将特征相近的学习者安排在一起进行教育;在实施健康教育计划之前,应全面评估学习对象的学习能力、个性特点,了解学习对象对健康问题的需求,制订出有效可行的健康教育计划;在实施健康教育时,根据不同人群的特点,选择不同的教育策略与方法,设计与之相应的教学活动,因材施教,才能达到理想的效果。如对医学知识相对匮乏的个体或人群进行健康教育时,要尽量减少医学术语的使用,采用通俗易懂的语言,从而保证健康教育的效果。

(三)多样性原则

在实施健康教育时,教育者不仅要根据教学目标选择不同的教育策略,还要注意教学方法的灵活应用,并且能依据受教育者的需要设计教学活动,向不同的教育对象提供不同的教育方法。如针对糖尿病病人讲解胰岛素的注射方法与注意事项这一专题时,采取模拟演示的方法往往比单纯讲解的效果好,且更容易被受教育者接受。

(四)可行性原则

实施健康教育之前,务必要充分评估所在地的经济、社会、文化及风俗习惯等基本要素,使健康教育的内容、方式与方法符合所处的环境。改变人的行为不能仅依靠简单说教或个人良好愿望,健康教育者要充分认识到,人的生活和行为方式的养成受社会习俗、文化背景、经济条件、卫生服务等因素影响,如居住条件、饮食习惯、工作条件、市场供应、社会规范、环境状况等,在健康教育实施之前必须充分考虑这些因素的制约作用,才能保证健康教育目标的顺利达成。

（五）启发性原则

健康教育不能依靠强制手段，可以通过启发教育，适时鼓励与肯定其行为改变对健康的意义，让受教育者真正理解不健康行为可能及已经产生的危害，从而培养正确的健康意识与习惯，自觉自愿地采取有益于健康的生活方式。启发教育的形式可以有很多种，根据不同的对象，不同的内容以及不同的场景选择适合的启发方式，如利用生动的案例进行教学、组织受教育者开展专题讨论、组织同类患者或人群进行经验与教训交流等，其示范和启发作用往往比单纯的说教效果更好。

（六）参与性原则

健康教育的成功与否取决于学习者及其他教育服务者的积极参与。在健康教育的过程中，教育者应鼓励学习者不断改进学习计划，调整学习目标，以达到学习效果。在这个过程中，教育者不仅要鼓励教育对象及其他教育服务者共同参与，还应动员被教育者的家庭、社会支持系统都参与进来，以帮助学习者更好地领会相关内容，采纳健康行为。

四、护士在健康教育中的作用

护士既是人类健康的守护者，又是健康知识的传播者和教育者，是健康教育具体的组织者和实施者。护士在健康教育中的作用主要包括以下几个方面。

（一）为服务对象提供健康信息

在健康教育的过程中，护士应注意根据服务对象群体的不同特点和需要，为其提供有关预防疾病、促进健康的信息。护士有义务将健康知识传播给公众，唤起人们对自己及社会的健康责任感，使其投入到健康教育和健康促进的活动中，从而提高公众的健康意识和健康水平。

（二）帮助服务对象识别影响健康的因素

影响健康的因素多种多样，主要包括环境因素、人群的行为及生活方式等方面的因素。环境因素包括自然环境和社会环境。环境因素对人类的健康和生存有直接的影响。护士应帮助服务对象识别危害个体健康的环境因素及不良行为和生活方式，根据个体、家庭和群体的具体情况，鼓励其采取健康的生活方式和行为，提高人群的健康素质，如护士在进行健康教育的过程中应帮助人们认识到不合理饮食对健康的影响。

（三）帮助服务对象确定存在的健康问题

通过对个人、家庭和社区的全面评估，护士应帮助服务对象找到其现存的与潜在的健康问题，从而有针对性地实施健康教育，帮助服务对象解决问题，恢复或保持健康状态。如帮助某位有高血压家族史但不具备高血压相关知识的社区居民认识到，他目前的健康问题主要是缺乏高血压相关知识，需要尽快了解相关知识并采纳社区医护人员的合理建议。

（四）指导服务对象采纳健康行为

护士为服务对象提供有关卫生保健的知识和技能，帮助他们解决健康问题，从而增进人群自我保健的能力，自觉采取健康行为维护自身健康，如为中年女性讲解自我检查乳房的方法、教会儿童预防近视的措施、为中老年人举办健康知识讲座等。

（五）开展健康教育研究

健康教育学在我国还是一门年轻的学科，其知识结构体系有待于逐步完善。护士是医院和社区卫生保健工作的重要成员，是开展健康教育的生力军。因此，开展健康教育研究，不断提高健康教育效果也是护士义不容辞的责任，如针对某一类人群开展健康教育路径、方法及内容的研究等。

五、健康行为及其影响因素

人的行为受知识、个性、态度、需要和价值的影响，通过注意、认识、联想、信服、需要、决心等一系列心理活动后产生。健康教育通过改变人们对健康的不正确认识，建立有利于健康的生活方式，从而形成健康的行为。

(一) 健康行为的概念

健康行为是指人们为了增强体质和维持身心健康而进行的各种活动。健康行为不仅能帮助人们不断增强体质，维持良好的身心健康和预防各种行为、心理因素引起的疾病，而且能帮助人们养成健康的生活习惯，如保证充足的睡眠、均衡的营养、适量的运动、定期接受健康体检，主动完成预防接种等。美国学者布蕾斯罗和贝洛克(L. Breslow & N. B. Belloc)的研究结果表明，良好的健康状况及寿命的延长与以下七项基本的健康行为密切相关。即每日三餐规律进食且不吃零食；每天吃早餐；每周进行2~3次适度的运动；适当的睡眠；不抽烟；维持适当的体重；不饮酒或少量饮酒。

(二) 健康行为的影响因素

一般常把影响健康行为的因素，分为倾向因素、促成因素和强化因素三种。

1. 倾向因素　倾向因素发生在行为之前，是产生行为的原因和动机、愿望，或是诱发某行为的因素，包括学习对象的知识、态度、价值观、个人技巧等。这些因素可能会促进人们的健康行为，也可能阻止人们的健康行为。这将取决于人们的文化素质、健康知识水平、接受健康教育的程度。倾向因素是产生行为的引子或促动力，即动机直接影响行为的发生、发展。健康教育的重要任务就是要促进个体或群体形成动机，自愿地改变不健康的行为。

2. 促成因素　促成因素是指促使某种行为动机或愿望得以实现的因素，即实现健康行为所必需的技术和资源，包括保健设施、医务人员、诊所、医疗费用、交通工具、个人保健技术等。另外，健康行为的形成还应包括行政的重视与支持、法律政策等。在个人健康行为过程中如果不考虑促成因素，行为的目标就可能达不到。人群的健康行为与当地医疗服务、资源的可获得性及便利性有很大的关系。因此，除教育外，还应为目标人群提供卫生服务，并创造促使其行为改变所必须的条件。

3. 强化因素　强化因素是促使健康行为维持、发展或减弱的外界因素。强化因素多来自同事、父母、朋友、上司等与个体关系亲密的人员所持的健康态度和健康行为对个体的影响。强化因素可产生促进或阻碍健康行为的作用，对已经在形成中的健康行为起着增强或削弱作用，如高血压患者的强化性因素多来自配偶或亲属，他们通过督促患者按时服药从而巩固患者的服药依从性；青少年的吸烟行为与其密友和父母的态度及行为影响最为明显。据美国一项统计，医生每年与至少70%以上的吸烟者有所接触，在如此多的接触中，医生只需对其吸烟行为给予一定程度的影响，即可使吸烟者的行为发生实质性改变。因此，应尽可能地让人们获得有益健康行为的信息反馈，避免不健康行为的影响。

相关链接

全民健康生活方式行动方案(2017—2025 年)

根据国民经济和社会发展第十三个五年规划中"倡导健康生活方式"精神要求，依据《"健康中国2030"规划纲要》和《"十三五"卫生与健康规划》，在全民健康生活方式行动第一阶段工作基础上，制订全民健康生活方式行动方案(2017—2025 年)。方案中要求全国开展行动的县(区)覆盖率到2020 年达到90%，2025 年达到95%，积极推广健康支持性环境建设，大力培训健康生活方式指导员，要求开展行动的县(区)结合当地情况，深入开展"三减三健"(减盐、减油、减糖、健康口腔、健康体重、健康骨骼)、适量运动、控烟限酒和心理健康等4 个专项行动。实现到2020 年，全国居民健康素养水平达到20%，2025 年达到25%，形成全社会共同行动，推广践行健康生活方式的良好氛围。

第二节 健康教育模式

健康教育模式是健康教育活动的指南,可以帮助护士与病人理解、分析行为变化的过程,是评估病人的健康需求、制订和实施健康教育计划、评价健康教育结果的理论框架。

一、知-信-行模式

(一) 模式的发展

知-信-行(Knowledge-attitude-belief-practice,KABP/KAP)模式是行为改变的较为成熟的模式,是认知理论在健康教育中的应用,即知识→信念→行为。知(知识和学习)是基础,信(信念和态度)是动力,行(促进健康行为)是目标。

(二) 模式的组成

知-信-行是知识、信念与态度、行为的简称。"知"是指人们获得和利用信息的全部过程和活动,包括接收信息的刺激,对信息做出解释,对信息做出反应并采取适当的行动。"信",主要是指对已获得的疾病相关知识的信任,对健康价值的态度。有了"信",人们才会积极探索与寻求相关知识,知识的内化又会强化信念,促使态度的改变。"行",主要指在健康知识、健康信念和态度的动力下,产生持久而一致的有利于健康的行为。知-信-行理论认为,信息是建立积极、正确的信念与态度,进而改变健康相关行为的基础,而信念和态度是行为改变的动力和关键。目标人群在接收卫生保健相关信息后,通过分析思考,认同信息的内容,建立正确的信念与态度,进而改变危害健康的行为,并主动形成有益于健康的行为。知识是行为改变的基础,信念和态度是行为改变的动力,如对艾滋病的健康教育,教育者通过利用多种途径将艾滋病在全球蔓延的趋势、严重性、传播途径和预防方法等知识传授给群众,群众获得信息后,树立坚定的信念,即只要杜绝能够引起艾滋病传播的行为就一定能预防艾滋病,同时在这种信念的支配下,最终摒弃艾滋病的相关行为(图7-1)。

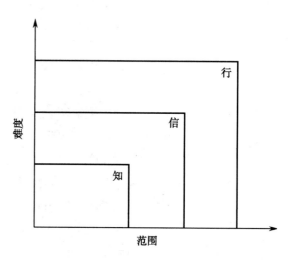

图 7-1 知-信-行范围与难度理论模式示意图

知识是行为转变的必要条件,但不是充分条件。这也就可以解释为什么在我国有相当一部分知识分子甚至包括医务人员,他们完全了解吸烟有害健康的知识,但是却难以有戒烟的行动。说明知识不等于信念,从知识到认知到行为的转变并非易事,其中诸多因素均可影响知识行为的顺利转化。

(三) 知-信-行模式在健康教育中的应用

知-信-行模式是行为改变较为成熟的模式,在健康教育中有很广泛的应用。以吸烟者戒烟为例,首先需要向吸烟者传递吸烟有害健康、吸烟引发的疾病以及吸烟有关的死亡数字等信息;有了这些知识和信息,吸烟者才能加强保护自己和他人健康的责任,形成吸烟有害健康的信念和积极戒烟的态度;在信念形成、愿意并相信自己有能力戒烟的情况下,吸烟者就可能逐步建立不吸烟的健康行为。

但是,在一些特殊情况下,态度对行为的作用可能会产生不一致的效果,如某人已经产生了吸烟有害健康的信念,但在某次朋友聚会时看到大家都在吸烟,于是处于趋同和从众心理就吸上几支,这时知识和信念之间出现了不一致。可见认知和信念确立以后,并一定会产生积极的行为,如果没有坚决态度的前提,那么也很难实现行为的转变。

二、健康信念模式

(一)模式的发展

健康信念模式(health belief model,HBM)由霍克巴姆(Hochbaum)于 1958 年首先提出,其后又经贝克(Becker,1984 年)等学者修改完善,发展成为健康信念模式。健康信念模式是迄今为止用来解释个人信念如何影响健康行为改变的最常用的模式。

(二)模式的组成

健康信念模式由 3 个部分组成:对疾病威胁的认知、影响及制约健康信念的因素、行为的线索与意向(图 7-2)。

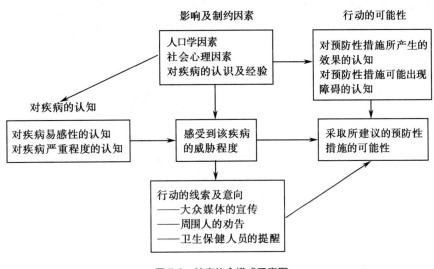

图 7-2 健康信念模式示意图

1. **健康信念**(health belief) 即对疾病的认知,指人们如何看待健康与疾病,如何认识疾病的严重程度及易感性,如何认识采取预防措施后的效果及采取措施过程中所遇到的困难等。人的健康信念通常会受到以下认知程度的影响:

(1)对疾病易感性的认知:即主观上认为可能患病的概率。人们认为受疾病侵袭的可能性越大,越容易采取预防行为,反之则不容易采取预防行为。然而人们的认知情况往往会与实际疾病易感性有较大的差异。

(2)对疾病严重程度的认知:即对疾病可能产生的医学和社会学后果的认知程度。如果人们认为疾病会给自己、家庭和工作带来较大的影响,并且越认为后果严重,越可能采纳健康行为。

(3)对预防性措施可能产生效果的认知:即人们相信采取某项措施会对预防某种疾病有益,如相信低盐、低脂饮食对预防心血管病的发生是有效的。

(4)对采取预防性措施困难的认知:即对采取健康行为可能遇到的困难与问题的认知,如认为改变饮食结构既费事又费钱,则可能不采取预防性措施。

总之,如果公众认为某种疾病的易感性强、严重程度高、采取预防性措施的效果好,同时遇到的困难少,则公众的健康信念越强,且越容易采纳医护人员的建议,采取预防性措施。

2. **影响及制约因素**(modifying factors) 包括各种人口学及社会心理学因素,如年龄、性别、民族、人格、社会压力、文化程度、职业等。一般来说,受教育程度及社会地位高的群体、老年人、曾经患过某种疾病的人会较愿意采纳医护人员建议的预防性措施。

3. 行为的线索和意向（cues to action） 是指促使或诱发采取健康行为的因素,包括周围人提醒、媒体宣传、同事或朋友患病的事实等。行为的线索和意向越多,人们采取健康行为的可能性就越大。

（三）健康信念模式在健康教育中的应用

护士了解健康信念模式后,在进行健康教育时,可应用此模式,从影响公众的健康信念入手,利用宣传手册、新闻媒体等媒介,宣传预防疾病的知识与方法,从而帮助受教育者形成正确的健康信念,使其愿意采取积极的预防措施,达到预防疾病的目的。

问题与思考

健康信念模式的应用

近年来,乳腺疾病的发病率逐年上升,乳腺癌已成为对女性威胁最大的疾病,且发病年龄日趋年轻化。针对这一现状,某社区为提高所辖区女性居民对乳腺疾病的防范意识。请你思考:如何对该社区全体女性开展题为"关爱乳腺健康"的健康教育活动。

依据健康信念模式的主要内容,在实际工作中使用此模式主要包括 2 个步骤,即评估与实施健康教育措施。

1. 评估阶段

（1）评估居民对乳腺疾病的认知:护士首先应了解本社区女性居民对乳腺疾病的分类、发病年龄、危险因素、早期诊断与治疗的认知情况。

（2）评估居民对疾病严重程度的认知:一方面,护士需要评估居民是否认识到乳腺疾病对患病个体的身心影响以及影响的程度;另一方面,护士还需要评估社区居民是否认识到早期发现与早期治疗对乳腺疾病治愈率的影响。

（3）评估居民对行为益处的认知:了解居民对采纳健康行为益处的认知,如学会自查乳腺可以早期发现乳腺疾病等。

（4）评估居民对采纳健康行为的阻碍因素的认知:了解居民对采取健康行为可能遇到的阻碍因素的估计,如自己或家人忽视乳腺自查的重要性。

（5）评估行动的线索及意向:了解居民是否了解饮食习惯等生活方式与乳腺疾病之间的关系,如询问他们是否知道高脂饮食与乳腺癌的相关性,亲友中是否有乳腺疾病的患病者等。

（6）评估居民采纳健康行为的制约因素:了解本社区女性居民的年龄构成、职业、文化程度、家族史等情况。

2. 实施阶段

（1）通过健康教育使居民认识到乳腺疾病的威胁:由健康教育者向居民介绍乳腺疾病的全国发病率、高危人群、发病年龄以及人们的一些不良行为与乳腺疾病的关系等。同时,护士必须让居民了解发现乳腺肿物须及早就医。

（2）让女性了解采纳健康行为的益处,并帮助他们克服障碍:护士可以使用一些具体的数据让居民深刻地体会到采纳健康行为可以使自己免受乳腺疾病的困扰。同时要帮助他们认识到克服一些不健康的生活方式时可能会遇到的困难,帮助居民树立正确的价值观、采纳健康行为。

（3）强化行为的线索及意向对居民的影响:护士应给居民提供与乳腺疾病相关的报纸、杂志、卫生宣传手册、健康小册子等,使人们通过多个渠道及时获得相关的健康教育知识。

（4）现场示范乳腺保健操:乳腺保健是一种融合了瑜伽、健胸操等元素,简单易学的胸部保健操。女性长期坚持练习这一保健操可以起到保健乳房的作用。护士在开展乳腺疾病健康教育活动之前,应先学会乳腺保健操,现场示范并教会受教育者,提高女性预防疾病的主动性。

三、健康促进模式

(一) 模式的发展

健康促进模式(health promotion model,HPM)由美国护理学者娜勒·潘德(Nola Pender)于 20 世纪 80 年代提出。该模式可全面预测健康促进行为的产生及发展,强调认知因素在调节健康行为中的作用,主要应用于个体、家庭护理中的促进行为及其相关研究。潘德及同事发展的研究工具被广泛应用于测试不同国籍人群的健康行为,护士也常用此模式研究和指导健康促进行为。

(二) 模式的组成

健康促进模式主要由 3 个部分组成:个人特征及经验,特定行为认知及情感和行为结果(图 7-3)。

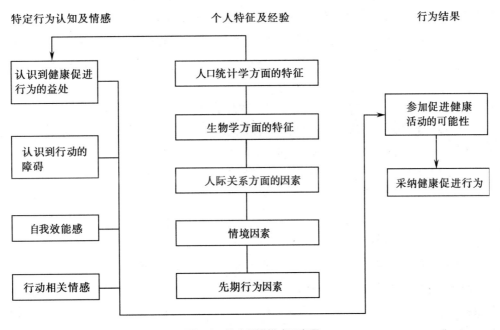

图 7-3　健康促进模式示意图

1. **个人特征及经验**(personal characteristic and experience)　是指那些影响个人行为和情感的因素,主要包括:

(1) 人口学方面的因素:如年龄、性别、民族、文化程度、经济收入等。

(2) 生物学方面的特征:如身高、体重等。

(3) 人际关系方面的因素:包括重要关系人的期望和影响、家庭保健方式及卫生保健人员的影响。

(4) 情境因素:健康促进行为的可选择性和可利用性。

(5) 先期行为因素:指以往曾经采取促进健康的经历及行为技巧。

2. **特定行为认知及情感**(perception and emotion of specific action)　是指人们能否采取某种健康行为的相关因素,主要包括:对采取健康促进行为益处的认知、采取健康行为时可能遇到障碍的认知、对自我效能和行动相关情感的认知等。

3. **行为结果**(result of action)　是指根据个人特征和经验,对即将采取的行动作出判断,采纳或不采纳健康促进行为。

(三）健康促进模式在健康教育中的应用

人们对健康及健康需要的认知程度是决定健康教育能否取得成功的关键性因素,健康教育和健康促进活动只有在了解当地居民的特征与对特定的认知情况的基础上,继而采取有针对性的措施才能取得成功。健康促进模式可用于了解不同人群对健康行为的认知,指导卫生保健人员实施个体化的健康促进活动。

问题与思考

健康促进模式的应用

郭女士有高血压家族史,反复出现头痛、头晕、耳鸣、乏力等症状 5 年,被诊断为原发性高血压。平时不定期地监测血压,感到头痛时,卧床休息或自行服用降压药,症状缓解后即停药。郭女士一直认为自己患原发性高血压是由于家族遗传原因导致,无法避免,与平时生活习惯并无直接联系,长期高盐、高脂饮食,且不愿意运动。郭女士性格开朗,家庭和睦。但她的姐姐半年前由于原发性高血压死亡的事实对其影响很大,她开始对自己的健康状况担忧。请您思考:如何采用健康促进模式对郭女士进行健康教育。

1. 评估

(1) 健康行为:已知自己患有原发性高血压,但仍保持乐观情绪,维持家庭和睦。

(2) 非健康行为:①日常非健康行为:高盐、高脂饮食,很少锻炼;②不合理的保健行为:患原发性高血压的 5 年内,不定期监测血压;③用药不科学:感到头痛时,自行服用降压药,症状缓解后即停药;④不主动采取求医行为:5 年内高血压症状反复出现,但并未求医。

(3) 对健康行为益处的认知:郭女士在高血压症状缓解后就停止服药,并依然保持着不良生活习惯,这些事实说明她对健康的理解有偏差,认为无病就是健康。总之,郭女士还没有感知到健康促进行为可以给她带来的益处。

(4) 对采取健康行为障碍的认知:郭女士长期形成的生活习惯难以很快改变,同时在认识上存在一定的缺陷,这些都会影响她采纳健康促进行为。

(5) 对自我效能的感知:郭女士以前不重视自己的身体状况,但半年前亲友死亡的事件对其触动很大,她开始重视自己的健康状态,这将有利于她形成健康促进行为。另外,郭女士没有意识到改变不良生活习惯可以控制原发性高血压的进展。

(6) 行动相关情感:郭女士性格开朗,但姐姐半年前因高血压去世,对其打击很大。

(7) 人际间影响:鉴于郭女士的家庭和睦,家庭支持较为有力,健康教育者可以充分鼓励家人的配合与参与。

(8) 情境因素:居住小区健身会所设施齐全、便捷、方便郭女士锻炼身体。

2. 制订健康教育目标

(1) 郭女士在 1 个月内能掌握高血压的相关知识。

(2) 郭女士 3 个月后可以维持血压在正常范围内,症状减轻或消失,不出现高血压急症。

(3) 郭女士半年后能主动选择健康的生活方式。

3. 具体措施 护士应通过健康教育使郭女士建立正确的健康观,采纳促进健康的行为和生活方式。实施健康教育的方式包括发放健康教育手册,实施面对面的健康指导等。健康教育的实施帮助郭女士了解原发性高血压的相关知识,认识到原发性高血压是一种严重的疾病,如不能正确对待可能会产生严重后果。同时,护士还帮助她从主观上认识日常生活行为与原发性高血压之间的密切关系,使她通过健康的生活习惯有效地控制血压。实施健康教育后,郭女士能更自觉、更主动地寻求健康促进行为,如养成合理营养、平衡膳食、适量睡眠和积极锻炼等日常健康行为,并能定期监测血压,按时服药,主动求医。

第三节 健康教育的程序与方法

健康教育是一项系统的教育活动,在促进人群形成健康行为的过程中,卫生保健人员需要遵循一定的规律和科学的工作程序,才能达到健康教育的目的,促进个体、家庭和人群改变不健康的行为和生活方式,预防疾病,促进健康。

一、健康教育的程序

健康教育的实施是一个连续不断、循环往复的行为过程,包括评估学习者的学习需要,设立合理的教育目标,制订健康教育计划,实施计划及评价健康教育效果五个步骤。

(一) 健康教育评估

评估是健康教育实施前的准备阶段,通过了解教育对象需要学习的知识和掌握的技能(包括学习需要、学习准备状态、学习能力及学习资源),为确定教育目标、制订教育计划奠定基础和提供依据。

1. 评估学习者的健康需求及学习能力 在实施健康教育前,健康教育者可通过调查了解学习者的基本情况,如年龄、受教育程度、学习健康知识的需求与学习能力、对相关健康知识及健康技能的了解程度、对健康教育的接受程度、教育环境等,以根据不同的学习需要及特点来安排健康教育活动。

2. 评估学习资源 教育者应评估达到健康教育目标所需要的时间、参加人员、教学环境、教学资料(如小册子、教材)、教学设备(如电脑、幻灯片、投影机)等,根据所具备的学习资源选择适合的教学内容和教育方法。

3. 评估教育者 教育者也要对自己的健康教育知识储备、备课是否充分等方面进行评估,如评估计划是否周全,准备是否充分等。因此,健康教育的过程也是健康教育者加深对自身了解的过程。

(二) 确定教育目标

确定健康教育的目标是实施健康教育过程中的一项重要内容。明确教育的具体目标有助于教育计划的开展,为健康教育指明方向,同时健康教育的目标也是评价健康教育效果的主要依据。确定健康教育目标应注意以下几个方面:

1. 目标要有针对性 制订健康教育目标要根据学习者对健康教育知识的兴趣和态度、了解程度、学习者的学习能力等,为其量身定做,制订有针对性的目标。

2. 目标应具有可行性 预期目标必须是可达到的,因此在制定目标时,不但要考虑学习者的能力、学习者所处的环境和社会支持系统情况等,还应考虑教育者的知识水平和专业能力、教育资源与条件等。同时,在制定目标时,教育者应鼓励学习者共同参与目标的制订。

3. 目标应具体、明确、可测量 健康教育的目标应具体说明需要改变的行为、改变的程度及预期时间等。一般来说,目标越是具体、明确、可测量,就越具有指导性和可及性,如可以为学习糖尿病护理知识的病人制订如下目标:病人1周后能自觉控制饮食,每日进食主食不超过5两。

4. 目标应以学习者为中心 教育者必须充分尊重学习者的意愿,帮助学习者正视自己目前的健康状况,通过双方的讨论,学习者根据需要理智地选择教育目标和方法,从而有效地完成健康教育活动。

(三) 制订教育计划

计划是为实现健康教育目标而事先对措施和步骤做出具体部署。好的计划是实现目标的行动纲领。

计划可以使健康教育活动变得有序,减少活动中的不确定性和对变化的冲击,同时计划也是一种协调剂,可以减少重叠性和浪费性的活动。

1. 确定健康教育的时间和场所　教育者在制订计划时,应首先根据人力、物力及其他健康教育资源的情况,合理安排教育活动的时间和地点。

2. 确定教学内容　健康教育的主要目标是帮助人们了解健康的相关知识,充分发挥自己的健康潜能。对社区居民来说,健康教育的主要内容是帮助他们了解有关健康的信息和知识,识别出有害健康的因素,培养社区群体良好的生活方式;对患病人群而言,应帮助他们学习有关健康与疾病的知识,正视自身的健康状况,积极有效地参与疾病的治疗、护理及康复活动。

3. 选择教学方法　健康教育的方法很多,教育者应根据教育目标选择适合的教育方法,从而设计出与受教育者年龄、性别、爱好、文化背景相适应的教学活动。

(四) 实施教育计划

实施是将健康教育计划付诸实践的过程。但在实施计划之前,须对实施健康教育的人员进行相应的培训,确保相关人员明确教育目标、计划和具体的任务。在实施计划的过程中,及时观察学习者的反应,了解健康教育的效果,定期进行阶段性小结和评价,重视与各部门及组织之间的密切配合与沟通,根据需要对计划进行必要的调整,以保证计划的顺利进行。计划实施完成后,应及时进行总结。

(五) 进行效果评价

健康教育评价是一个系统地收集、分析、表达资料的过程,是整个健康教育活动中不可或缺的一环,贯穿于健康教育活动的全过程。健康教育评价的目的在于根据评价效果及时修改和调整教育计划、改进教育方法、完善教育手段,以取得最佳的教育效果。健康教育评价不仅能使我们了解健康教育项目的效果,还能全面监测、控制、保障计划的实施和实施质量,从而成为取得预期效果的关键措施。健康教育评价可以是阶段性的、过程性的或结果性的。

1. 评价的目的　健康教育评价的主要目的包括:

(1) 确定健康教育计划的先进性和合理性。

(2) 确定健康教育计划的执行情况。

(3) 确定健康教育预期目标的实现及持续性。

(4) 总结健康教育的成功与不足之处,提出进一步的研究假设。

2. 评价的过程　评价过程包括以下几方面:

(1) 收集资料:教育者应从以下几个方面收集健康教育活动的相关资料:①健康教育的目标是否真正达到;②教育者提供的健康教育内容是否是公众真正需要的;③健康教育计划是否切实可行;④是否需要完善或改变教育计划。

(2) 评价影响教学效果的所有因素:教育者在进行健康教育评价时必须评价影响教学效果的所有因素,如教学目标是否可行、教育者的资历和水平、教学内容、受教育者的需要、教学时间与场所等。

(3) 重新修订教育计划:根据所收集的相关资料,对健康教育计划进行全面的审视,对教育目标、措施中的不恰当之处加以修改。

3. 评价的种类与内容

(1) 形成评价:形成评价是对健康教育项目计划进行的评价活动,是一个完善项目计划、避免工作失误的过程,包括评价计划设计阶段中目标人群选择、策略确定、方法设计等,其目的在于使计划符合实际的情况。

形成评价的具体内容包括:了解目标人群的基本特征、目标人群对干预措施的看法、了解干预策略及活动的可行性、了解健康教育材料发放系统,包括生产、储存、批发、零售及发放渠道、了解计划执行的初期阶段,根据可能出现的问题,收集反馈信息,以便及时调整。

形成评价的主要评价方法有文献、档案、资料的回顾、专家咨询、专题小组讨论、目标人群调查、现场观察、预实验等。

(2) 过程评价:过程评价起始于健康教育计划实施开始之时,贯穿于计划执行的全过程。过程评价可以有效地监督和保障计划的顺利实施。完善的过程评价资料可以为解释健康教育的结果提供信息。

过程评价的内容包括:①评估项目活动的执行情况;②评估项目活动的覆盖面;③评估目标人群的满意程度;④评估项目活动的质量(如考察干预活动是否符合目标人群的需要、是否完成、完成的是否合格、干预方法是否有效、干预实施质量如何、服务利用情况如何、利用率低的原因、信息反馈系统是否健全、工作记录的完整性和质量如何);⑤评估工作人员工作情况(工作人员的工作态度、知识、技能与管理水平);⑥评估项目资源使用情况等。

过程评价的主要方法有查阅档案资料、目标人群调查、现场观察、工作例会、审计等。

(3) 效应评价:效应评价是评价健康教育活动导致的目标人群健康相关行为及其影响因素的变化,评价的重点在于干预活动对目标人群知识、态度和行为的直接影响。健康相关行为的影响因素及行为本身较早发生改变,故效应评价又称近中期效果评价。

效应评价的内容主要包括 4 个方面:①倾向因素:目标人群的卫生保健知识、健康价值观、对某一健康相关行为或疾病的态度、对自身易感性、疾病潜在威胁的认识等;②促成因素:卫生服务或实行健康行为资源的可及性;③强化因素:与目标人群关系密切者对健康相关行为或疾病的看法、目标人群采纳健康相关行为时获得的社会支持及采纳该行为前后自身的感受;④健康相关行为:干预前后目标人群健康相关行为是否发生改变、改变程度及各种变化在人群中的分布。

(4) 结局评价:又称远期评价,主要评价健康教育项目导致的目标人群健康状况乃至生活质量的变化情况,在健康教育活动全部结束后进行,评价项目最终目标实现与否。

(5) 总结评价:总结评价是指形成评价、过程评价、效应评价和结局评价的综合以及对各方面资料做出总结性的概括,能全面反映健康教育项目的成功之处与不足,为今后的计划制订和项目决策提供依据。

总之,形成是开始,过程是全部,效应是近期(中期),结果是远期,总结是综合。

二、健康教育的内容

健康教育的内容应根据教育对象的需求确定,根据教育对象的健康状态可将健康教育内容划分为三大类。

(一) 一般健康教育

一般健康教育旨在帮助公众了解增强个人和人群健康的基本知识及技能,提高公民健康素养。内容包括:向人们介绍常见病的防治、饮食与营养、活动与安全、环境保护、计划生育、心理健康的维持、常用药品的储存、使用和管理等。

(二) 特殊健康教育

特殊健康教育是针对特定人群的健康问题与特定疾病所进行的治疗、护理、康复知识方面的健康教育,其中包括妇女健康知识、儿童及青少年健康保健知识、中老年的预防保健知识、残疾人健康保健知识、职业病的预防知识等。

(三) 卫生管理法规的健康教育

卫生法规知识的健康教育主要包括相关卫生法规及政策,其目的是帮助个体、家庭及社区了解相关卫生政策及法规,促进公众树立良好的健康观与职业道德,提高其责任心,使其自觉地遵守与维护卫生管理法规,进而维护社区健康水平。

三、健康教育的方法

健康教育有多种方法,教育者应根据健康教育的目标、内容、教育对象的文化水平及认知、学习特点进行选择与确定。教育者既可以应用专题讲座、个别会谈、讨论等方法增加学习者的知识;也可使用角色扮演、辩论等教育方法改变学习者的态度;同时,当目标是帮助学习者获得某种促进健康的技能时,则可以采用示范、角色扮演等方法。

(一)专题讲座法

1. 定义 专题讲座是针对某个健康问题以课堂讲授(口头语言)的形式,向学习者传递健康教育知识的方法。

2. 特点与适用范围 专题讲座是一种传统的、正式的、也是最常用的健康教育方法,通过课堂讲授的方法传递健康知识,帮助学习者掌握健康知识、树立正确的态度、采纳健康的行为。这种教学方法适用于除儿童以外的各种团体,它的特点是能在有限的时间内讲授较多的知识,容易组织、比较经济,有利于教学活动有计划地进行。然而,这一方法的教学效果受教育者个人的语言素养影响较大,当听众较多时,讲授者难以充分了解听众对讲授内容的反应,无法及时与听众进行有效沟通,不能充分照顾到听众的个体差异,且不利于学习者主动学习。

3. 注意事项

(1)针对听众准备教育方案:在提供讲座前应预先了解听众的人数、受教育程度、职业等、需求等基本资料,进行有针对性的备课。

(2)选择授课环境:尽量为学习者选择安静、光线充足、温度适宜、教学设备完善的学习环境。

(3)注意讲授技巧:讲授时应做到条理清楚、重点分明、通俗易懂、逻辑清晰。讲授的内容必须遵循科学性原则,做到概念、原理、事实、观点正确。方式可根据内容选择多种多样,如利用挂图、幻灯、模型等加深学习者对文字资料的理解,选择与听众接近的生动案例。同时注意与听众交流,充分调动学习者的学习热情等。

(4)把握授课时间:授课内容简明扼要,时间不宜过长,一般以 30~60 分钟为宜。

(二)讨论法

1. 定义 讨论法是以教学对象为互动主体,教育者加以引导,在教学过程中主要以交流的方式进行,通过让学习者主动探究教学内容以实现教学目标的方法。

2. 特点与适用范围 讨论法主要是针对学习者的需要,以小组或团体学习的形式进行健康信息的沟通和经验交流,这一方法使学习者化被动为主动,成为教学的主体,有利于提高学习者的学习兴趣,促进学习者态度或行为的改变。使用讨论法时应注意学习者人数的要求,一般来说,该方法适用于对 5 人以上,20人以下的授课对象进行教学。该方法的不足是小组的组织及讨论一般会消耗较多的时间,因此,教育者必须适时地给予引导和控制,否则易出现"跑题"或以个别受教育者为主导的现象。

3. 注意事项

(1)参与小组讨论的人员以 5~20 人为宜,尽量选择年龄、健康需求、教育程度等背景相似的人组成同一小组;选择环境安静、圆形或半圆形就座,便于交流。

(2)讨论前应确定讨论的主题及基本内容,并制订相关的讨论规则,如小组讨论时间、每人都应积极发言、把握讨论主题及发言时间、其他人发言时保持安静、认真倾听、尊重其他人的意见等,保证讨论顺利进行。

(3)一般由卫生保健人员如护士、医生来担任主持者。开始前应先介绍参加人员及讨论主题,讨论过程中主持者在要注意调节讨论气氛,适时予以引导、提示、鼓励、肯定等,在结束前对讨论结果进行简短归纳和总结。

(三)角色扮演法

1. 定义 角色扮演法是一种通过行为模仿或行为替代来影响个体心理过程的方法。教育者通过让学习者模拟现实生活片段并扮演其中的角色,使教学内容剧情化,帮助学习者在观察、体验和分析的过程中加深对教育知识的理解。

2. 特点与适用范围 此方法的特点是向学习者提供具体而有趣的学习环境,所有人员可以参与到学习过程中。形式可以是预先准备好的角色进行扮演,也可以预先不准备,而采用自发式角色扮演。但是,角色扮演是一种当众表演,有些学习者在角色扮演时可能会感觉羞怯、有压力,从而导致教育者希望表现的内容可能无法完全展现出来。因此,相对来讲,角色扮演法更适用于儿童及年轻人。

3. 注意事项

(1) 为取得较为理想的效果,角色扮演前,应注意对教育主题的选择与编排、角色及时间的分配与排练。

(2) 角色扮演时,主持者应简单陈述本次教学活动的目的及意义,并对剧情、表演人员及相应角色进行简单介绍。

(3) 角色扮演结束后,应及时进行讨论与总结,让参加者真正理解相关知识。可以先由表演者谈自己的感受,然后让其他人员积极参加讨论。主持人也可以根据剧中的重点内容提出问题,引导大家积极讨论。

(四) 示范法

1. 定义 示范法是指健康教育工作者通过动作范例,使学习者直接感知、领会所要学习动作的顺序和要领的一种教学方法,即通过观察他人行为,学习或改变行为的过程。

2. 特点与适用范围 使用示范法,教育者会以一连串的动作使学习者理解教学现象或原理,帮助学习者有机会将理论知识应用于实际,以学会某项技巧。示范的内容通常包括动作、程序、技巧和知识等,教学时应配合各种教学设备和教具。使用这一方法时,教育者应先对该技术或技巧进行示范,并详细讲解该项技能的操作步骤及要领,然后学习者在教育者的指导下反复练习直至掌握。示范法的不足是容易受场地、示教用具等教学条件的限制。

3. 注意事项

(1) 注意示范的位置与方向:一般来说,示范者要站在学习者的正面,与学习者视线垂直,使全部学习者都可以清楚地看到示范全过程。

(2) 示范动作不宜太快:示范者要对示范动作进行适当分解,不宜过快,最好边示范边口头解释;当示范内容较复杂时,可事先组织学习者收看视听材料。

(3) 注意安排练习时间:示范结束后,要安排一定的时间让学习者有练习的机会。对于学习者的练习效果,示范者要注意给予鼓励和指导。纠正错误时,避免使用责备的语气,以防打击学习者的积极性。

(4) 及时归纳总结:在结束时,可安排学习者表演或充当教师进行回示教,结合回示教的效果对教学内容进行归纳总结。

(五) 个别会谈法

1. 定义 个别会谈法是由健康教育工作者根据学习者已有的知识经验,借助启发性问题,通过口头问答的方式,引导学习者通过比较、分析、判断等思维活动获取知识的方法。

2. 特点与适用范围 个别会谈法常用于家庭访视、卫生所诊治前后,是一种简单易行的健康教育方法。会谈时教育者应重视与学习者建立良好的关系,及时了解其现存的或潜在的健康问题,并注意在会谈时尊重对方的想法及判断。

3. 注意事项

(1) 事先了解学习者的基本背景资料,如姓名、年龄、教育程度、家庭状态、职业等。

(2) 会谈的环境要安静、舒适,尽量避免会谈被打断或干扰。

(3) 交谈内容要紧扣主题,可先从学习者较熟悉的人或事物谈起,使学习者产生信任感,并及时观察学习者对教育内容的反应,鼓励学习者积极提问和参与交谈。

（4）每次交谈内容不宜过多，时间不宜过长，以避免学习者产生厌倦情绪。

（5）会谈结束时，对本次教育内容进行及时总结，并了解学习者的学习效果，如有需要可安排下次会谈时间。

（六）视听教学法

1. **定义**　视听教学法是以图表、模型、标本或录像、电视、电影等视听材料向人们讲解健康知识与技能的教学方法。

2. **特点与适用范围**　视听教学法能直观、生动地展示健康教育的教学内容，容易激发学习者的学习兴趣，使学习者在没有压力的气氛中学习并掌握健康知识。视听教学法既可以针对个体进行教学，亦可针对群体，但是成本较高，需要一定的设备和经费保障。

3. **注意事项**

（1）图表设计尽可能生动醒目，吸引学习者的注意力，便于记忆，同时图表、模型的展示应配有简明扼要、通俗易懂的文字予以进一步帮助说明。

（2）试听材料要保证质量：播放视听教学短片时，注意选择安静适宜的播放环境，教育者还应具备基本的计算机操作知识。

（七）其他健康教育方式

健康教育除了上述教育方式外，还可以采用其他多种形式。如根据教学目的组织学习者到实际场景中观察某种现象，以获得感性知识或验证已获得的知识；利用计算机进行知识讲解、做题、解答，实现人机互动；利用广播、电视、报纸、健康宣传小手册等大众传媒介绍预防保健知识；还可以利用社团、民间组织活动的机会进行健康教育。

四、健康教育的注意事项

（一）根据学习者的学习需求制订健康教育计划

在制订和实施健康教育计划之前，应全面了解学习者的学习需求，即学习者需要掌握的知识和技能，并在此基础上制订切实可行的健康教育计划，以达到预期健康教育的目标。

（二）教学内容应从简单到复杂，从具体到抽象

为激发学习者的学习兴趣，保证健康教育效果，教育者在健康教育的开始阶段应尽量安排简单、具体且易于理解的内容，之后根据学习者的领会程度逐渐向复杂、抽象的内容过渡，从而使学习者真正理解和掌握健康教育的内容。

（三）注意理论联系实际

在健康教育的过程中，教育者应注重将知识传授与实际应用结合起来，既可以帮助学习者学到基本的健康知识，提高自我保健意识和能力，同时也能促进他们自觉地采纳健康行为和良好的生活方式，使学有所用。

（四）创造良好的学习环境和氛围

良好的学习环境和氛围可以有效地激发学习者的学习兴趣，同时也是提高教学效果的重要保证，反之，环境过于嘈杂，室内温度过高或过低都会影响教学效果。因此，良好的健康教育环境和学习氛围有利于健康教育活动的顺利进行。

总之，健康教育是一项有目的、有计划，需要各级组织、政府为龙头，医务人员为骨干，全民共同参与并付出努力的系统工程，对于提高全民健康素养，实现初级卫生保健，促进国家卫生事业发展具有重要意义。健康教育既是一门知识，也是一门技术，更是一门科学，需要护士在实践中不断地研究、发展和完善。

（赵文婷）

健康教育是通过信息传播和行为干预,帮助个体和群体掌握卫生保健知识,树立积极的健康观念,自觉自愿地采纳有益于健康的行为和生活方式的教育活动和过程,其核心问题是促进个体和群体改变不健康的生活方式。健康教育相关理论与模式是组织进行健康教育活动的指南,对理解、分析行为变化的过程起到帮助作用,同时也是健康教育过程的理论框架。健康教育的方法有很多种,可以根据实际情况选择不同的教育方法,具体包括专题讲座法、讨论法、个人会谈法等语言教育;实地参观法、示教法等实践教育;运用图片、模型等的形象化教育以及运用现代化的声、光等设备进行的电教化教育等。

复习思考题

1. 分析医院健康教育与社区健康教育的不同。

2. 健康教育中,护士处于什么样的角色与地位?

3. 简述健康教育的目的及意义。

4. 请举例三种健康教育的方法。

5. 请举例说明实施健康教育的注意事项。

第八章　护理与伦理

8

学习目标	
掌握	护理道德、护理伦理学的概念;护理伦理原则、规范及范畴的主要内容及其应用;不同领域护理实践的伦理道德要求及其应用。
熟悉	伦理学的基本问题;护理道德的作用;护理伦理学的研究对象;护理伦理原则、护理伦理规范及护理伦理范畴的内涵。
了解	道德、职业道德、伦理的内涵;道德的构成要素与功能;道德与职业道德、伦理与道德之间的相互关系。

第一节 概 述

弗洛伦斯·南丁格尔曾说过:"护理是一种伦理,该职业需要高度冷静的心态与责任感。"护理人员的实践活动离不开伦理的考量,探讨伦理与道德的问题,对护理服务质量的提高与护理事业的发展具有重要的意义。

一、道德与职业道德

道德是人类社会生活中所特有的,由道德意识、关系和行为三要素所组成,起到调节、导向、教育、辩护、认识、激励的功能;而职业道德是一般社会道德在职业生活中的具体体现,与道德存在着相辅相成的关系。

(一) 道德

1. **概念** 道德(morality)一词来源于拉丁语"mores",兼具了风俗、习惯、个人的性格与品性的意思。据我国古籍记载,"道"的原意为"路","德"与"得"相通,是指人们对"道"的认识,践行而后有所得。可见,不管是中国还是西方,道德一词包含了社会的道德原则与个人品质两方面的内容。因此,道德是指由一定社会经济关系所决定,依靠人们的内心信念、社会舆论和传统习俗来维持,用以调整人与人,人与社会、人与自然的利益关系,并以善恶标准进行评价的原则、规范、心理意识和行为活动的总和。

2. **构成要素** 道德是人类社会生活中所特有的,由道德意识、道德关系和道德行为三个要素构成,三者相互联系、相互制约。其中,道德行为是道德意识形成与道德关系得以表现、维持、变化与更新的重要途径与方式,而道德意识是道德关系形成的思想前提,也是道德行为的支配力量;道德关系是道德意识的现实表现,又以道德行为为载体,规范着人们的道德活动。

3. **功能** 道德的功能主要表现为调节、导向、教育、辩护、认识、激励。道德帮助人们正确地认识并调节社会生活中的各种关系、道德规范与原则,认识自身对家庭、他人及社会的义务与责任,并通过道德的"善"与"恶"标准来评价,从而培养人们良好的道德意识、道德品质与道德行为。

(二) 职业道德

1. **概念** 职业道德(professional morality)是指从事一定职业的人们在职业工作过程中应遵守的道德准则、道德情操和道德品质的总和。职业道德是一般社会道德在职业生活中的具体体现。职业道德具有专属性,主要由职业理想、职业态度、职业责任、职业技能、职业纪律、职业良心、职业情感、职业作风八个方面组成。

2. **道德与职业道德的关系** 职业道德是道德的组成部分,两者相辅相成,良好的社会道德有助于职业道德的构建,而规范的职业道德也有助于促进社会道德的完善。

二、伦理与伦理学

伦理是处理人际间关系的道理和原则,而伦理学是一门研究道德的起源、本质、作用及其发展规律的科学,主要探讨道德和利益的关系问题。

(一) 伦理

1. **概念** 伦理(ethic)一词来源于希腊语"ethos",意为风俗、习惯、性格等。据我国古籍记载,"伦"的原意为"辈",是指人与人的关系;"理"的原意为"治玉",是指条理、道理或规则。可见,不管是中国还是西方,伦理均可被引申为处理人际间关系的道理和原则。

2. **伦理与道德的关系** 道德与伦理因为含义基本相似,经常被作为同义词使用,但从严格意义上讲,两者是有所区别的,"道德"是指道德现象,侧重于实践与个体层面,表达的是"您最好应该……";而"伦理"是指道德现象理论的概括和总结,侧重于理论与社会层面,表达的是"您必须应该……"。

(二)伦理学

1. 概念 伦理学(ethics),又被称为"道德哲学"或"道德学",是一门研究道德的起源、本质、作用及其发展规律的科学。

2. 基本问题 伦理学的基本问题是道德和利益的关系问题。主要包含两方面内容,一是利益决定道德还是道德决定利益? 这也是唯物主义与唯心主义的哲学基本问题;二是集体利益与个人利益谁服从谁? 对于这两个问题的不同回答,决定着各种道德体系的价值取向与伦理原则,也决定了道德活动的标准和方向。

三、护理道德与护理伦理

护理道德是一般社会道德在护理实践的特殊体现,是护理质量的源泉。护理伦理学是研究护理职业道德的科学,主要包括护理道德现象、护理道德关系与护理道德规律三个研究对象。

(一)护理道德

1. 概念 护理道德(nursing morality)是指对护理人员进行护理实践所提出的护理职业道德标准和护士行为规范,是一般社会道德在护理实践中的特殊体现。护理人员与服务对象的接触时间最多,拥有"前哨阵地"的优势,护理服务的各个环节的质量都需要护理人员用高度的责任心和良好的职业道德加以保障。因此,护理道德作为一种职业道德,同样是通过调节、导向、教育、辩护、认识、激励功能来指导护理专业行为,从而促进护理服务质量的提高,并推动护理事业的发展。

2. 作用 护理道德是护理质量的源泉,良好的护理道德是提高护理质量的内在动力与前提条件。具备良好道德素质的护理人员在工作中会严格遵守各项规章制度与职业规范,促进医疗质量和管理水平的提高。俗话说"三分治疗,七分护理",可见,良好的护理道德是友好合作护患关系的桥梁,也是协调医护关系的纽带。此外,良好的护理道德也是促进护理人员自身发展和推动护理事业发展的巨大原动力。

案例 8-1

　　张某,女,50岁,因"左胫腓骨粉碎性骨折"入院手术治疗。术后张女士未排过大便,用药和灌肠处理后仍未见效。2016年6月9日下午,憋了6天的张女士,腹胀难忍,痛苦得用手扯裤子。刚刚接班走进病房的护士,看到病人痛苦的表情,马上戴上消毒手套,拿起便盆,伸手为张女士抠起大便,六天蓄积的大便又干又硬,她用食指一点点抠出来,足足抠了30分钟,难闻的气味在空气中弥散开来,汗水布满了她的额头,打湿了口罩。憋了几天第一次排出大便的张女士彻底得到了放松,她感动得热泪盈眶,拉着护士硬要认她做干女儿。

　　思考: 张女士被护士的哪种职业品质或行为所感动?

(二)护理伦理

1. 概念 护理伦理学(nursing ethics)是研究护理职业道德的科学,是运用一般伦理学原理和原则来解决和调节护理实践中护理人员之间,护理人员与他人,与社会之间关系的护理道德意识、规范和行为的科学。

2. 研究对象 护理伦理学的原理、概念等来源于护理实践,并在护理实践中不断检验与发展。护理伦理学的研究对象包括护理道德现象、护理道德关系与护理道德规律。其中,①护理道德现象:是指护理人员进行实践的护理道德行为、道德观念、思想和理论及其对护理人员道德行为评价标准的总和;②护理道德关系:是指护理人员与服务对象、与其他医务人员、与社会、与护理学科等存在的相关关系;③护理道德规律:是指护理人员按照一定的伦理理论及善恶观念而采取的伦理行为,及开展伦理活动的总和。

从一名白班护士一大的工作可以看出,护理工作很辛苦,很细致,护理实践的每一个环节,可能已经重复了许多次,但仍然需要像第一次做一样的认真与严谨。护理工作又很特殊,不仅需要做好常规护理工作,观察服务对象病情变化,也需要关注服务对象的心理变化,可见,服务对象的行、住、坐、卧都应兼顾到,做到事无巨细。而护理工作的这些特点决定了护理人员必须具备护理伦理的相关品质,掌握护理伦理的基本规则、规范与范畴,而护理伦理学则为护理人员提供了一个良好的途径,为护理实践起到了巨大的指导作用。

第二节 护理伦理的基本原则、规范和范畴

弗洛伦斯·南丁格尔曾说过:"护理本身是一项最精细的艺术,这项艺术需要靠高洁的作风和高尚的护德铸就。"她也用毕生精力来践行着护理伦理的原则、规范与范畴。护理伦理的基本原则、规范和范畴是护理伦理道德体系的总纲与精髓,是护士道德意识和行为的具体标准,具有可操作性。如果将护理伦理道德体系比喻成一张渔网,则护理伦理的基本原则和规范就是网上的渔网线,护理伦理的范畴就是各个渔网线交叉处的结节。因此,学习并理解护理伦理的基本原则、规范和范畴,对于强化护理人员的护理伦理观念、提升其职业伦理修养,与树立正确的护理伦理信念具有重要的意义。

一、护理伦理基本原则

护理伦理原则(nursing ethical principle)是指护理人员在医疗护理实践过程中调整自身与病人、与其他医务人员及与社会之间的相关关系的行为准则和规范。而护理伦理的基本原则是从护理实践和护理行为准则中归纳、总结、抽象概括得出的结论,是护理人员应当遵循的最基本的伦理要求,是规范一切护理伦理活动和行为的指南针。

(一) 我国护理伦理基本原则

护理实践是医疗实践的重要组成部分。我国护理伦理基本原则主要源于我国社会主义医德基本原则。我国社会主义医德原则是 1981 年,在上海举办的我国第一届医德学术讨论会上首次提出的,后经过修订确定而成,即"防病治病,救死扶伤,实行社会主义人道主义,全心全意为人民身心健康服务。"

1. 防病治病,救死扶伤 其实质是护理职责和职业道德所必备的护理专业知识、技能及高尚的护理道德修养;是护理工作的核心任务和基本内容。要求护理人员在护理实践中要将服务对象的健康与生命放在第一位。

2. 实行社会主义人道主义 其实质是护理人员在防病治病、救死扶伤的基础上,能够以仁爱、平等的精神对待服务对象,尊重服务对象的人格和尊严,理解服务对象的情感,高度重视每一位服务对象的生命价值。

3. 全心全意为人民身心健康服务 其实质是护理工作的出发点与落脚点,也是每一位护理人员应追求的最高境界。要求护理人员在护理工作中,真正地做到"服务对象、服务态度、服务目标和服务内容"上的全心全意。

(二) 国际护理伦理基本原则

1989 年,美国著名生命伦理学家比彻姆(Tom L. Beauchamp)和查尔瑞斯(James F. Childress)在《生命医学

伦理学原则》一书中提出了四大生命伦理原则,被广泛应用至今。

1. **尊重自主原则**(principle of respect for autonomy) 是指有自主能力的服务对象,在其观点和决定不伤害他人思想与行为的前提下,有权了解医学诊疗相关信息,并根据信息自我做出选择,在此过程中医务人员没有欺骗、强迫和利诱服务对象。对于自主能力减弱或缺乏的服务对象(如昏迷病人、婴幼儿、精神障碍病人、智障者等),由其家属或法定监护人代为行使。尊重自主原则主要体现为尊重服务对象的生命、人格、尊严、知情同意权、隐私权和保密权。值得指出的是,医务人员尊重服务对象这些权利的同时,绝不意味着放弃或者减轻自己的道德责任,完全听命于服务对象的任何意愿和要求。在一些特殊情况下,需要由医务人员作出决定,例如紧急抢救时;服务对象患有对他人或社会有危害的疾病而又有不合理要求和做法时(如传染病者拒绝隔离)等。

案例 8-2

林先生,男,49 岁,某公司职员,性格内向,平时运动量较少,不喜欢吃蔬菜和水果。2 周前,林先生发现排便性状改变,有黑便,怀疑自己患胃肠疾病而精神紧张入院检查。经直肠镜及组织切片检查,确诊为直肠癌。医生见林先生精神状态不好,唯恐刺激他,只把结果告诉了林先生的妻子并商讨做直肠癌根治术。手术成功,术后医生将手术情况告知林先生,他十分生气和恼火,要求追究医生隐瞒病情擅自手术的责任。

思考:医务人员违背了哪项伦理基本原则?

相关链接

知情同意权的由来

知情同意(informed consent)起源于西方,关于它的产生时间,目前学界有三种不同的见解。第一种观点是以汤姆·比彻姆(Tom Beauchamp)和罗丝·芳登(Ruth Faden)等人为代表,认为知情同意产生于20世纪50年代~70年代;第二种观点以杰·凯兹(Jay Katz)为代表,认为知情同意在临床和研究中从未出现过,整个医学史中医生和患者是"沉默的世界";第三种观点则以马丁·坡尼克(Martin Pernick)为代表,认为西方医学史的发展本身就是知情同意发展的历史,知情同意很早就在西方出现了。

这三种观点中,第一种观点代表了学术界的主流观点。20世纪中叶之前为"前知情同意时期",严格意义上的知情同意是20世纪中叶才真正出现在西方医学领域之中,其伦理思想主要是医生的美德,专注于如何规范医生的职业行为和提升医生的道德境界来实现医学的"行善"目的。1946年制订的《纽伦堡法典》确定了知情同意的理念。纽伦堡审判后,"知情同意"逐渐成为重要的医学伦理原则之一。

2. **不伤害原则**(principle of non-maleficence) 是指医务人员的行为,其动机与结果均应该避免对服务对象的身心造成伤害,包括道德性伤害和技术性伤害。①道德性伤害:是指由于医务人员缺乏医德而对服务对象造成心理、精神,甚至人格上的伤害,如态度冷漠、言语不逊等;②技术性伤害:是指医务人员在诊疗或护理操作中不当行为而对病人造成的身体、心理的伤害。不伤害原则也是对护理行为的最基本要求。护理人员在护理实践中应以服务对象的利益为重,使服务对象免受不应有的护理伤害,例如癌症病人化疗时,由于护理人员操作不当而导致化疗药物外渗而造成组织坏死。

但是"不伤害"不等于"无伤害",对于有危险或伤害的护理措施要权衡其利与弊,选择对服务对象受益最大、伤害最小的护理方案,并在实施中尽最大努力把难免但可控的伤害控制在最低限度之内。例如动力性尿潴留病人,护理人员首先想到的不应该是导尿,而应先了解病人尿潴留的原因,通过尝试改变排尿环境、排尿姿势或采用听流水声等无创性护理措施帮助病人解决痛苦;如上述措施无效,再考虑导尿,同时在导尿过程中严格注意无菌操作,避免感染的发生。

案例 8-3

> 患儿,男,4岁,急性菌痢住院,经治疗病情好转,但惠儿的父母觉得小儿身体虚弱,要求输血,医生因为是熟人,碍于情面,同意了。但护士为了早点回家,静脉输血速度过快,导致患儿心搏骤停,抢救无效死亡。
>
> **思考:** 医务人员违背了哪项伦理基本原则?为什么?

3. **有利原则**(principle of beneficence) 又称行善原则,是指医疗护理活动中始终将服务对象的利益置于首位,切实为服务对象谋利益,但并不意味着只有利益没有弊害,而是利大于弊。可见,有利原则是比不伤害原则内容更广泛、更高层次的护理伦理原则。因此,护理人员在护理实践中要采取措施防止可能出现的伤害,保护服务对象的安全,如可能出现抽搐或躁动的病人,准备好护栏、保护具、压舌板等用物,避免病人发作时伤害到自己或他人;去除现有的伤害或损伤等。

案例 8-4

> 王先生,45岁,肝癌晚期。在治疗中,配偶听说可以进行活体肝脏移植,于是,向医生主动提出自愿捐献活体肝脏,希望丈夫能够康复,坚持要求进行活体肝脏移植术。
>
> **思考:** 医务人员应该如何做来体现有利原则?

4. **公平原则**(principle of justice) 是指在护理实践中,护理人员在面对不同种族、肤色、年龄、职业、社会地位、经济状况、文化水平的服务对象时,做到平等、公正对待,一视同仁,没有偏私与偏袒。这是护理人员应该遵循的基本行为准则。在面对服务对象病情复杂多变,而医疗卫生资源又有限的情况下,护理人员在护理实践中要本着公平原则,尽可能公平地分配医疗资源,使资源利用最大化,这对于建立良好的护患关系,预防与解决护患纠纷具有重要的意义。

案例 8-5

> 林女士,40岁,乳腺癌,就诊时被同时查出携带艾滋病病毒,在求医时屡次遭拒而引发公众热议。
>
> **思考:** 案例中的医务人员违背了哪项伦理基本原则?

护理人员如何在复杂的临床工作情境中把握与应用上述护理伦理的基本原则,有赖于护理人员自身经验与其正确的伦理敏感性。

道德敏感性（moral sensitivity）

道德敏感性（moral sensitivity）一词最早出现于 1983 年，Rest 所提出的道德行为四成分模型（four component model）。Rest 认为道德行为的产生至少是由道德敏感性、道德判断、道德动机和道德品性四部分组成。目前，学术界关于道德敏感性的概念尚未形成统一的认识，不同的学者有不同的认识。例如，Rest 认为道德敏感性是对情境的领悟和解释能力，是对情境的道德内容的觉察和对行为如何影响别人的意识，即敏感地认识到"这是个道德问题"。Lutzen 等人认为道德敏感性是指基于对个体经历及对服务对象特定情境的理解和认识，意识到伦理问题的存在或当伦理冲突未形成前，特定情境中的伦理维度或方面，确定其相关重要性及伦理决策的后果的能力。Ersoy 和 Goz 学者认为道德敏感性是指识别现存的或潜在的伦理问题、伦理冲突的能力。在研究中，"道德敏感性"和"伦理敏感性"（ethical sensitivity）经常被互换使用。无论是道德敏感性还是伦理敏感性，都是医务人员进行伦理决策的前提。

二、护理伦理基本规范

护理伦理规范（nursing ethical code）是指在一定的护理伦理理论和原则的指导下，用以协调护理人员与服务对象、与其他医务人员，与社会间关系应遵循的行为准则，是指导护理人员进行道德实践的行动指南。

（一）特点

护理伦理规范具有特异性、普遍性和自律性的特点。其中，①特异性：是指不同领域、不同专科护理具有相应针对性与特异性的伦理要求；②普遍性：是指护理服务是面向全人类，不受国籍、种族、信仰、肤色、年龄等的影响，宗旨都是为了维护人类的健康；③自律性：是指护理伦理规范要从每一位护理人员自身做起，自觉遵守护理伦理要求，践行护理道德行为。

（二）我国护理伦理规范的基本内容

我国护理伦理规范的基本内容主要源于国内外护理伦理相关法规与制度的建立，例如，1953 年，《护士伦理学国际法》的制订；1988 年，我国颁布的《医务人员医德规范及实施办法》（附录四）；2000 年，中华护理学会起草的《21 世纪中国护士伦理准则草案》；2005 年《国际护士伦理守则》（附录五）。

1. 热爱专业，忠于职守　热爱并忠诚护理事业，树立职业的自豪感是护理人员首要的道德品质和基本素质。南丁格尔之所以成为护理界的典范与楷模，与她热爱护理工作，对护理事业的执着与奉献是分不开的。作为护理人员，要端正对护理工作的认识，充分理解护理工作的性质与意义，以实际行为爱惜"白衣天使""生命的守护神"等多种美称，真正担负起"增进健康、预防疾病、恢复健康、减轻痛苦"这一职责。

2. 尊重病人，一视同仁　尊重服务对象的人格、价值观，平等对待服务对象是护理人员应具备的基本道德品质，也是建立良好护患关系的前提和基础。作为护理人员，对不同民族、种族、信仰、肤色等人应做到一视同仁，平等对待，时刻以服务对象的利益为出发点。

3. 文明礼貌，举止端庄　言行文明、举止端庄是护理人员实现护理伦理规范的主要途径，其直接影响护患关系与服务对象的身心健康。正如前人所言，"良好的语言是一剂良药""良言一句三冬暖，恶语伤人六月寒"。护理人员与服务对象及其家属沟通交流时要注意语言的科学性、规范性、文明性与亲切性，不可使用随意的、不负责任的、甚至粗暴的语言。同时在护理实践中，护理人员要注意自身的仪表和举止，做到衣着整洁、精神饱满、姿态稳重、反应敏捷，使服务对象感受到被尊重、理解与关怀，进而增强服务对象的安全感与信任感，提高其配合治疗护理的依从性与积极性。

4. 廉洁奉公，遵纪守法　护理人员应该做到正直廉洁，奉公守法，不徇私情，不图私利。救死扶伤、防病治病是护理人员的天职，绝不能以护理手段作为牟取私利的手段。在当今医疗环境下，护理人员应该始终保持清楚的头脑,自觉抵制一切歪风邪气,遵纪守法,维护"白衣天使"的形象,也努力培养与践行"慎独"修养。

5. 互学互尊,团结协作 互学互尊,团结协作是护理人员处理与病人,与其他医务人员关系的基本准则。护理工作是以团队合作为特点,护理人员在工作中要树立集体与整体观念、互相尊重和信任、互相支持和协作、互相学习和提高,共同为维护服务对象的身心健康而努力。例如,任何一例危重病人的成功抢救,都是多科室、多学科、多专业人员团结协作的结晶。

6. 刻苦钻研,精益求精 刻苦钻研,精益求精是护理人员对待护理工作的基本态度,也是保障服务对象健康和生命的基础。医学科学发展日新月异,护理知识和技术也在不断深化与拓展,护理人员只有不断努力钻研护理知识的新进展,在技术上精益求精,不断创新,才能真正做到"为服务对象提供优质护理服务"。

案例 8-6

　　1973 年 2 月,炉霍县发生 7.9 级强烈地震,巴桑邓珠主动要求随医疗救护队前往灾区。经过一天的路途颠簸后,巴桑邓珠和同事们不顾饥寒交迫,不顾余震的危险,在电力全部中断的情况下,他们借助手电筒和火把的微弱光线,在残垣断壁下,立即开展了对一个个伤病员的救治工作,直到第二天天亮⋯⋯经过 7 个日日夜夜的连续奋战,救治了各类伤病员 300 多人,挽救了 50 余位伤病者的生命。

　　在从事护理工作的几十年中,他经常利用休息时间为藏民病人当导医,为病员与医生当翻译,全州十八个县到州人民医院来看病的农牧民病人都知道有一位对病人热情服务的藏族男护士。在一个寒冷的冬天,一位来自牧区的贫困病人因消化性溃疡大出血急诊转入州人民医院。利用休息时间为病人当导医和翻译的巴桑邓珠,看到病人衣着单薄,立即回家抱来了崭新的毛毯盖在被冻得瑟瑟发抖的病人身上。手术后的恢复期,巴桑邓珠对病人悉心照顾,时常从家里给病人送去糌粑、酥油等营养食物,病人治愈出院时,不顾巴桑邓珠的再三劝阻,执意要向巴桑邓珠叩头致谢。

　　像以上那样的事例还有很多很多,面对大家的赞誉,巴桑邓珠总是笑容满面而又谦逊地说:"我是一个藏族人民的儿子,我深深地热爱护理专业、热爱雪山草地、热爱生活在我们这个星球上的各族人民,所以,我做的一切都是应该的"。在忘我的工作之余,他所想到的仍是怎样提高自己的业务理论水平。丰富的临床经验及先进的理论管理知识,使他对护理学有了更新、更深的理解与认识。

　　2003 年 8 月,巴桑邓珠成为中国唯一一位荣获"南丁格尔奖"的男护士,同时也是唯一获此殊荣的藏族护士。巴桑邓珠被誉为雪域高原的"提灯天使"。

　　思考:在巴桑邓珠几十年的护理事业中,体现了哪些护理伦理规范内容?

三、护理伦理基本范畴

护理伦理基本范畴作为护理伦理规范体系上的"结节",护理伦理范畴是护理人员道德行为的内在动力。换言之,如果没有护理伦理范畴帮助护理人员自觉地将客观的、外在的护理伦理的基本原则与规范转化为内在的、主观的道德信念,产生强烈的道德责任感,从而调整其自身道德行为,则护理伦理的基本原则和规范将成为一纸空文。

（一）护理伦理基本范畴的概念

护理伦理范畴（nursing ethical category）是指护理伦理的基本原则和规范在护理活动中的具体运用，是护理伦理现象的总结和概括，同时也受到护理伦理的基本原则和规范的制约。

（二）护理伦理基本范畴的主要内容

护理伦理范畴的主要内容包括权利与义务、情感与良心、审慎与保密、荣誉与功利。

1. 权利与义务　护理人员与服务对象作为社会角色，是权利与义务的统一体，他们在享受合理、正当的权利时也需要承担一定的社会义务与责任。

（1）权利：分为服务对象的权利与护理人员的权利。其中，①服务对象的权利：是指服务对象在患病期间所拥有的且能够行使的权利和享受的利益，包括平等医疗权利、知情同意的权利、自主选择的权利、免除部分社会责任和义务的权利、隐私保密的权利、监督自己医疗护理实现的权利、有了解医疗费用支配情况的权利等；②护理人员的权利：是指护理人员在护理工作过程中应该享有的权利，包括对服务对象的护理权、对特殊服务对象的隔离权（如传染病、精神病病人）、对特殊服务对象的干涉权（如自杀未遂者拒绝抢救，医护人员可在家人同意下进行抢救），维持个人正当权益的权利等。

（2）义务：分为服务对象的义务与护理人员的义务。其中，①服务对象的义务：是指服务对象在享有权利的同时，也应履行其应尽的义务，对自身的健康负责，对他人和社会负责，包括提供病情和有关信息，积极接受、配合诊治护理，遵守医院的各项规章制度，按时缴纳医疗护理费用，支持医疗发展等义务；②护理人员的义务：是指护理人员对服务对象和社会所承担的道德责任，也是对护理人员实践行为的基本要求，包括全心全意为服务对象服务，解除服务对象的心身痛苦，正确执行医嘱、及时救治服务对象、向服务对象解释说明，为服务对象保守秘密，健康教育，积极参与公共卫生应急事件等义务。

案例 8-7

　　林女士，35岁，车祸大出血需输血治疗，但由于宗教信仰的问题，林女士和家属都拒绝输血，认为输注别人的血液是一种罪恶。医务人员再三劝说与解释，并告知如果不及时输血的风险与后果，但仍被其拒绝。而林女士病情进一步恶化，出现低血容量性休克的表现，家属见状，同意输血，但林女士仍反对。

　　思考：作为医务人员此时应该如何处理上述问题？

---

2. 情感与良心

（1）情感：从护理伦理角度分析，是指护理人员对护理实践中的各种道德现象的主观态度和内心对自身道德义务和行为的情绪感应。护理人员的伦理情感主要表现为同情感、责任感和事业感。①同情感：又称"共情""恻隐之心"，是基本的、低层次的伦理情感，是护理人员在实践中对服务对象的遭遇、身心痛苦和不幸，在思想感情上产生的共鸣，表现出对服务对象的关切、同情与爱护；②责任感：是同情心的升华，是高层次的伦理情感。要求护理人员对服务对象的生命安危有高度的责任感，把服务对象的利益置于首位；③事业感：是责任感的升华，是更高层次的伦理情感。要求护理人员热爱护理事业，能为护理事业奋斗终生，真正做到全心全意为人类身心健康服务。

（2）良心：是指护理人员在实践中，对自己的职业行为负有的道德责任感、道德评价力和自制力，是一种被护理人员自觉意识到并隐藏在内心深处的职责与使命。良心贯穿于整个护理活动中，起到自我选择、自我监督、自我调节与自我评价的作用。例如，一位儿科护士值夜班时，为了让自己轻松度过，就想给哭闹的小孩服用小剂量的安眠药，但操作前，当她看到小孩天真无邪与祈求的眼光时，她开始犹豫、退缩，一种发自内在的良心的自责使她放弃了。

案例 8-8

　　一名女婴叫依依,她从出生起就一直生活在某院儿科重症监护室的一间小屋里,屋里摆放着双层婴儿床,还有医务人员给买的凉席、蚊帐、爬爬垫、儿童小推车、学步车和各种玩具。科室的医生、护士轮流照顾她。"依依很乖,十分惹人怜爱。"医务人员都发自内心地疼爱她,已经退休的、70 岁高龄的"护士奶奶"也经常专程回到医院来看依依。

　　"对于早产儿,营养是她生存下来的一大考验。依依需要母乳喂养,可却见不到亲生妈妈。"一名儿科医生说。为此,儿科里有一位正在哺乳期的护士,每天上班后都抽空给依依喂母乳。随着依依渐渐长大,鱼肝油、营养奶粉等营养品也从未断过,东西都是科室医务人员自费购买的。

　　为了让孩子感受到家庭的温暖,科里的医生护士,一到周末就轮流带依依回家。"孩子跟我回到家,靠在沙发上看电视,别提多开心了。"儿科护士长说。

　　思考:案例中医务人员体现了哪项护理伦理范畴?

3. 审慎与保密

（1）审慎:是指护理人员在护理过程中,处事要慎重、严谨、周密、准确、无误。审慎是护理人员内心信念和良心的具体体现,包括语言审慎和行为审慎。其中,①语言审慎:是指护理人员与服务对象沟通时要注意应用通俗、准确和安慰性语言,避免使用刺激性或不恰当的语言;②行为审慎:是指护理人员在实践各个环节都要做到认真负责、行为谨慎和一丝不苟。以往的教训告诉我们,大多数医疗差错事故的发生与医务人员缺乏审慎是分不开的,例如投错药、打错针、输错药等。因此,护理人员在护理活动中,应认真负责,严格遵守护理操作规程,做到精益求精,防止与杜绝医疗差错的发生。

（2）保密:是指护理人员要保守服务对象或其他医护人员的秘密和隐私,并对其采取保护性措施。护理道德保密有利于维护家庭、社会的稳定,维持服务对象的自尊,与建立良好的护患关系。

案例 8-9

　　林女士,30 岁,孕 30 周,在产前检查时被怀疑"淋球菌感染",医生要求她再行一次抽血检查。当林女士拿着检验单交给采血室护士时,并伸出手臂准备抽血,但护士接过检验单一看,大声说:"性病呀,你怀孕怎么会得这种病?"周围的人听了护士的话,都扭头看林女士,林女士含着泪抽完血,一周后,检验结果出来,林女士一切正常。

　　思考:案例中的护理人员违背了哪项护理伦理的范畴?

4. 荣誉与功利

（1）荣誉:是指护理人员为了服务对象健康利益而履行了自己的职业义务后,所获得的他人、集体和社会的公认与褒奖及自身内心上的满足。护理人员只有树立了正确的荣誉观（即重视荣誉、不唯荣誉、求誉有道）,才能把履行的护理伦理原则、规范变成内心的信念与要求,并将其自觉转化为相应的道德行为。同时这种荣誉感作为一种精神支柱,能激励和推动护理人员不断进取。

（2）功利:是指护理人员履行道德义务时所涉及的功劳和利益。护理人员功利的评价以其贡献大小而定,即护理人员的工作水平、服务态度、工作绩效等为依据来评价。凡是为服务对象的身心健康尽心尽力、认真负责、全心全意提供优质护理服务者,应该得到较大的功利。例如,每年5·12护士节为有突出贡献护士所颁发的各种荣誉奖项,不仅仅是对她们工作的肯定,也是她们在辛勤付出后应获得的功利。

第三节　护理实践中的伦理道德

当身着圣洁白衣,头戴别致燕尾帽时,护士的内心便会平添一份神圣;当面对服务对象期待且祈求的眼光时,护士的双肩便会增多一份责任;当穿梭于病床间,护士的眼神间便会增加一份关爱。白衣天使的崇高在于领略生命之伦,护理之德,而伦理道德正是维持心中这份神圣,双肩这份责任与眼神这份关爱的源泉。护理人员只有学习掌握基础护理、专科护理及其他护理实践中的伦理道德要求,才能依据不同服务对象的护理特点与护理内容,全心全意地为服务对象提供优质护理服务。

一、基础护理的伦理道德

基于基础护理的特点,护理人员为服务对象提供基础护理过程中,要体现忠于职守、勇于奉献、严肃自律、一丝不苟和钻研业务、不断创新的伦理道德要求。

(一) 基础护理的特点

基础护理是护理工作的重要组成部分,是各专科护理的基础与保障。基础护理具有以下特点:①技术性与服务性:基础护理以生活护理技术和护理常规性例行工作为主,例如口腔护理、输液与注射、生命体征的测量等;②常规性与周期性:基础护理是临床工作中最具有共性、最基本的护理内容,其基础护理各项操作均有严格的程序、制度来规范,例如,三查七对制度,消毒隔离制度等;③科学性与信息性:许多基础护理措施的实施需要有基础理论知识作为铺垫,体现其科学性;同时在基础护理过程中,护理人员在护理评估的实施中,需要收集相关信息,以便于进一步护理诊断、护理目标及护理计划的制订。

(二) 基础护理的伦理道德要求

1. 忠于职守,勇于奉献　基于基础护理的服务性的特点,基础护理工作平凡且繁重,需要护理人员提高对这份职业的认同感,坚定这份平凡而又重要,细致而又烦琐工作的信念,坚持奉献。2010年,国家卫生部(提出开展"优质护理服务示范工程"项目,强调要夯实基础护理,全面提高临床护理水平,也足以体现基础护理工作在保障服务对象生命与健康中的重要地位。

2. 严肃自律,一丝不苟　基于基础护理工作的技术性与常规性特点,护理人员每天都要重复进行同样的操作许多次,极易出现懈怠与倦怠感,从而埋下安全隐患。因此,护理人员在基础护理工作中必须具备严谨的工作作风、严密的工作方法与严肃认真的工作态度,树立"病人的事无小事"的服务理念,认真、审慎地对待每项护理操作,真正起到"临床哨兵"和"生命守护神"的作用。

案例8-10

患儿,男,4岁,因误服炉甘石洗剂急诊入院,急诊医生准备用25%硫酸镁20ml导泻,但将口服误写成静脉注射。治疗护士并没有认真思考,直接按照医嘱来执行,而导致患儿死于高血镁而引起的呼吸麻痹。

思考: 护士违背了哪项基础护理伦理道德要求?

3. 钻研业务,不断创新 基于基础护理工作的科学性与信息性特点,护理人员需要不断强化基础,优化知识结构,学习护理新知识、新技术,从而提高护理服务水平与质量。此外,护理人员在基础护理工作中,要学会善于发现问题,勇于技术创新,不断发明或更新护理操作工具,使服务对象与自身均受益。

案例 8-11

　　林护士,男,30 岁,毕业后就进入某三甲医院 ICU 病房工作,刚工作时整天都在忙着照顾病人。某日,一位 200 多斤的胰腺炎病人住进了 ICU 病房。护士们每天都要对他进行几十次翻身、灌肠,一些娇小的女护士完成起来很费力,每次都要寻求林护士的帮助。更痛苦的是病人,每天他都要承受一次性肛管从肛门插入肠道,进行辅助排泄的折磨,每天几十次。

　　当时林护士开始思考,为什么不生产一种可保留的肛管,以此减少重症病人的痛苦。但是,发明并没有那么容易。可保留的肛管,怎样保证能在病人体内不脱落? 又怎样保证无菌? 他拿着"试验品"在自己身上做实验,同时虚心请教经验丰富的护士。

　　经过多次实验,林护士发明了"可保留充气式肛管",这项发明受到业界好评,也减少了病人的痛苦,并在医院的支持下,该发明投入了临床使用。

　　思考:林护士充分体现了哪项基础护理伦理道德要求?

二、专科护理的伦理道德

　　基于不同专科护理的特点,包括儿科、妇产科、老年、精神科、传染科和肿瘤科,护理人员为服务对象专科护理过程中,要体现相应的伦理道德要求。

(一)儿科护理的伦理道德

　　儿科护理对象是 14 岁以下儿童,以婴幼儿居多。儿科病人身心尚未成熟,大多数病人不能自述病史或正确表达,情绪易波动,易哭闹,且配合程度差;而且起病急、来势凶、变化快且易反复,这无形中增加了儿科护理工作的难度,加重了护理人员的心理负担。因此,儿科护理人员应根据患儿的自身特点,在护理工作中体现应有的伦理道德要求。

　　1. 关爱患儿,奉献爱心 基于儿科病人的特点,大多数患儿住院后,由于医院的陌生环境,疾病的痛苦,容易使患儿产生紧张、害怕的情绪,而出现哭闹、不配合医疗与护理操作等情况。这就要求护理人员在工作中要体现出自己的耐心、爱心、细心与同理心。在护理工作中,针对患儿的特点提供人性化的服务,例如,通过改变病房的环境(如贴卡通图片等)、使用卡通床单及被单、穿暖色系的工作服等方式,消除患儿的陌生感,增加护理人员的亲切感;与患儿一起玩游戏、讲故事、唱歌,转移患儿的注意力,减轻患儿的病痛,培养彼此间的信任,从而增加患儿的依从性与配合度。

　　2. 观察细致,工作严谨 儿科病人发病急,病情变化快,而又不善于表达自身的变化与不适,这就需要儿科护理人员要勤巡视,勤观察,及时给医生提供病情变化的信息并共同采取相应措施,以免病情加重或因发现不及时而延误抢救。此外,患儿身心发育不完善,免疫力和抵抗力差,易出现交叉感染等情况,护理人员除了要给予患儿精神上的支持与情感上的安慰外,在护理工作中更要严谨、严格执行各项护理操作规范。

　　3. 精益求精,慎独自律 儿科病人的特点决定了儿科护理的工作任务繁重,对护理人员的专业素质和心理素质要求较高。儿科护理人员需要不断丰富与更新自己的专业知识,强化自己的护理操作技能,做到精益求精。虽然患儿没有自主行为能力和判断力,但也有情感、思考和评判。因此,在日常护理工作中,护理人员要用实际行动让患儿感知到被尊重与理解。此外,护理人员无论在什么情况下,都要认真负责,做到"慎独"。

案例 8-12

　　患儿,陈某,男,6岁,因急性肺炎收治入院。患儿由于不习惯住院环境,思念亲人,而经常哭泣。某日,护士小张准备给小陈喂药,但他却哭闹不止,劝说无效,小张就强行将4片口服药塞入患儿口中,随后灌入一杯水(约 20ml)送服。随后患儿顿时出现呛咳、呕吐黏痰与药片,继而呼吸困难,口唇发绀。

　　思考:护士小张违背了哪些伦理道德要求?

(二) 妇产科护理的伦理道德

　　妇产科护理主要包括妇女健康保健、生殖生育及疾病康复。因而妇产科护理的工作也是繁杂又艰辛,面临着艰巨的保健咨询与健康教育、心理护理任务,甚至需要处理道德冲突与伦理难题,例如人工流产,人工授精与试管婴儿等。

　　1. 尊重病人,保守隐私　尊重服务对象的人格,做到不歧视,尊重服务对象的知情权与自主选择权,真诚对待每一位服务对象。同时,注意保护服务对象的隐私,给予服务对象充分的信任和安全感。例如,与服务对象交流时,应单独访谈,慎言守密;在护理操作时,注意动作轻柔,注意使用屏风或床帘来遮挡,请无关人员暂时回避,以保护病人暴露的隐私部位,如果有实习示教的需要,应事先征得服务对象的同意;并且护理人员要杜绝透露、散布或传播服务对象的个人信息与隐私,避免言行不慎给服务对象及其家庭所带来的伤害。

　　2. 心理支持,仁爱施护　护理人员需要密切观察不同生理时期或特殊事件(如不孕、更年期、未成年怀孕等)对服务对象的心理和行为所产生的影响。在护理工作中,做好健康教育与心理护理,积极与服务对象沟通交流,但避免伤害性言语,根据服务对象的不同心理特征,采取相应的处理方法,以解除服务对象的思想顾虑与心理压力,提高其依从性与配合度,从而提高护理与治疗效果。

　　3. 增强伦理敏感,化解伦理困境　妇产科护理人员经常会遇到敏感的伦理难题需要解决,例如使用人工辅助生殖技术而导致的家庭关系问题等。护理人员应努力增强自身的伦理敏感性,增强自身的伦理意识与底蕴,与其他医务人员、服务对象一起协商确定合理化建议与方案,尽可能地化解伦理困境。

案例 8-13

　　王女士,35岁,来某医院就诊,一位刘医生为她作了检查后,未征得王女士同意,又指导一名男实习生做了一次"双合诊",即一手放在病人的膀胱部位,一手伸进女性阴道里进行触摸。"当时我正在担心自己是不是得了什么疾病而紧张着,没有注意到,但当意识到时,一切都晚了,我越想越尴尬,越想越生气。"王女士说道。"我要告这位医生,侵犯了我的隐私,没有征得我的同意,我是来治病检查的,凭什么让我做她的活教具?"

　　思考:女医生违背了哪些伦理道德要求?

(三)老年护理的伦理道德

老年病人机体的生理和心理功能逐渐衰退(如听力下降、活动受限等),易患多种慢性病或危重疾病,病程长,恢复慢,出现安全问题、并发症与后遗症的概率大。加之,大多数老年病人会出现不同程度的自理能力下降甚至缺失,且易情绪化,易产生孤独感等特点,均决定了老年护理工作的高难度与高要求。

1. 尊重老年,待患如亲 基于老年病人的特点,护理人员应该理解和尊重老年病人,时刻关注他们的病情与心理变化,认真倾听他们的诉说,耐心解答他们的疑问,尽可能满足他们的合理需求。对于自理能力降低或缺失者,在充分调动病人自理能力的同时,给予补偿性的护理力量。

2. 细致观察,审慎护理 老年人由于功能退化,感知觉迟钝,反应力降低,临床症状与体征多不典型,且多系统、多脏器的累积病变,易导致症状与体征的相互叠加而增加其不可预料性,如果不认真、细致观察易延误病情。因此,护理人员要以高度的责任心、审慎地护理每一位老年病人,用敏锐的观察力密切关注病人的病情变化,不放过任何一处疑点和微细征兆,及时发现病情变化,及时沟通处理。

案例 8-14

郭护士,毕业后就进入某三甲医院的内分泌科工作,达3年。有一天,郭护士接待一位新入院的老年糖尿病病人时,发现老人身上有一股异味,这个细小的危险信号引起了郭护士的注意。在护理查体时,她发现老人右脚趾皮肤已出现溃烂,发黑,而这位老人却全然不知。于是,郭护士立即报告医生,及时地采取了糖尿病足的护理措施,使得老年人的病情得到了较好的控制。

思考:郭护士的所作所为体现了哪些伦理道德要求?

(四)精神科护理的伦理道德

精神科病人由于各种内外致病因素所致精神活动紊乱,缺乏自知力与自制力,易出现伤人、自伤、毁物、抗拒治疗等行为。加之,精神疾病所造成的歧视感或耻辱感,也进一步加重了病人的病情及心理负担。以上特点均增加了精神科护理的工作难度。

1. 尊重病人,维护尊严 尊重精神病病人的人格与权利是护理人员应该遵守的护理伦理道德要求。对于精神病病人的怪异思维、无礼言语、粗暴行为及异常的孤独冷漠,护理人员不能有嘲笑、讥讽、谩骂、歧视甚至粗暴的行为,应该给予理解、同情与关怀,为每一位病人提供尽可能好的治疗与护理措施,保障其生命健康权。

2. 审慎护理,确保安全 由于精神科病人的自我保护意识差,反应迟钝,主诉不清,如何确保其安全是精神科护理工作的重点。精神科护理人员要不断强化自身安全意识,严格执行安全管理制度,加强病房巡视,密切观察病人的病情及心理变化,严格管理危险物品,如刀、剪、绳、针头或玻璃用物等,对于那些有自伤、自杀、伤人或毁物者要重点关注。定期检查病房设施,如防护门、防护网是否牢固,电源设备是否存在隐患,卫生间是否防滑等,及时发现和杜绝安全隐患。对于采取强制性治疗护理措施的病人如电抽搐治疗,使用约束带等,事先要充分征得病人及家属的知情同意,治疗期间要加强护理,密切观察,严防并发症或副作用的发生。此外,护理人员也要注意自身安全防护。

3. 尊重隐私,恪守慎独 精神科病人的病情往往与其个人生活经历、家庭背景、社会环境等因素有关,其病史会涉及病人个人隐私。正如《夏威夷宣言》中指出的"精神科医务人员从病人那里获知的谈话内容,在检查和治疗中获得的资料,均应予以保密",可见,护理人员要做好服务对象的隐私保密工作,不能随意谈论与泄露其信息。例如,患躁狂症的病人,发病时可能会出现不正常的性行为,如果护士随意向他人谈论,病人得知后可能会出现轻生等严重的后果。此外,大多数精神病病人缺乏正确的感知与认识,没有能力监督与评价护理人员的工作,因此,护理人员在工作中更要恪守慎独精神,严格遵守各项规章制度,不能认为病人"糊涂",就蓄意偷懒、得过且过,甚至违反操作规程而产生不良后果。

案例 8-15

　　林先生,60岁,某一天晚上,出现谵妄表现,护士嫌其吵闹,就给病人服用氯硝西泮片,不久,林先生下床上厕所时,跌倒在地,致股骨颈骨折、头面部损伤。此时,护士才意识到跌倒可能是氯硝安定药物副作用(如头晕、乏力等)所致。

　　思考:护士违反了哪些伦理道德要求?

(五)传染病护理的伦理道德

　　传染病病人因其传染性,治疗与护理过程需要采取隔离措施,其活动场所、家属陪伴或探视均受限,加之,害怕周围人群的歧视与回避,极易产生分离性焦虑、恐惧等消极情绪。因此,护理人员不仅要掌握不同时期传染病的特点,做好控制与预防工作,还需要加强病人的心理护理。

　　1. **消除忧虑,心理护理**　护理人员要根据病人的心理特点,采用多种方式给予病人支持与心理疏导,例如护理人员主动与病人接触和交流,积极引导,使其正确对待疾病;鼓励病人通过电话、网络等方式与家人或朋友交流沟通,获得社会支持,让病人感受到温暖,培养其良好的积极心态和树立其战胜疾病的自信心。

　　2. **做好防护,勇于奉献**　传染科护理工作辛苦且传染性高,一方面,护理人员要做好自我职业防护,避免职业危害;另一方面,要认真细致、无私奉献、以高度的责任感做好病人的安全管理(五早:早发现、早诊断、早报告、早隔离、早治疗),不仅是对病人负责,也是对他人和社会负责。例如,2003年,"非典"时期,众多护理人员不计个人安危,坚守工作第一线,忘我工作甚至献出自己的宝贵生命的优秀事迹,都为护理人员树立了良好的榜样与典型。

案例 8-16

　　2003年某日,在"非典"暴发期间,林某,女,30岁,因突然发热,体温高至39.7℃,入院就诊。门诊护士见病人发热、咳嗽、无痰,与SARS症状非常相似,害怕被传染,告诉林某:"我们医院不能收诊,去别的医院看看吧。"林某无奈之下去了另一个医院,检查结果是心肌炎。

　　思考:护士违背了哪些伦理道德要求?为什么?

(六)肿瘤护理的伦理道德

　　肿瘤病人由于临床表现的复杂性、治疗效果的不理想性、治疗毒副作用的严重性及病人心理反应的强烈性等特点,均决定了肿瘤科护理人员需要的不仅仅是扎实的专业、人文知识与娴熟的护理技术,更需要的是崇高的伦理道德。对于肿瘤科护理人员来说,她们最经常要面对的有两大问题,即癌症告知及肿瘤病人的心理护理。

　　1. **尊重病人,合理决策**　肿瘤科工作的医务人员常常要面临家属要求不告知病人实际病情的伦理困境,在大多数情况下,出于"有利无伤害"伦理原则,医护人员都会同意家属的要求,"共谋"保密方案,统一口径。然而,这一行为却违背了"尊重病人自主权与知情同意权"的伦理原则。因此,医务人员在癌症告知时需要注意以下几点:①癌症诊断一旦确定,尽早与病人沟通,使其做好面对坏消息的心理准备;②在癌症告知时,护理人员需要做好情感支持和必要的信息保障,帮助病人尽快接受疾病事实;③癌症告知前要评估好病人的心理状态与承受能力,以一种缓慢渐进方式告知,使病人能够接受;④癌症告知后,护理人员要追踪病人的心理变化动态,及时给予适当的心理护理措施。

2. 关心病人,情感支持 肿瘤病人在应对疾病与治疗所带来的心身痛苦时,例如放化疗所带来的恶心、呕吐等副作用,手术治疗所造成的形体或形象的改变(如乳腺癌病人)等,常常会出现焦虑、抑郁、恐惧、悲观的消极情绪,尤其是肿瘤晚期病人。因此,护理人员在促进病人舒适的基础上,要注重给予病人真诚的帮助与关怀,主动倾听和鼓励病人表达他们的感受,一方面给予病人发泄负性情感的机会,另一方面,让病人感受到护理人员的关心,并随时给予病人帮助。还可以通过一些成功康复病人的亲自说教或成功案例的介绍,帮助病人树立自我效能感与希望。此外,通过充分调动病人的社会支持系统与力量或创建轻松、舒适的病房环境,帮助病人解除负性情绪,建立积极的心理防御机制。例如,某院的肿瘤内科病房,在傍晚18点至19点期间,在病房内播放一些舒缓的轻音乐,一方面驱散病房的"压抑"氛围,另一方面让病人在走廊活动时或进餐时,心情放松或舒缓。

案例 8-17

林女士,40岁,2个月前行双侧乳腺癌切除术,虽然术后恢复良好,但一直处于担心与焦虑中,总想着自己不是一个完整的女人,担心丈夫会嫌弃,担心自己这个病会不会遗传给女儿,担心复发,担心后期放化疗的副作用……

思考:护理人员在给予林女士心理护理时,应该考虑到哪些伦理道德要求?

三、其他护理的伦理道德

除了基础护理和专科护理的伦理道德要求,护理人员在护理科研、护理管理中也要体现相应的伦理道德要求。

(一)护理科研的伦理道德

护理科研是护理事业发展的强大推动泵,护理人员通过实验、调查等方法探索与解决临床实践中的护理问题与技术,从而为服务对象提供更优质的护理服务。然而,"白衣天使"们在科研的道路上驰骋时,需要面临的不仅仅是科研中的未知与难题,还有伦理与良知的挑战与考验,只有把握住"伦理道德"的方向盘,才能正确行驶而不偏离轨道。

1. 动机纯正,淡泊名利 科学研究的目的与动机决定了科研行为,贯穿于科研工作的整个过程。护理科研的根本目的是寻求增进健康、预防疾病、恢复健康、减轻痛苦的途径和方法,发展护理学理论与技术,为人类健康服务。护理研究者只有树立正确的目的和动机,坚定科学信念,不断创新,才能取得良好的研究成果。例如,许多护理人员开展科研是以个人职称晋升、追逐名利为前提,就可能在科研道路上迷失方向。此外,护理科研人员要努力做到不图个人名利、不计个人得失。曾有一篇名为"科研经费催生多少富翁"的报道指出,60% 的科研经费进入研究者自己的腰包中,而这严重违背了科研伦理道德。

2. 尊重科学,实事求是 经常能听到学术造假、剽窃、篡改数据的相关报道或事件,而这些均与科研伦理道德背道而驰。对于从事生命科学的研究者来说,以严谨的科学态度、严格的科学作风、严密的科研方法去探索、追求科学的真谛是至关重要的,任何有意或无意地歪曲事实,都可能损害人的健康,甚至危及生命安全。

3. 团结协作,相互支持　科学研究讲究团队合作与配合,需要团队力量与智慧来完成,因此,团结协作精神是护理科研的重要保障。护理科研人员之间应该相互尊重、相互沟通、相互支持、相互配合,充分发挥团队的智慧与力量,取得良好的护理科研成果。

4. 保守秘密,正视成果　在科学研究中要做好知情同意及研究对象隐私资料的保密工作。护理科研伦理也提倡研究者应该正确对待科研成果,按实际贡献大小署名,不搞平均主义,没有贡献而要求署名者更有违科研伦理道德。

案例 8-18

　　黄某,护理在读研究生,最近一篇文章被某护理杂志录用,之前实习带教老师陈护士知道后,希望能加上她的名字,小黄非常为难,因为是老师又不好意思拒绝,但这个文章与陈护士没有任何关系,她也没有任何贡献,都是黄某一人独立完成。

　　思考:陈护士违背了哪个护理科研的伦理道德要求?

(二) 护理管理的伦理道德

护理管理的伦理道德是管理道德在护理管理领域的具体体现,是护理管理者的思想之根与行为之则。护士是护理管理者的主体,而管理者伦理道德的缺失或扭曲都会直接影响护理服务质量,从而影响服务对象的身心健康。

1. 以人为本,科学管理　护理管理者要做到“以人为本、以人为中心”应该做到以下两点:①用人道主义理念对待服务对象,尊重服务对象的生命权及其他权利;②坚持以护理人员为中心,把她们视为医院管理的核心与最重要的资源,在关怀人、爱护人、善待人和尊重人的基础上,充分调动和发挥护理人员的积极性、主动性与创造性,同时注重培育与保护护理人员,尽可能地为每一位护理人员提供更多发展的机会。

2. 一视同仁,公正管理　公正包含公平与正义两个方面。作为护理管理者,首先,要公正地分配医疗资源,公正地对待每一位服务对象与护理人员,做到不歧视与不偏袒。例如,合理安排护理人员的工作、合理分配病床、提供均等的发展与学习机会等。其次,在处理护患纠纷、护理差错事故时,秉承着公平和正义感,坚持实事求是的态度。

3. 以效为本,民主管理　以效为本要求护理人员做到以下两点:①讲究工作效率,避免低效率的劳动,杜绝资源浪费;②尊重并承认护理人员的具体贡献,按贡献的实际大小进行合理分配,如科室的奖金分配。可见,效率与公正是相对而言的,在效率优先的基础上,做到相对公平。此外,护理管理者在管理过程中,不能专制,不能滥用职权,要善于广泛听取护理人员的意见与建议,集思广益,进行合理、科学的决策。

案例 8-19

　　某护士长,在日常护理管理中,常常是独断专行,在科室奖金分配、护士的评优晋升等方面往往是她一个人说了算,科室里的护士们也是敢怒不敢言,平时的护理工作积极性与主动性极低,经常接到病人的投诉,科室的各项护理工作指标在医院也是排名倒数几位。

　　思考:护士长违背了哪个护理管理的伦理道德要求?

(黄菲菲)

学习小结

本章首先从道德与职业道德、伦理与伦理学、护理道德与护理伦理等方面详细阐述了上述概念间的内涵与联系，及护理伦理与道德在护理工作中的重要地位。其次从护理伦理的基本原则、规范与范畴等方面进行了论述，并通过相应的案例分析，帮助学生更好地理解如何将护理伦理原则、规范及范畴应用于护理实践中。最后根据病人的不同特点，阐述了基础护理、儿科、妇产科、老年、传染病、精神及肿瘤护理应该关注的伦理道德要求，及护理科研、护理管理等的伦理道德要求，并通过案例解析，进一步帮助学生更好地理解不同专科护理的特点及伦理道德要求的侧重点。

复习思考题

1. 谈谈你对道德、职业道德与伦理的理解。
2. 简述护理伦理的规范的内容。
3. 试述不同科室护理伦理道德要求的共同点与区分点。
4. 护理管理道德主要体现在哪些方面？
5. 林某，女，14岁，精神清楚，因车祸需要做截肢手术，术前，其父母要求医务人员隐瞒实情，不要让女儿知道。请问：

（1）如果您是该病人的责任护士，应该如何处理这个问题？

（2）您应该依据什么伦理原则来处理这个问题？

第九章 临终关怀

学习目标	
掌握	临终关怀、濒死、脑死亡的定义;临终关怀的相关理论与心理关怀策略;死亡过程的分期。
熟悉	临终关怀的组织形式;临终关怀的发展历史与现状。
了解	临终病人生理的需要;临终病人和家属心理、情感及精神的需要。

伴随着社会人口老龄化加快、"四二一"家庭结构的日益普遍，以恶性肿瘤、脑血管病、心脏病、呼吸系统疾病为代表的疾病谱系的急剧变化，人们对于医疗保健服务提出了更严格的要求，对优化临终生命质量的呼声也愈发高涨。在人生的最后阶段，帮助病人舒适、宁静、坦荡地面对死亡，尽可能减轻病人临终前身体和心理上的痛苦，提高临终前的生活质量，是护士应尽的责任。

临终关怀是社会进步和历史发展的必然产物，是人类随着社会物质文明与精神义明的提高而自然提出的需求。作为护士，首先必须建立正确的死亡观，学习、掌握临终护理的知识与技能，才能为病人和家属在精神上提供心理支持及为病人提供最佳的躯体护理。

第一节　临终关怀概述

临终关怀是近代医学领域中新兴的一门边缘性交叉学科，是社会需求和人类文明发展的标志，而临终关怀的形成是人类经历漫长的实践和理论总结而来。

一、临终关怀的发展史

（一）国外临终关怀的发展史

"临终关怀"（hospice care）一词源于拉丁语的"Hospitium"，译自法文 Hospice，原意为"济贫院""收容所""招待所"等，流行于中世纪欧洲地区，泛指设立在修道院附近为旅行者、朝圣者休息的地域。当这些信徒和商旅因病重或濒死而向 Hospice 求助时，Hospice 的教士和修女会对他们进行妥善照顾与治疗，他们倘或不幸离世，Hospice 也会为他们进行适当的善后处理。

现代临终关怀创始于 20 世纪 60 年代，奠基人为英国的桑得斯博士（D. C. Saunders）。她是一名晚期肿瘤医院的护士，并且还是一位社会工作者。桑得斯博士在长期从事的护理工作中发现濒死的病人不能得到细致周到的特殊照顾，或者因剧痛而死。在目睹了垂危病人以及家属的痛苦后，激起桑得斯博士要建造一所完好的病院，专门为临终病人服务的愿望，以改变这一现状。经过努力，桑得斯博士于 1967 年在英国伦敦郊区建立了世界上第一个现代化"圣克利斯多弗临终关怀医院"，被誉为"点燃了世界临终关怀运动的灯塔"。

圣克利斯多弗临终关怀医院以优良的服务品质、完善的设施而成为英国及其他国家临终关怀组织学习的典范，对世界各国开展临终关怀运动和研究死亡医学产生了重大影响。20 世纪 70 年代以来，圣克利斯多弗模式的临终关怀医院如雨后春笋般在世界各国建立。目前，全世界已有 60 多个国家先后建立了临终关怀医院和相关机构，临终关怀有了长足的发展。

（二）国内临终关怀的发展历史

我国早期的临终关怀阶段可追溯到春秋战国时期人们对年老者、临终者的关怀和照顾，较完整的养老制度到唐代时已基本形成，并且唐代及以后各朝代均设立了一些以照顾孤老为目的养老院。如唐代的"悲田院"、北宋的"福田院"、元代的"济众院"、明代的"养济院"、清代的"普济堂"等，这些机构就是现代临终关怀院的雏形。

我国真正意义上的临终关怀起始于 20 世纪 80 年代。1988 年 7 月，在美籍华人黄天中博士的资助下，在天津医学院成立了我国第一所临终关怀中心，名为"天津医学院临终关怀研究中心"。同年 10 月，上海成立了中国第一家临终关怀医院——南汇护理院，标志着我国已跻身于世界临终关怀研究与实践的行列。

1991 年 3 月，临终关怀研究中心召开了"首次全国临终关怀学术研讨会暨讲习班"。在此基础上，研究中心又先后举办了五期临终关怀讲习班，并在天津、北京、西安、武汉、唐山、青岛、烟台、庐山等地举办临终关怀学术报告会或临终关怀系列讲座,先后有近 2000 名从事医疗、护理、心理等方面工作的人参加,从而促成了临终关怀事业队伍在我国的形成和发展。1992 年 5 月,经国家科委批准,天津医学院与美国东西方死亡教育研究学会联合在天津举办"首届东方临终关怀国际研讨会"。国际研讨会之后,全国很多省市都建立了临终关怀机构,我国临终关怀事业开始进入了全面发展时期。

1993 年 5 月,在山东烟台市召开了"中国心理卫生协会临终关怀专业委员会成立大会暨第二次全国临终关怀学术研讨会"。1995 年 5 月,在广西桂林市召开了"第三次全国临终关怀学术研讨会"。1996 年 3 月在昆明召开了"全国死亡教育与临终关怀学术研讨会",并经多年筹备,创刊《临终关怀杂志》以推动临终关怀事业的进一步发展。

30 个省、市、自治区,除西藏外,各地都纷纷因地制宜地创办了临终关怀服务机构。目前我国大约有 100 多家临终关怀机构,几千位从事这项工作的人员。医学院校的临床医学专业、护理专业、公共卫生专业以及在职医生、护士的继续教育系列中亦开设了临终关怀课程。历经二十几年的努力探索与实践,我国临终关怀事业终于开始向正规化、专业化挺进。

二、临终关怀的相关概念

(一) 临终关怀

1. **概念** 临终关怀(hospice care)又称善终服务,是指有组织地向临终病人及其家属提供包括生理、心理、社会等全面的医疗与护理照顾,目的是为了帮助病人缓解痛苦,增进舒适,维护尊严,提高生命质量、使其能够无痛苦、舒适地走完人生的最后历程,同时也能够减轻病人及家属的精神压力。

2. **内涵** 我国内地的"临终关怀"与当前其他国家和地区的词义基本相同,如加拿大等国家的"缓和照护(palliative care)",英、美等国家的"终末照护(terminal care),中国香港特别行政区的"善终服务",中国台湾地区的"安宁照顾"等。概而言之,尽管各地对其称呼不尽一致,但根本目的都是帮助各种临终病患以最能为其所接受的方式度过人生的最后时光。

(1) 历史角度:中世纪的临终关怀多是一种隶属于宗教团体的慈善服务机构。而现代临终关怀运动的兴起也赋予临终关怀以新的含义,美国国立医学图书馆(NLM)出版的权威性"医学主题词表"将 Hospice 解释为"是对临终病人和家属提供缓和性和支持性的医护措施。"

(2) 医学角度:临终关怀属于卫生保健服务的特殊形式,由来自多学科、多方面的专业人员组成,为现今医疗条件下无法治愈的病人及家属提供舒缓治疗,并为临终者及家属开展心理辅导,尽可能减轻其思想负担,维护个人尊严,使他们能够在生命弥留时刻获得温暖和慰藉,使他们能够安详平静、舒适而富有尊严的画上人生圆满句号。

(3) 文化角度:临终关怀是一种以生死关系为核心的广义的死亡教育内容,是对传统文化观念及传统死亡观念发起的一场改革与挑战。

(4) 世界卫生组织:"临终关怀指的是一种照护方法,它通过运用早期确认、准确评估和完善治疗身体病痛及心理和精神疾患来干预并缓解患者痛苦,并以此来提高罹患威胁生命疾病的患者及其家属的生活质量。"

3. **意义** 临终关怀并非是一种治愈方法,而是人类对自身关怀的表达,是人道主义的体现,是一项符合人类利益的崇高事业,对人类社会的进步具有重要的意义。具体表现为:

(1) 临终关怀符合人类追求高质量生命的客观要求:随着人类社会文明程度的不断提高,人们对生存和死亡质量均提出了更高的要求。临终关怀使病人在面临死亡时获得舒适、平静和安宁,使家属在病人死亡后不会留下遗憾和阴影。

(2) 临终关怀是现代社会文明的标志之一:生的顺利,死的安详是每个人、每个家庭的希望。临终阶段是人生中的特殊阶段,临终关怀的目的是让病人舒适、尊严地到达人生终点,其产生和发展体现了人们对临终病人社会权利的了解、承认和尊重、体现了社会文明。

(3) 临终关怀体现了医护工作者职业道德的崇高:尊重病人的价值是医护职业道德的核心内容,包括生命价值和人格尊严。临终关怀是通过对病人实施全身心的整体护理,应用姑息疗法和支持疗法最大限度地帮助病人减轻或消除躯体、精神上的痛苦,达到提高病人生命质量,使病人平静地走完生命最后阶段的目的。医护工作者作为临终关怀的实施者,充分体现了以尊重生命价值和人格尊严为服务宗旨的职业道德。

(二) 临终

1. 概念　临终(dying)是临近死亡的阶段也可称为濒死,是指医学不能彻底治愈的疾病,经过一段时间治疗性或姑息性的治疗,病情仍继续恶化,医生宣布治疗无效至病人临床死亡的这一段时间即称为临终;或由于疾病末期、意外事故等造成人体主要器官生理功能趋于衰竭、生命活动即将完结,死亡不可避免地发生的过程。

2. 原因　目前造成人类临终最终导致死亡的原因很多。国内外资料统计显示,循环系统疾病、恶性肿瘤和呼吸系统疾病为人类主要的死亡原因。其他疾病的末期、自然衰老等也会导致机体新陈代谢的衰退、各脏器功能衰竭,最终使病人面临死亡,这在临终病人中也占有一定的比例。总体来讲,临终的具体原因可以分为以下三个方面:①机体重要器官:如脑、心脏、肝脏、肾脏等发生严重的不可恢复的损伤;②慢性损耗性疾病:如恶性肿瘤、严重结核病等引起的全身衰竭;③严重失血、重症休克、窒息、中毒等原因使各器官系统之间的协调发生严重障碍。

3. 临终时限　目前世界上对临终时间范围尚无统一的界定标准,临终时限仍是一个模糊的概念,各国学者对此有不同的见解。在美国,无治疗意义或估计只能存活6个月以内的病人,即被认为是"临终病人";在日本,以病人只有2个月至6个月存活时间为临终阶段;在英国,以预后不到1年为临终期。我国对"临终"也未有具体时限规定,一般认为,病人在经过积极治疗后仍无生存希望,直至生命结束之前这段时间即称为"临终"阶段。还有不少学者提出,当病人处于疾病末期,死亡在2~3个月内不可避免地要发生时即属于临终阶段。另有学者从社会意义角度考虑,认为生命的预期寿命在6个月之内者即为临终者。对于晚期癌症病人,只要出现生命体征和代谢方面的紊乱即可开始实施临终护理。

(三) 死亡

死亡(death)是生命活动不可逆转的终止,人本质特征的永久消失,是机体完整性的破坏和新陈代谢的永久停止。在临床上,当病人心跳、呼吸停止,瞳孔散大而固定,所有反射都消失,心电波平直,即可宣布死亡。

1. 传统死亡观　从古至今,人们一直把心跳和呼吸视为生命的本质特征,所以长期将心脏、呼吸停止作为判定死亡的标准。

随着医学科学和技术的发展,各种维持生命的技术、仪器以及药物等的应用,使得心跳、呼吸停止的人并非必死无疑。如及时有效的心脏起搏、心内注射药物和心肺复苏等技术可使部分心跳停止的人恢复心跳而使生命得以挽救;人工呼吸机的应用,使呼吸停止的人可能再度恢复呼吸;心脏移植手术的成功意味着"心死"不等于"人死"。西医学表明,只要人脑功能保持完整,一切生命活动都有恢复的可能。沿袭了数千年的将心跳和呼吸停止作为判断死亡的标准已不再是判断死亡的权威。

2. 现代死亡观　各国医学家致力于研究并探索出了新的比较客观的死亡定义及判定标准,即脑死亡标准。

(1) 脑死亡:哈佛医学院在1968年明确指出,脑死亡是包括脑干在内的全脑功能丧失的不可逆状态,又称全脑死亡,即包括大脑、中脑、小脑和脑干的不可逆死亡。

(2) 脑死亡标准

1) 哈佛标准:1968年,美国哈佛医学院在第22次世界医学大会上提出了脑死亡标准。此诊断标准有四点:①对刺激无感受性及反应性,即使剧痛刺激也不能引出反应;②无运动、无呼吸;③无反射;④脑电波平坦。

上述标准24小时内反复复查无改变,并排除体温过低(低于32℃)及中枢神经系统抑制剂的影响,即可做出脑死亡的诊断。

2) WHO标准:同年,世界卫生组织建立的国际医学科学组织委员会规定的死亡标准如下:①对环境失去一切反应;②完全没有反射和肌张力;③停止自主呼吸;④动脉压下降;⑤脑电图平直。

3) 我国的标准:我国第一个脑死亡标准制订的时间较晚,是于1986年在南京"心肺脑复苏专题座谈会"上草拟了第一个《脑死亡诊断标准》(草案)。标准内容包括:①深昏迷,对任何刺激无反应;②自主呼吸停止;③脑干反射消失;④脑电图呈等电位;⑤头颅超声波中线搏动消失等。

2003年,由卫生部脑死亡判定标准起草小组起草了我国《脑死亡判定标准(成人)(征求意见稿)》和《脑死亡判定技术规范(成人)(征求意见稿)》,经专家讨论后通过。2009年,卫生部再次组织专家对我国的脑死亡判定标准进行修订与完善。2012年3月,卫生部批准首都医科大学宣武医院作为国家卫生部脑损伤质控评价中心。2013年,该中心在10年来脑死亡判定临床实践与研究的基础上,对上述2个文件进行修改与完善,并制订了《脑死亡判定标准与技术规范(成人质控版)》,将成年人脑死亡的判定标准规定为:①判定的先决条件:昏迷原因明确;排除各种原因的可逆性昏迷;②临床判定:深昏迷;脑干反射消失;无自主呼吸(靠呼吸机维持,自主呼吸激发试验证实无自主呼吸);以上3项必须全部具备;③确认试验:正中神经短潜伏期体感诱发电位显示N9和(或)N13存在,P14、N18和N20消失;脑电图显示电静息;经颅脑多普勒超声显示颅内前循环和后循环呈振荡波、尖小收缩波或血流信号消失,以上3项中至少2项为阳性;④判定时间:首次判定12小时后再次复查,结果仍符合脑死亡判定标准者,可最终确认为脑死亡。在此基础上,2014年中华医学会儿科学分会急救学组及中华医学会急诊分会儿科学组联合儿科神经领域和国家卫生和计划生育委员会脑损伤质控中心相关专家,结合2011版美国儿童脑死亡指南及循证医学的证据,制订了《脑死亡判定标准与技术规范(儿童质控版)》,儿童(29天~18岁)脑死亡的判定标准与成年人脑死亡的判定标准的区别在于判定时间:29天~1岁婴儿,首次判定24小时后再次复查,结果仍符合脑死亡判定标准,可最终确认为脑死亡;1~18岁儿童,首次判定12小时后再次复查,结果仍符合脑死亡判定标准,可最终确认为脑死亡;严重颅脑损伤或心跳呼吸骤停复苏后应至少等待24小时进行脑死亡判定。《脑死亡判定标准与技术规范》(成人质控版和儿童质控版)作为医学行业标准推动我国脑死亡判定工作有序、规范地开展。

(3) 脑死亡与植物人的区别:植物人(vegetative patient)是指大脑皮层功能受到严重损害,病人处于不可逆的深昏迷状态,丧失意识活动,但可维持自主呼吸和心跳,此种状态称"植物状态",处于此种状态的病人称"植物人"。植物人对外界刺激能产生一些本能的反射,如咳嗽、喷嚏等,但没有意识、知觉以及思维等人类特有的高级神经活动。

脑死亡不同于植物人,主要区别:①脑死亡者,是大脑、中脑、小脑和脑干的不可逆死亡;植物人的脑干仍具有功能;②脑死亡者无自主呼吸与心跳;植物人虽然丧失意识活动,但可维持自主呼吸和心跳;③脑死亡者脑电图呈一条直线;植物人脑电图呈杂散的波形;④病人一经诊断为脑死亡,即为生命的结束,无复苏的可能;植物人仍有复苏甚至治愈的可能。

目前,世界上已有80多个国家和地区制订了死亡标准。脑死亡不仅在医学界得到公认,而且有近30个国家立法通过了脑死亡标准。脑死亡一经确诊,即意味着生命的终止,所以宣布脑死亡是一个相当慎重的过程,不具备确诊脑死亡条件的医院不能宣布脑死亡。脑死亡作为临床死亡诊断标准是西医学进步的象征,它赋予人类死亡的定义以高度的科学性。

3. 死亡过程的分期 死亡不是骤然发生的,而是一个逐渐发生、发展的过程,是从量变到质变的过程。医学上一般将死亡分为三期:濒死期、临床死亡期以及生物学死亡期。

(1) 濒死期（agonal stage）：又称临终状态，是死亡过程的开始阶段。此期主要特点是脑干以上部位的功能处于深度抑制或丧失，脑干以下功能犹存，导致意识、心跳、血压、呼吸和代谢方面的紊乱。表现为意识模糊或丧失，各种反射减弱，肌张力减退或消失，心跳减弱，血压下降，呼吸微弱或出现潮式、间断呼吸，四肢发绀，皮肤湿冷，肠蠕动减弱或停止，感觉逐渐消失。此期病人若得到及时有效的抢救治疗，生命可复苏；反之，则进入临床死亡期。此期持续时间因病情不同而长短不一，如因慢性疾病临终的病人可持续数小时至几昼夜；如为心跳或呼吸骤停者，可不经此期而直接进入临床死亡期。

(2) 临床死亡期（clinical death stage）：又称躯体死亡或个体死亡，是临床上判断死亡的标准。此期主要特点为中枢神经系统的抑制已由大脑皮质扩散到皮质以下部位，延髓处于深度抑制状态或功能丧失状态。表现为心跳、呼吸完全停止，瞳孔散大、各种反射消失，但各种组织细胞仍有微弱而短暂的代谢活动，大脑中枢尚未进入不可逆转的状态，如及时采取有效的急救措施仍有复苏的可能。呼吸、心跳停止是临床死亡期最主要的标志。此期持续的时间为大脑耐受缺氧的时间，常温下一般可持续 5~6 分钟，超过此时间，大脑将发生不可逆的变化。在低温条件下，临床死亡期可延长至 1 小时或更久。

(3) 生物学死亡期（biological death stage）：是死亡过程的最后阶段，又称全脑死亡。此期主要特点为整个中枢神经系统及机体器官新陈代谢活动完全停止，并发生不可逆的变化，机体已无复苏的可能。随着此期的进展，相继出现尸冷、尸斑、尸僵以及尸体腐败等现象。

1) 尸冷（algor mortis）：是最早发生的尸体现象。死亡后因体内产热停止，散热继续，尸体温度逐渐降低，称尸冷。死亡后尸体温度的下降有一定规律，一般情况下死亡后 10 小时内尸体温度下降速度约为每小时 1℃，10 小时后为 0.5℃，大约 24 小时左右尸温与环境温度相同。测量尸温以直肠温度为标准。

2) 尸斑（livor mortis）：死亡后因血液循环停止及地心引力的作用，血液向身体的最低部位坠积，使得该处皮肤呈现暗红色斑块或条纹，称尸斑。尸斑出现的时间一般为死亡 2~4 小时。若病人死亡时为侧卧位，应将其转为仰卧位，以防脸部颜色改变。

3) 尸僵（rigor mortis）：尸体肌肉僵硬，并使关节固定。目前认为尸僵发生的机制为三磷酸腺苷（ATP）学说，病人死亡后肌肉中的 ATP 不断分解而不能再合成，ATP 缺乏，致使肌肉收缩，尸体变硬。尸僵首先从面部小块肌肉开始，下行性发展为多见，表现为先从咬肌、颈肌开始，向下发展至躯干、上肢和下肢。尸僵一般在死后 1~3 小时开始出现，4~6 小时扩展到全身，12~16 小时发展至最硬，24 小时后尸僵开始减弱，肌肉逐渐变软，称为尸僵缓解。

4) 尸体腐败（postmortem decomposition）：是指死亡后机体内组织的蛋白质、脂肪和碳水化合物经腐败细菌的作用而发生分解的过程。一般在死后 24 小时出现，常见的表现有尸臭、尸绿等。尸臭是肠道内的有机物分解后从口、鼻、肛门逸出的腐败气体。尸绿是尸体腐败后出现的色斑，先在右下腹出现，逐渐扩展至全腹，最后波及全身。

三、临终关怀的特点

临终关怀的理念和机构都具有悠久的历史，临终关怀萌芽阶段，对临终者的照护大多以减轻身体上的痛苦为主，心理抚慰并没有引起人们足够的重视。随着先进医疗技术和医疗手段的应用，疼痛控制也有了重大的进展，为临终关怀中的姑息医疗提供了技术保障。疼痛学逐渐发展成为一个规范成熟的体系，"整体疼痛"概念的提出使心理抚慰开始纳入到临终照护服务之中，现代临终关怀将临终者的家属纳入照护对象之中，这是不同于传统临终照护的重要特征。此外，20 世纪上半叶生死学研究的进展使人们逐渐对于死亡有了较为理性的认识，从而使得"死亡"问题逐渐成为可以公开讨论的问题。

（一）临终关怀与姑息医疗

"Hospice"一词进入中国时，有不同的翻译方法，目前使用较多的是"临终关怀"，也有些文献翻译成"姑息照护""姑息医疗(学)""舒缓医学""宁养医学"和"宁养服务"等不同的说法,强调其医学方面或者其服务性质。20世纪60年代临终关怀作为一门独立的学科兴起之后,"临终关怀"成为较为通行的说法。在中国,人们很容易将"临终"一词与"死亡"联系在一起,而"死亡"又是中国传统文化中的禁忌,所以中国的临终关怀机构大都采用"宁养院""关怀医院","温馨病房"或者"姑息照护"等字眼指代临终关怀机构或者临终关怀服务。这种名称上的变体一定程度上反映了不同道德价值观体系会影响到人们对临终关怀的认同。

现代临终关怀的创始人西塞丽·桑德斯首先对临终关怀和姑息医疗进行了较为详细的区分:只有在所有的治疗手段和缓解症状的办法都已经无法奏效时(其中包括姑息医疗手段),病人才被视为进入临终阶段;在疾病晚期阶段,病人所需要的并不是积极治疗,而是"身体上的舒适和心理上的安宁";通过提供医疗技术照护来改善患恶性肿瘤及运动神经疾患病人的临终生存质量,与延长病人的生命相比,改善其临终的生存状况成了首要的因素。

《剑桥临终关怀学教程》中对"临终关怀"进行界定,临终关怀包括两个部分:即"临终照护(palliative care)"和"姑息医疗(palliative medicine)"。前者的范围更广,服务的提供者包括医生、护士、心理咨询师、牧师、志愿者及其他人员,其涉及的服务内容包括对临终病人的身体、心理、精神、生活的全方位护理;而后者是医疗专业的一个分支,其主要承担者为医生和护士。

当然,临终关怀并不是否定生命的价值,相反,正是出于对生命的尊重,才将死亡看作一种正常的过程,力图通过减轻病人的疼痛感和各种不适症状来提高生命的质量、维护临终者的生命尊严。总体来说,它既不加快患者的死亡,也不采取手段延缓死亡的来临,而是通过各种支持手段,帮助病人在临终前积极地生活,帮助家属正确对待病人的疾病和应对自己的哀痛。

(二)临终关怀与"优死"

临终关怀从本质上讲就是关怀病人如何走向死亡的过程。死亡教育是临终关怀得以实施的重要前提。死亡教育可以帮助人们学会如何面对死亡的挑战,帮助人们确立正确的态度,从而明智地回应死亡问题。人们在临终时对死亡产生的畏惧是正常的心理反应,几乎所有的人都会有这样的反应,同临终者的年龄、社会经验、宗教信仰和文化程度并没有关系。死亡的威胁对临终者是个极大的挑战,究其实质,死亡本身并不可怕,可怕的是死亡过程中临终者忍受的身体上的痛苦、心理上的恐惧感以及精神上无助感。临终者都希望"能够避免恐惧、悲叹、绝望等负面精神状态,能够死得自然,没有痛苦"。

同样,临终者的濒死状态对其家人也是个挑战。在中国传统观念中,医护人员和家属往往对患者隐瞒病情,因此较为普遍的情况就是家人代替临终者对采取何种医护方案做出决定,而这些重大决定大都直接关系到临终者在人世的弥留时间长短以及存活质量的高低。在这种"生死攸关"的问题上,难以尊重患者本人的意愿。结果,许多晚期患者在这些善意谎言的影响下,还希望自己能够恢复健康,往往来不及对自己最终的时日进行计划和安排。因此,临终关怀还关系到患者的家庭生活安排,并对社会习俗和风气产生影响,甚至还可能关系到社会的和谐和国家的发展。"告知还是隐瞒?"如今仍旧是中国医疗行业的一个难题,这在一定程度上影响到患者对医务人员的信任,甚至影响到临终者对人世的最后印象,关系到他们是否带着遗憾离世。

人们忌讳谈及死亡,许多人认为临终关怀就是"同死人打交道",这也是临终关怀志愿者匮乏的重要原因。树立"悦死"观念首先帮助临终关怀服务的提供者以平常心对待病人,才能够给病人更多的理解和人文关怀,同时鼓励更多人参与到临终关怀事业中来;另一方面可以让临终关怀服务人员对他们的亲朋好友、甚至他们自己未来的死亡采取坦然面对的态度。既然死亡带给临终者的焦虑和恐惧主要体现在身体和心理两个方面,那么缓解临终者身体上的痛苦、消除他们心理上的焦虑就是实现"优死"的基本条件。

(三)临终关怀与安乐死

安乐死的原意为无痛苦死亡,古希腊、古代中国都有过类似思想的表达。现代安乐死主要是指"医助死亡"的方式,目前尚无广泛认同的定义。一般认为,安乐死分为两类:"一是广义地把安乐死理解为安乐的死亡,无痛苦的、幸福的死亡,安然去世;二是狭义地特指为结束不治之症患者的痛苦而施行的无痛苦致死术"。安乐死根据是否征得临终病人的同意分为自愿安乐死(voluntary euthanasia)和非自愿安乐死(involuntary euthanasia),也可以根据医务人员是否采取主动手段导致临终病人死亡而分为主动安乐死(positive euthanasia),又称"积极安乐死")和被动安乐死(passive euthanasia,又称"消极安乐死")。现代史上的安乐死运动始于 20 世纪初,是西方宣传无痛苦死亡的群众性运动,标志着"优死"意识在民众中逐渐得到接受。

安乐死一直以来是医疗界面临的一个伦理困境。面对没有任何生存希望、忍受身体和精神极度痛苦的临终病人,医务人员束手无策,这与医生的职业原则相悖。20 世纪 70 年代荷兰的海特勒伊达·波斯特马(Geertruida Postma)案件首次引发人们对安乐死的广泛讨论。这并不是偶发事件,是人们对无痛苦死亡的愿望表达的结果。最终,经过近 30 年的争论,荷兰在 2001 年 4 月以绝对多数通过了安乐死法案,使其成为世界上第一个将安乐死合法化的国家。

荷兰的安乐死立法对安乐死的实施进行了严格的规定,从而在很大程度上对现代安乐死的概念进行了修订。在此背景下,安乐死的含义更加具体:"安乐死原意指无痛苦的死亡,现在是指当前医学技术条件下不可救治的病人,在危重濒死的状态时,由于精神和躯体的极端痛苦,在自己或家属的要求下,经过医生的鉴定和法律的认可,用人为的方法使病人在无痛苦的状态下度过死亡阶段而结束生命的全过程"。

临终关怀与安乐死之间可以画上等号吗? 从严格意义上来看,这种理解是存在较大争议的。实际上,"临终关怀只是让临终者安然离去的一种特殊方式,是被动安乐死。主动安乐死主要是由病人主动提出,以减缓痛苦为目的的一种方式。而被动安乐死是医院和法律规定下及患者不可避免死亡时,帮助病人减缓痛苦,提高生命质量的一种方式",这在一定程度上与临终关怀的目的是相契合的。

安乐死从本质上来讲体现了对临终病人选择权利的尊重。尽管安乐死的出发点是人性化的,但是在实施过程中要涉及很多因素,例如医疗费用和医患关系等因素都有可能干扰安乐死的正常实施。荷兰免费医疗基本实现全覆盖,临终病人的医疗、护理等费用都由医疗保险支付,因而不存在由于经济压力而导致病人、家属或者医务人员违背病人病情而选择安乐死的情况。在中国,安乐死没有获得法律的许可,因此在任何人、任何情况下都不得实施安乐死,这也彰显出临终关怀事业的重要性。既然临终病人无法选择如何死亡,那么只能通过现代的医疗手段保证其在自然死亡之前得到最有效的生理、心理和精神支持,来保障他们的生命尊严。

(四) 临终关怀的服务形式

目前,临终关怀的服务形式在世界范围内呈现出多样化、本土化的特点。总的来说,临终关怀的服务形式有以下三种。

1. **独立的临终关怀医院** 医院规模通常不是很大,但有比较完善的医疗护理设施,人员配备比较齐全,护理技术专业化、规范化、能行使独立服务的职能。其建筑也有别于普通医院,所有的环境设施都从临终病人的实际需要出发。如:重视医院的绿化,以保持空气清新、环境幽静。病室空间宽敞、光线明亮,室内装修呈现出家庭氛围,让病人感受到一种安宁、舒适、温馨的家庭气氛。病室内各病床用围帘分隔开,以保护每位病人的隐私等。独立临终关怀医院这种临终关怀机构,目前在发达国家中较多见,如英国伦敦的圣克里斯多弗临终关怀院、加拿大多伦多的艾滋病人的临终关怀院等。在我国这样的医院有上海市退休职工南汇护理院、北京市松堂关怀医院等。

临终关怀医院或病房与普通医院或病房相比较,具有以下特点:

(1) 病人为临终病人:在临终关怀医院或病房,医护人员面对的都是临终病人,多为晚期癌症或不治之症的病人,他们饱受疾病折磨,身心疲惫,痛苦不堪。这些病人更需要得到医护人员悉心的照顾和真诚的关怀。

（2）倡导整体照护：对临终病人来讲，治愈希望已变得十分渺茫，因此，临终关怀不以治愈为目的，而是以临终病人为中心提供全面的照护，包括促进舒适、缓解症状、控制病痛、满足需要、生活护理、心理支持等。

（3）人道主义关怀理念：临终关怀不以延长病人的生存时间为主，而以提高病人生命质量为目的，重视病人的尊严和价值，真正体现了对病人的人道主义关怀。医护人员应为临终病人提供更多的爱心、同情与理解，尊重他们的权利和尊严。

（4）体现家庭式温暖：临终关怀为临终病人及家属服务时，充分体现出家庭式的温暖、关怀与爱抚。既有家庭式的病房布置，又有家的氛围，使病人在临终之际仍能感受到如同在家一般的关怀与照顾。

（5）提供全天候服务：实行 24 小时全天候服务。无论何时，出现何种情况，只要病人需要，医护人员都会为病人提供服务。

2. 家庭临终关怀服务　家庭临终关怀是临终关怀基本服务方式之一，指临终病人住在自己家中，由病人家属提供基本的日常照护，并由临终关怀机构常规地提供病人和家属所需要的各种临终关怀服务。这类机构通常是以社区为基础，以家庭为单位开展临终关怀服务工作。在世界上很多国家和地区家庭临终关怀服务都受到病人和家属的普遍欢迎，家庭临终关怀服务机构在美国和加拿大等国家开展较多。

目前，家庭型临终关怀机构可以是独立的临终关怀院，也可以是各种临终关怀服务单位和组织的分支机构："家庭型临终关怀部"或"家庭临终关怀团队"。在我国，通常是以社区为基础，以家庭为单位开展临终关怀服务工作的。在临终关怀中心的医生、护士、心理咨询人员、志愿者（义工）均受过专业训练，有一整套的照顾方案。家庭临终关怀的工作内容包括通过各种方法减轻病人的疼痛，重视病人的心理护理和基础护理，严肃认真地做好尸体料理，使其能舒适、安详、有尊严地走完人生最后的旅程，同时，对病人家属提供情感上的支持。面向社区服务的临终关怀在我国具有广阔的发展前景，护士作为发展临终关怀事业的主力军，担负着不可推卸的责任。

3. 综合性医院中设专科病区或病房　这种临终关怀机构是指在有条件的综合性医院、肿瘤医院或老年病院内设立的临终关怀病区或病房，专为癌症晚期疾病末期及病危的病人提供临终关怀服务。病区或病房的环境条件、医疗设备以及工作人员的服务内容等完全按照临终关怀的要求设置。临终关怀的宗旨同样是为临终病人和家属提供身心等全方位的关怀与照料。在中国大陆临终关怀事业发展的前十年，都是以这种形式开展工作的。如北京东方医院的"颐养院病房"；上海中大肿瘤医院的"安宁疗护病房"；山东大学第二医院"姑息保健病房"等。

（五）我国临终关怀的特点

1. 传统的死亡观和孝道观　中国由于受儒家、道家、佛家思想的影响，认为死亡是不祥和恐惧的象征，对死亡采取否认、蒙蔽的态度，在言语中避免谈及死亡，缺乏正确的死亡观。但这种传统的孝道，忽视了濒死者自身的需求，或者说道德诉求。对于濒死者是否有什么未了的愿望，或者对提高死亡的质量没有进行关注。

2. 适合国情、民情的临终关怀护理模式　国外及港澳台地区的临终关怀事业发展较成熟，其根本原因是他们都建立了适合自己的运行模式。而我国至今还没有找到适合自己的临终关怀护理模式，导致目前临终关怀只在一些一线城市有开展，二线城市乃至农村根本没有推行，有些地方甚至闻所未闻。且当前医疗上的高额费用所造成的巨大压力是阻碍临终护理开展的核心问题。

3. 规范统一的临终关怀护理标准　目前国外对临终关怀患者的疼痛控制标准已经建立，但对临终患者存在的其他护理问题如恶心呕吐、呼吸困难、心理安慰等还缺乏统一的专业标准。因此，要大力开展临终关怀相关的研究，形成和确立临终关怀范围内的其他专业标准，以便为临床实践提供规范性指导。

4. 相应的专业性死亡教育及普及性　死亡教育对死亡的恐惧害怕是人们面对临终关怀的一个主要障碍。我国多数人对死亡缺乏正确的认识，联想到死亡，人们的感觉多是悲观沮丧、害怕恐惧。中国人对死亡的看法深受传统文化的影响,对死亡忌讳莫深,不愿或不敢去讨论死亡。在一个不能提及死亡的环境下是无法进行临终关怀护理的。

5. **临终关怀护理的教育和培训** 我国对临终关怀的普及教育远远不够。大部分医学高等院校的护理本科课程中,只是在部分课程中增设了部分临终关怀的章节和内容,并未作为一门单独的课程,无论是从课时还是教学内容,都不能满足临床和社会的需求。临床医护人员主要通过各种医学期刊及杂志来获得临终关怀的相关知识,缺乏规范化的临终关怀教育和培训。大众传媒也没有承担起教育大众正确的死亡观及普及临终关怀认知的责任,使得社会对临终关怀的认识过于片面,甚至进入误区。

6. **临终关怀的专业队伍** 临终关怀是由医护人员、社会学者、心理学者、伦理学者、律师、志愿人员和宗教人士等共同参与和完成的,是一个立体化社会服务机构。由于我国是一个传统的农业国家,社会文化趋向于农业文化,从事心理、伦理、社会学工作者较少,宗教人士参与社会活动很少,还不能有效地建立起全面的临终关怀。而且很多医护人员的观念中只重视治疗而轻视病人的自身需求与感受,造成老年临终病人的医疗费用过高,同时造成医疗资源的浪费。

7. **资金来源不足,服务机构少** 我国是发展中国家,经济水平制约着临终关怀机构的发展。由于医疗设备的不足及卫生资源的匮乏,且我国目前临终关怀机构还不属于慈善范围,政府没有专门的资金,绝大部分临终关怀机构没有纳入国家医疗保障体系当中。医院为维持运转需向患者收取相应的费用,这无疑使部分低收入老人望而却步,也影响了我国临终关怀事业的发展。

8. **伦理环境** 在医疗保健体系中,伦理环境是指整个大环境对某人应该做什么,另一些人应该做什么的约束。它反映了周边环境对于某种伦理行为的价值观的理解。对于临终关怀,整个医疗保健系统还没有形成一个系统的积极的伦理大环境,这势必影响本来数量就不多的从事临终关怀事业人员的士气,削弱了我们发展临终关怀事业的伦理力量,起了一个消极涣散的不良作用。

四、临终关怀的基本原则和价值

(一)临终关怀的基本原则

1. **以舒缓疗护为主** 以治愈为目的的各种治疗方法不能使处在临终阶段的病人免于死亡,此时病人最需要的是身体的舒适、疼痛的控制、症状的消除和精神与心理的支持。而只有精心的照料和细致的护理才能获得这一切。因此,在临终关怀服务中,所有工作人员应尽力给予临终病人最及时、最适宜的照料。这种照料是对临终病人身心全面的、细致的照料,包括躯体方面和精神、心理方面的照料。而且这种照料应重视病人个人实际需求,尽量按照病人和家属的意愿去进行护理,最终增进病人的舒适。

2. **提高病人生命质量** 有些人片面地认为临终就是等待死亡,生活已没有价值,病人也变得消沉,对周围的一切失去兴趣。临终关怀学认为:临终也是生活,是一种特殊类型的生活。正确认识和尊重临终病人最后的生命价值,提高其生活质量是对临终病人有效的服务。所以,临终关怀不应以延长生存时间为重,而应以体现病人生命价值、提高其生命质量为宗旨,为临终病人提供一个舒适、有意义、有尊严的生活。临终关怀充分显示了人类对生命的尊重和热爱。

3. **维护病人尊严和权利** 病人尽管处于临终阶段,但个人尊严不应该因生命活力的降低而被忽视,个人权利也不可因身体衰竭而被剥夺,只要病人未进入昏迷状态,就仍有思维、有意识、有情感,仍有个人的尊严和权利。医护人员应该维护和保持临终病人的价值和尊严,尊重其人格并维护其权利与利益。在临终照料中护士应允许病人保留原有的生活方式,尽量满足其合理要求,尊重个人隐私权利,允许参与医护方案的制订,选择死亡方式等。

4. **注重对家属的支持** 在对临终病人全面照料的同时,也应为临终病人家属提供心理、社会支持,从而使其获得接受亲人死亡事实的力量,坦然地面对死亡。使病人家属既为病人生前提供服务,又为其死后提供居丧服务。

（二）临终关怀的价值

1. 理论价值

（1）推动临终关怀本土化进程：临终关怀原系舶来之物，其本身蕴含着深厚的文化积淀，其产生带有强烈的宗教色彩。但临终关怀本身并无国界、语言、肤色、种族之分。从我国现实国情出发，结合临终关怀理论本身，探求适合我国实际的临终关怀发展模式，即是对临终关怀的发展和完善。系统研究和分析临终关怀产生的时代背景、内涵、价值等方面，有助于加深我国社会各界对临终关怀的认识，从而为建立中国特色临终关怀体系提供必要条件。

（2）彰显社会人本主义和人道主义精神：人类个体无不渴望得到尊重和证明自身存在的价值。关怀和维护临终病人的人格、权利和利益，使他们在人生的最后阶段得到全方位照料，就是对他们生命价值的肯定，就是在坚持"以人为本"，就是人道主义的集中体现。

（3）提升国民综合素质：几千年来，中国人总是抱有"重生恶死"和"床前尽孝"等观念，为我国经济社会的全面发展造成障碍。临终关怀不仅是一种慈善事业，同时还担负着让人们重新认识生命和接纳死亡的重任，并通过实践启发人类理性看待接受自身和外部世界发展的客观规律性。

2. 现实价值

（1）满足老龄化社会需求：自我国正式进入老龄化社会以来，独生子女的普遍、丁克家庭的出现、心脑血管和恶性肿瘤等慢性病、多发病的加剧，使得社会卫生资源极度紧缺。而临终关怀不仅能够大大降低医疗费用，减轻国家、社会和家庭负担，还能使社会各界最大限度做到合理分工，使社会卫生资源得到公平公正分配，使临终患者能够得以"善终"。

（2）满足人类追求生命质量的要求：伴随着科学技术和人类文明的飞速发展，人类已不仅仅满足于平均寿命的延长，而更加关注生命的质量和价值。临终关怀正是从这一人类愿望出发，通过淡化"治疗"强调"舒缓疗护"的方法，使患者得到全身心、全方位照顾。临终关怀服务内容广泛，其目的就是运用手段提高和改善临终者的生命质量，减轻患者及其家属的痛苦，让他们在心灵上获得安宁、平静和舒适，也让家属在患者死亡后不留遗憾和阴影，为每一位逝者的人生画上一个圆满的句号。

（3）促进医疗卫生资源合理分配：我国目前尚处于社会主义的初级阶段，财力不足、卫生资源紧缺的局面要求我们必须从照顾大多数人利益角度宏观分配有限的卫生资源。然而受传统孝道观和不合理医疗消费观影响，医院和家属总是坚持要对救助无望的病患继续施以不必要的救治，这不仅为其带来了心理生理上的巨大痛苦，而且也浪费了宝贵的医疗资源。这既不符合我国的基本国情，也违反了社会的公平与正义，而临终关怀坚持以疗护而非治疗为主，通过舒适的照顾来使病人获得生命的质量、个体尊严的保护，这不仅大大避免了卫生资源的浪费和病患的过度痛苦，而且还可以将节省下来的资源用于社会及人类健康的其他领域，从而使卫生资源价值与效率获得大幅度的提升。

（4）促进社会和谐：现阶段我国综合国力高速发展，人民生活水平不断提高，我国的建设的方向朝着和谐社会前进，而构建和谐社会的最主要的问题就是民生，也就是关注人们生活的质量和品质。大力提倡和发展临终关怀，既能做到珍视临终者生命质量，又能给予家属必要的安慰。与此同时，还能通过采用将临终关怀纳入社会保障体系的方法，照顾社会弱势群体在弥留之际的生理及心理需求，真正实现每一个公民都能老有所医、老有所养，使整个社会和谐发展。

第二节　临终病人的心理关怀

临终病人饱受疾病的折磨，身心非常痛苦，护士用优质的服务态度、精湛的护理技术、科学的心理关怀等措施最大限度地帮助病人减轻躯体和精神上的痛苦,提高生存质量,平静、舒适地走完人生的最后旅程,对病人、亲属和社会均具有重要意义。

一、临终关怀的相关理论

临终病人在面临死亡时身心均体验着极大的痛苦,不仅生理方面出现许多变化,内心更产生一系列非常复杂的需求。多年来,国内外许多学者对临终病人的心理状况进行了研究,目前最为认可的是美国医学博士库伯勒·罗斯(Dr. Kubler Ross)的研究结果。

库伯勒·罗斯博士是美国的精神心理学家,她在两年(1967—1969年)的时间里,研究了400多位临终病人的案例,通过观察法和交谈法了解到临终病人的心理反应,于1969年发表了《死亡和濒死》一书。在这部著作中,库伯勒·罗斯博士将临终病人的心理过程归纳为五个时期。

(一)否认期(denial)

多数病人在得知自己面临死亡时,最初的心理反应多为否定,认为自己不会患有绝症,诊断过程可能发生了某种错误。例如,他们往往会说:"不,这不是真的,一定是诊断错误""是医院搞错了,把别人的检查单错写成我的了"。此时,病人还没有接受自己已患重病的思想准备,认为这可能是医生错误的诊断,他们会要求医生复查或到处询问打听以证实诊断是错误的。即使经过复查证明最初的诊断无误,他们仍希望找到更有力的证据来证实诊断的错误。实际上,否认是病人应付突降不幸的一种心理防御机制,暂时逃避现实的压力,是接受令人震惊的坏消息的缓冲。此期病人的典型表现为坐立不安、心神不定,要求医生复查并四处打听与疾病有关的情况。这段时间的长短因人而异,大部分病人持续时间较为短暂,可能持续几小时、几天,也有病人的否认期可持续数周,甚至一直到死亡。

(二)愤怒期(anger)

在证实了诊断正确无误后,病人在情感上难以接受现实,气愤命运对自己的捉弄。痛苦、怨恨、嫉妒、无助等心理交织在一起,病人常会怨天尤人,想不通为什么是自己而不是别人得这种绝症,"为什么是我?我又没有做过坏事!我有什么错?""这不公平!不是别人,却偏偏是我!"且容易对那些充满生命活力的健康人心怀嫉妒,极易谴责、抱怨和挑剔。病人在这一时期有时会无缘无故地发脾气、摔东西、抱怨饭菜不合胃口,常迁怒于家人和医护人员,对他们百般挑剔,甚至会无端地指责或辱骂别人。其实,这种愤怒是人在面对死亡威胁产生的巨大精神冲击下的一种发泄性反应,以此发泄内心的不满、苦闷与无奈。此阶段中,病人需要有尽情发泄的机会或有能够倾听他们倾诉内心愤恨和痛苦的人。

(三)协议期(bargaining)

病人承认和接受已存在的事实,心中的愤怒逐渐消失,接受自己已患绝症的事实,不再怨天尤人,"我得了绝症,但是我不想死!谁能告诉我该怎么办?"病人对自己的病情抱有希望,祈求奇迹发生,与命运"讨价还价",乞求命运之神给自己带来好运气,延长生命,甚至出现绝症自愈的奇迹。为了延长生命,请求医生想尽一切办法,努力配合治疗与护理,甚至通过许愿或做善事,希望能扭转死亡的命运。临终病人在此时往往变得友善,希望通过自己的善心善行使得所患的疾病能痊愈;或者不惜金钱请专家、权威为其治疗;甚至愿意尝试一些民间的偏方或新药,目的就是延长自己的生命,继续从事自己未完成的事业。协议期病人的心理反应,是对生的本能和生存欲望的体现,是一个自然的心理发展阶段。大多数临终病人在此期仍抱有一定生存希望,也能积极地配合各种治疗和护理。

(四)抑郁期(depression)

经历了前三个阶段之后,病人发现身体状况日益恶化,意识到治疗无望、乞求无济于事、协商也无法阻止死亡来临时产生强烈的失落感,强烈感受到即将失去自己热爱的生活、工作、地位和宝贵的生命,"真的没有希望了吗?""我只能等待死亡了?"病人往往表现出悲伤、哭泣、退缩、沉默、甚至自杀等反应。这是病人正视自己即将死亡时表现出来的一种消沉、抑郁、沮丧的心理情绪。他们变得对现实淡漠、沉默寡言、情绪极度消沉、压抑、反应迟钝，对任何事情提不起兴趣，喜欢独处或有几位至亲者能够守候在身边。

临终病人这种抑郁的心理表现，对于他们实现在安详和宁静中离开人世的这一目的是必要的，也是有益的。因为只有经历过内心的剧痛和压抑的人，才能最终达到平静地接纳死亡的境界。此期持续的时间相对较长。

（五）接受期（acceptance）

这是临终的最后阶段。经历上述 4 个阶段后，病人认为自己已经尽力，愤怒、讨价还价、沉闷不语等均不能发挥作用，疾病继续恶化，身体状态每况愈下不得不接受死亡即将来临的现实。在接受期，病人愿意向他人表达对生活的态度和体验，愿意独自或与家人一起回忆以往生活的片段，也会十分想念失去的亲人与朋友。此期，病人表现得平静、安详，准备接受死亡，"我已经准备好面对死亡了""我需要安排我的身后事""我想和家人在一起"，对周围的人、事物兴趣下降，为后事作安排。病人常常表现为极度疲劳衰弱，表情淡漠，可处于嗜睡状态，静等死亡的到来。能够接纳死亡说明一个正走向死亡的人"超脱自我"的意念战胜了对死亡的恐惧。这种"接纳"与"无能为力""无可奈何"等无助心理具有本质的区别，它代表的是人心理发展过程的最后一次自我超越，是生命阶段的成长。

临终病人心理变化的五个时期并不是按照固定不变的顺序发生和发展的，而且个体之间在次序和程度上会存在较大的差异性。如，每位病人不一定都要经历这五个时期；五个时期发展的顺序，有的可以提前，有的可以推后，有的甚至会交错；各个时期的持续时间也不一样。因此，在实际工作中，护士需要认真、细致地观察，并结合病人的实际情况进行相应的护理。

二、临终病人的基本需求

（一）临终病人的生理需求

1. 临终病人的生理变化

(1) 循环系统改变：表现为面色苍白、皮肤湿冷、体表发凉、口唇、指甲呈灰白色或青紫色，四肢发绀，脉搏细弱、不规则或测不出，血压下降或者测不出。

(2) 呼吸系统改变：表现为呼吸频率不规则，深度由深变浅，出现鼻翼呼吸、张口呼吸或潮式呼吸等异常呼吸形态，因无力或无法咳嗽，分泌物不能排出而堆积在呼吸道内，产生痰鸣音或鼾声呼吸。呼吸困难对于意识清醒的临终病人是很痛苦的，可增加其焦虑、恐惧的感觉。

(3) 消化系统改变：胃肠功能的紊乱、肛门括约肌控制失调导致消化功能异常，病人表现为食欲越来越差、摄入量日益减少、恶心、呕吐，腹胀、便秘或腹泻、脱水，最终引起体重明显下降。

(4) 泌尿系统改变：表现为小便失禁或尿潴留等症状。由于病人膀胱括约肌的功能失调导致排泄功能异常而出现这些临床症状。

(5) 肌肉张力改变：表现为肌肉张力减弱或消失，全身软弱无力，吞咽困难，无法维持良好舒适的体位，不能进行自主躯体活动，大小便失禁。面部外观呈希氏面容，即面肌消瘦、呈铅灰色、眼眶凹陷、双眼半睁、目光呆滞、嘴微张、下颌下垂。

(6) 感知觉改变：表现为视力逐渐减退，由视力模糊发展到只有光感，直至视力消失。听觉是最后消失的感觉。

(7) 意识改变：最初表现为注意力和记忆力的下降。若病变未侵犯中枢神经系统，病人可始终保持神志清醒；若病变在脑部，则很快出现意识改变，表现为嗜睡、意识模糊、昏睡或昏迷等。

2. 满足临终病人的生理需求

（1）临终病人的生活护理：临终关怀事业的崇高与伟大是要以充满人性的全方位细致周到护理为基础的。作为临终关怀的医护人员，有责任和义务及时处理或协助病人家属解决临终病人在饮食、消化、排泄、呼吸、睡眠、卫生、安全等各个方面的问题，从而最大限度践行"尊重生命、敬畏生命"的宗旨。

1）为临终病人提供舒适的临终环境：临终病人的居住环境应当以舒适和谐为主，尽量避免嘈杂、拥挤和混乱。临终病房应内设空调、彩色电视机、洗手间、应时花卉等基本日常生活所需，以减少病人的不适应和不舒适感。可以通过观赏优雅恬淡的画面和播放婉转悠扬的音乐来适时转移病患的注意力，以愉悦身心，克服孤独寂寞之感。如果临终病人选择在家中度过残生，那么护理人员可根据病患居住条件，尽量保持病人临终环境的娴静舒适，同时也不能因此而影响到其他家人的正常生活和工作。

2）注意良好的饮食护理：临终病人由于承受生理和心理上的巨大折磨，身体消耗增大，通常会出现食欲下降、恶心呕吐、消化不良等症状。护理人员应着重分析选择临终病人的饮食成分，在照顾到临终病人个人饮食习惯的同时，应尽量挑选高蛋白、高热量、易于消化的饮食，并注意要少食多餐，通过变换菜谱等方式来提高病人的食欲。同时，应注意培养和纠正临终病人进食和饮食卫生习惯，避免因饮食不当造成病人病情的恶化。

3）做好病人的个人卫生：临终病人的个人卫生问题，是关乎病人生活质量和生命尊严的首要问题。临终关怀医护人员或家属一定要切实管理和帮助病人切实保持个人卫生。定期换洗衣物，督促勤洗澡。及时处理排泄物，并帮助生活上不能自理的病人处理剪指甲、洗脚等事物。

4）安排好病人的日常生活：临终病人尽管时刻受到死亡威胁，但在离世之前，仍然是现实世界里的一员，他们的生活里不能总被疾病所充斥，他们也同样需要普通人的丰富的充实的生活内容。临终医护人员或家属应根据病人病情合理安排病人的日常活动，比如可以和病人一起看电视、听音乐、散步、聊天等，以此来提高病人的生活情趣，缓解病痛和压力。

（2）临终病人的症状控制：绝大多数临终病人会患有一种或多种并发症，这些疾病的病理变化不仅很大程度破坏了病人的身体机能、抵抗力和免疫力，还给病人带来巨大痛苦。因此，在临终关怀中，对于临终病人症状的有效控制就显得非常必要。

1）临终病人症状的控制原则：临终关怀机构对于临终病人症状的控制，应着力遵循如下原则：首先是医学和方法论原则，即在对临终病人的症状进行控制时，应相信和重视病人的主体诉求，用整体论方法分析处理症状，以便及时加以救治，同时应注意根据病情及时调整疗护措施与方法，以尽量提高病人的舒适度；其次是生命伦理原则，即在进行临终症状控制时，应坚持"生命神圣论""生命质量论"与"生命价值论"三位一体原则，坚持知情同意原则，坚持病人权利第一的原则，坚持社会卫生资源公正分配的原则。

2）临终疼痛症状的控制：疼痛是大多数临终病人特别是晚期癌症患者的最主要症状之一。临终关怀机构在对病人疼痛进行控制时，应以提高病人生活质量为目的，采用综合治疗法，遵循药物治疗的基本原则和要求，即采用疼痛药物治疗的"三阶梯"方法，按需而不是按时供药。

3）临终其他常见症状的控制：在具体的临终关怀过程中，除了癌症等极端性病症外，还包括临终胃肠道症状控制、临终呼吸系统症状控制、临终心脑血管症状控制、临终泌尿系统症状控制、临终皮肤症状控制、临终精神神经症状控制以及其他临终症状的控制等。这些分布较为广泛的症状的控制，无论是对于临终关怀机构还是对于临终医护人员而言，都是一个更见真功夫的考验。能够切实控制好每一种类型疾病的有效合理防控，是临终关怀宗旨的基本目标。

三阶梯癌痛治疗方案

世界卫生组织（WHO）推荐的癌痛治疗三阶梯疗法，目前已在国际上广泛使用。用药原则为：药物使用顺序依药效强弱阶梯递进；使用口服药；按时、联合服药；用药剂量个体化。具体方案如下。

第一阶段：主要针对轻度疼痛病人。可选用非麻醉类（非阿片类）的药物、解热镇痛药、抗炎类药，如布洛芬、对乙酰氨基酚、阿司匹林等。

第二阶段：主要适用于中度疼痛病人。可选用弱麻醉类（弱阿片类）药物，如可卡因、曲马多等。

第三阶段：主要用于重度和剧烈疼痛病人。可选用强麻醉类（强阿片类）药物，如吗啡、哌替啶、美沙酮等。

（二）临终病人的社会支持需求

社会支持是指运用一定的物质和精神手段对社会弱势群体进行无偿帮助行为的总和，这需要家庭、朋友、政府及社会各界人士多方面的配合。国外的临终关怀是在充分利用政府和社会的支持下进行的，与国外相比，我国临终关怀事业的发展缺少社会支持，缺乏群众基础，这是我国临终事业发展缓慢的重要原因之一。我国是世界上第一人口大国，在社会支持和群众基础上有着一般国家没有的优势，临终关怀事业要想发展就要变劣势为优势，充分发挥群众路线和社会支持效应。

1. **灵性关怀** 那些疾病缠身、生活不能自理、生命受到威胁、身心痛苦的临终病人需要灵性关怀，满足他们的这些需要是临终关怀从业者的主要工作内容。灵性关怀体现了人文主义精神和对生命的尊重，是实施临终关怀的重要内容。灵性关怀是以临终关怀病人灵性的实现为前提，解决他们的精神需求。对临终病人进行的灵性关怀，实际上是在满足他们精神层面的需求。

2. **尊严** 临终病人希望死去的时候可以神圣而有尊严。我国应用尊严疗法和尊严死起步晚、发展慢，今后应该更加关注临终病人的尊严内涵并为之提出可行的措施。

3. **尸体料理** 尸体料理是对病人进行临终关怀的最后步骤，也是临终关怀的重要内容。做好尸体料理既是对死者的同情与尊重，又是给家属最大的安慰。传统的尸体料理包括清洁面部、填塞孔道、清洁全身、包裹尸体和送检尸体等步骤。取消包裹尸单而代以穿寿衣的新型尸体料理方法，减少了程序，节约了时间，提高了效率，保证了尸体形象良好，提高了满意度。

4. **经济** 国外临终关怀事业大部分费用都由国家直接拨款，还有约1/3的资金来自慈善捐助，病人自己需支付的费用只占极少数。我国大部分临终费用为自费或养老保险，病人一方面希望得到治疗、护理；另一方面又害怕治疗带来巨大的经济负担，这也是我国临终关怀事业前进的阻力。医护人员在临终病人的治疗上常难以抉择，他们既想挽救临终病人，又担心病人巨大的经济负担。由于部分病人没有医保，临终治疗等服务缺乏补偿机制，只能自费或放弃治疗。这就需要政府提供经济支持，帮助他们轻松地度过生命的最后阶段。

5. **和谐人际关系** 帮助临终病人建立和谐的人际关系，可以增加病人的自我认同感和价值感，消除恐惧和焦虑，从而增强机体抵抗力。和谐人际关系的建立让病人能够相互分享治疗经验，共同与病魔做斗争，这对病人的治疗和心理都会有积极的影响。但是我国对临终病人人际关系方面的研究主要集中在对护患关系、护士与病人家属关系等的研究中，忽略了病人之间人际关系的重要性。

三、临终病人的权利

在实际的临终关怀过程中，患者因其自身的客观病情影响，其自身的需要与意愿会在很大程度上地受到医生以及家属的影响,进而在整个治疗的活动中丧失自身的意志表现。为了帮助临终患者能够得到基本的尊重与理解,实现其自身意志的有效表现,要保护其应有权利。

（一）法律相关规定

生命权是国际社会公认的基本人权。珍爱生命、保护生命日益成为联合国国际人权公约和国际社会所致力追求的目标。国际上通行的《世界人权宣言》《公民权利与政治权利国际公约》和《经济、社会、文化权利国际公约》,都明确规定了人的生命权,包括生命的神圣性和生存的尊严权。例如在《世界人权宣言》中,就明确提出"人人有权享有生命、自由和人身安全",在《公民权利与政治权利国际公约》也有"人人有固有的生命权。这个权利应受法律保护"的条文。在西方,许多国家比如法国、德国、挪威都制订了《病人权利保护法》,并对医师协会提出的患者权力在法律层面上予以明确规定。

目前我国法律体系中关于医疗过程中患者相关权利还没有完整系统的法律和法规予以明确。由于对患者在医疗过程中其享有权利的研究严重滞后于我国法律的发展,由此造成病患权利在法律制度层面的缺失,使许多患者,特别是临终患者对权利缺乏明确的认识。这种现状不仅无法切实保障病患的权利,也会严重制约医疗服务机构救治病患活动的有效开展。参考、借鉴各国病患权力保护法案及国际相关公约的基础上,通过对我国《宪法》《中华人民共和国民法通则》《消费者权益保护法》《执业医师法》《医疗机构管理条例》以及《医疗事故处理条例》等法律法规中所涉及病患的权利,可以基于临终患者的一般属性而归纳以下基本医疗权利:健康权、医疗权、人格权、自主权、知情同意权、保密权、隐私权和依法获得赔偿的权利。

（二）医学人道主义

医学人道主义是伴随着医学的产生而产生的,是在医学领域中逐步形成和发展起来的,临终关怀作为医学的一个特殊领域,被涵盖到医学实践中。在面对临终患者时,如何来减轻其肉体及精神痛苦,就成为医疗实践中的重要问题。临终关怀中的人道主义,同样也在医疗实践中不断发展。人道主义始终贯穿于医学和临终关怀事业发展的全过程,人道主义作为医学伦理的一项基本理论,把人类的价值和利益始终放在第一位,提倡关心人、尊重人、以人为中心的价值理念。

作为临终关怀的人道主义所展示的伦理思想是指在医疗诊治中尊重临终患者的尊严及生命,同时积极提高临终患者的生命质量和价值。死亡是人生不可避免的阶段,在临近死亡过程中,人仍然是一个活着的生命,应该充分尊重他所应享受到的一切权利。生命只有一次,生命不可逆转,人人都会经历这一阶段,对临终者进行关怀,同时就提高了临终者的生命品质和价值。死亡是人类生命中不可逾越的鸿沟,每个人都会面临死亡的威胁,每个临终者的生命都是脆弱不堪的,在经受身体和心灵的双重折磨下,他们的生命垂危,稍稍疏忽就可能造成不可挽回的后果。每个人都有维护生命健康的权利,虽然临终者的生命已到垂暮之年,但决不能盲目操纵临终者的生命,尊重临终者的生命,给予他们良好的舒缓疗护,此时尽管临终病人大都已进入生命不可逆转时期,有的甚至进入昏迷状态,可是他们仍然是活着的人,有属于人的一切特征和属性,同样拥有自己的权力,有权知道自己的病情及治疗的方案,同样也有权利拒绝某种治疗,决不能因为是临终病人就忽略了他们的权利,让临终者在人生的最后时刻能够舒适安宁地走到终点,走到生命的尽头。

（三）哲学理论

死亡,作为一种无法逃避的生命现象,在哲学、伦理学、宗教等理论视阈中一直备受关注。从特定意义上说,我们对于死亡问题的思考,已经伴随了整个人类文明的历程。时至今天,我们对死亡以及与死亡相关的问题依然充满着理论探究的永恒魅力。哲学则从生命和主体的存在的维度出发,研究思考死亡和人、生命的关系。而讨论死亡和人、生命的关系,论证死亡和人、生命的关系以及死亡与主体生命存在的基本形式则试图从根本上解决生命形式和内涵的统一问题,由此揭示人之生命的现存形式,是生和死这两种在自然规律上正相反对的生命体征在生命存在这个维度上的统一,从而构建出作为主体的人更加完整的生命形式。如果我们把死亡之前的临终状态看作是"生"的存在,那么处于临终状态的主体自然具有和一个正常人一样的权利要求。处于临终状态中的人,即便因其丧失了作为人的部分功能或者条件,但是他的根本权利依然是不可剥夺的,特别是生命权,以及由此延展出来的被尊重的权利、免于痛苦的权利等等。

四、临终病人的心理关怀策略

由于疾病对临终病人躯体的折磨,加之病人对生命延续的渴求以及对死的恐惧可使其产生一系列复杂的心理变化,甚至是行为与人格的改变。临终病人的心理变化是十分复杂的,在实际工作中,需要我们用心观察与研究,用爱心、耐心、细心、同情心和责任心照顾每一位临终病人,真正体现出尊重生命价值、重视生命质量,使病人感到身体舒适并获得精神力量和心理支持。

(一)否认期

护士应尊重病人的这种反应,可以适当指出疾病的严重程度以引起病人和家属重视,但不能急于揭穿其防御心理;医护人员可以顺从病人意愿给予必要的复查借以缓冲病人心理冲突,但不要欺骗病人。在此时期,护士尤其要争取家属的合作,密切观察病人行为,防止自杀事件发生。

(二)愤怒期

应提供给病人时间和空间,让病人有尽情发泄内心苦闷和怨恨的机会。这时护士或家属应耐心倾听,不责怪、不阻止,静静地陪伴,缓解病人的愤怒情绪。病人若出现破坏性行为时,应予以制止并采用安全防卫措施。

面对病人的愤怒,护士要理解病人发怒是源于对死亡的害怕和无助,而不是针对护士本身。

(三)协议期

护士应主动关心病人,加强基础护理,使病人更好地配合治疗,减轻疾病带来的痛苦。对于病人提出的种种协议或"乞求",护士应积极给予帮助并诚心诚意地提供给病人更多的照顾,尽可能地满足其生理和心理等方面的要求。

(四)抑郁期

护士应加强与病人的交流,给予安慰和鼓励,增加其希望感。当病人忧伤时鼓励其通过倾诉、哭泣等宣泄情感。尽量满足病人合理要求,鼓励家属长时间陪伴身旁。同时,可以应用音乐疗法、娱乐活动等转移其注意力,疏散抑郁情绪。此期,护士还应注意病人安全,预防其自杀倾向。

(五)接受期

护士应尊重病人,提供更安静、舒适的环境与气氛,减少外界干扰。尽量为病人和家属创造条件、提供方便,使其有更多的时间在一起。帮助病人了却未尽的心愿。护士还应继续加强生活护理,保持对病人的关心、支持,使其安详、平静、无憾地离开人间。

问题与思考

临终病人的心理关怀

孙先生,58岁,患肝癌广泛转移,病情日趋恶化,病人心情不好,对医务人员工作不满,常对其陪伴亲属发脾气。请你根据病人目前状况,分析他的心理反应属于哪个阶段?作为责任护士,你应做哪些护理工作?

第三节　临终病人家属的居丧照护

临终病人的濒死阶段和最终死亡都会给家属带来强大的心理和情绪上的冲击，家属的普遍反应为悲伤。临终病人家属的心理表现一般有一定的发展过程，许多学者对此进行了深入的研究。

一、临终病人家属的心理反应

家庭中每一份子很难面对其中成员濒临死亡的事实。从病人生病到死亡甚至到死亡后，家属承受着巨大的身心压力，大多经历了震惊、解组（对整个家庭生活秩序所造成的混乱状态）、反复无常的情绪以及罪恶感、失落与孤单、解脱、重组（对家庭生活秩序的恢复）等心理反应和适应阶段。

（一）临终抛物线与临终病人家属的心理反应

临终抛物线是指病人从临终到死亡的时间和形式。因为这个曲线长短快慢和形式决定临终的历程，有的病人病情很快恶化或突然死亡；也有的病人病情发展缓慢从临终到死亡的时间很长，或起伏波动、时好时坏很难预测。这段时间的长短与形式的不同直接导致家属心理反应的差异。

如果死亡适时到来，病人从临终到死亡的时间有一年左右，家属有预期心理准备，也竭尽全力给予治疗、照顾，家属的心情比较平静。这种类型的家属相对来说心理问题比较少。

如果死亡一再拖延，病人从临终到死亡的时间有一年以上，或病情起伏波动较大，家属哀恸过久，会产生挫折、焦虑、矛盾、愤怒等情绪反应，有时欲其生、有时欲其死。欲其死的心理会使家属产生强烈的内疚和罪恶感，一旦亲人死去，家属因为无力应对强烈的内疚、罪恶感而产生心理问题。

如果临终至死亡时间过短，病人从临终到死亡的时间在半年以内，特别是猝死的病人，家属心理突然失衡，在短时间内无力应对巨大的应激而产生怀疑、愤怒、反复无常的情绪，甚至丧失理智、出现冲动行为。

（二）心理防卫机制与临终病人家属的心理反应

失去亲人是属于不可预知的情境性危机，是一种重大的应激事件。当个体对应激事件产生恰当反应时，表现出的行为就是适应性的；反之，当个体对应激事件的反应是不恰当的，表现出的行为就是非适应性的。不同的人所惯用的心理防卫机制不同，病人家属在应用消极心理防卫机制，减轻焦虑情绪的困扰，保持心理暂时平衡的同时，往往会导致以下新的心理问题的发生。

1. **否认**　否认是一种消极的心理防卫机制，这种"自欺"可以暂时缓解家属的悲哀，为接受现实争取心理准备的时间，以便顺利进入认可阶段。但长期使用否定这一心理防卫机制显然影响个体对挫折的适应，进而影响其对现实社会的适应。

2. **压抑或潜抑**　家属运用主动的压抑和无意的潜抑的目的在于回避内心的悲哀与焦虑，有意或无意的把意识不能接受的挫折情绪、记忆等心理活动抑制到潜意识中去。

3. **转移作用**　家属把失去亲人的负性情绪，转移到较不具威胁性的人或事物上，怨天尤人，寻求发泄，甚至出现过激行为，如把丧失亲人的原因归因于医务人员的过失。这种防卫虽然可以暂时缓解由于丧失亲人所造成的心理失衡，但往往带来人际关系的紧张，从而产生新的应激，导致新的心理问题。

4. **退化作用**　当失去亲人时，以比较幼稚的行为或想法，来应付挫折的困境，达到降低焦虑的目的。这是扭曲与拒绝接受事实的心理防卫机制，显然与人际关系的各种要求相抵触，而且一个人遇到困难时，常常退化，使用较原始而幼稚的方法应付挫折，或利用自己的退化来获得他人的同情和照顾，以避免面对现实和经历痛苦，就成了心理问题了。

5. **幻想**　有的家属在强烈的焦虑、思念心理驱使下，不能正面应对危机，而是把自己封闭于个人的精神世界，幻想亲人健在，从而减轻应激带来的心理创伤，但长期沉浸于虚幻情境不能自拔，会导致社会功能障碍,并且与分裂性人格有关。

(三) 人格气质与临终病人家属的心理反应

气质是人格的重要组成部分,由于家属的人格气质不同,他们的认知、情感、意志行为和关注挫折的重点、角度的差异,导致了临终病人家属所产生的心理反应与反应程度的不同。

1. **多血质** 多血质的家属情绪发生得很快,变化得也快,易于产生情感,但体验不深,在遭遇丧失亲人的威胁和事实时,往往发生注意转移,把关注的重点放在解决挫折问题上,虽然能产生焦虑、愤怒等情绪反应,但心理反应不持久。一般不会影响其社会角色。

2. **胆汁质** 胆汁质的家属情绪兴奋性高,自控力差,在遭遇挫折情境时,只关注危机情境的表象,容易出现焦虑、愤怒甚至情感爆发产生冲动的外显行为;同时,因为注意稳定集中不易转移,导致了心理反应持久,难以完成以往的社会角色功能。

3. **黏液质** 黏液质的家属情绪稳定,反应性低,缺乏灵活性。这类人情绪不易外露,在遭遇危机事件时缺乏变通,容易过度使用否认、退缩、抑制等消极心理防卫机制,导致强迫、偏执等适应障碍和社会功能损害。

4. **抑郁质** 抑郁质的家属有较高的感受性。情感容易产生,而且体验相当深刻,隐藏而不外露。在受到挫折时,过度关注挫折和有关的负性影响,多愁善感,怨天尤人,多运用退缩、幻想等缓解丧失亲人的悲痛,具有明显的内倾性,易导致抑郁、躯体化症状。

二、临终病人家属悲伤心理的发展过程

面对亲人濒临死亡的现实,临终病人的家属有着非常复杂的心理反应,也和病人一样经历着否认、愤怒、协议、忧郁和接受等时期。但无论处于哪个心理反应时期,临终病人的濒死阶段和最终死亡都带给家属无比的悲哀和伤痛。许多学者对临终病人家属的悲伤进行了深入的研究,发现其表现有一定的发展过程,形成了一些相应的理论。

(一) 罗伯特·凯文纳夫悲伤过程七阶段理论

1975 年罗伯特·凯文纳夫(Robert Kavannaugh)提出了临终病人家属的心理压力及适应学说,病人家属的心理反应分为 7 个阶段,即震惊、不知所措、情绪反复无常、负罪感、失落与孤独、解脱、重组生活。

1. **震惊** 当家属突然得知亲人将不久于人世或离开了人间,心理遭受突然的打击,其第一反应往往表现为震惊,随之出现一些言谈举止反常行为,如哭闹、摔东西、想自杀等。

2. **不知所措** 震惊过后,家属往往会出现不知所措的反应,无法理性地思考问题,行为混乱,想法与行动都可表现为不切实际,不知道亲人离世后自己将如何生活。

3. **情绪反复无常** 当得知亲人将不久于人世或已经痛失自己的亲人时,导致家属情绪上有明显波动,反复无常,令人捉摸不定。

4. **内疚罪恶感** 家属在此阶段可能会认为自己没有在亲人生前好好地对待他,有很多对不起死者的地方,甚至有些家属还会认为自己对亲人的不幸负有一定的责任,因而出现内疚和罪恶感。

5. **失落与孤独** 当逝者已逝,物是人非,家属很容易触景生情,见到一切与死者有联系的事物都会不由自主地联想起死者生前的情形,内心深处感到伤感、难过、哀伤、痛苦及孤独等悲伤的情绪。

6. **解脱** 当家属愿意面对痛苦与折磨已经成为过去的现实,可能会有一种解脱的感觉,这种解脱感使家属认识到死亡对病人来说是一种解脱,同时自己也得到了解脱。

7. **重组** 生活经历了一段痛苦的心路历程后,家属开始认识到自己必须勇敢地面对生活,此时他们已经具备了重新安排自己生活的能力,能逐渐恢复正常生活,并能确定自己未来生活的方向。

(二) 帕克斯悲伤反应四阶段理论

美国社会学家帕克斯(Parks)于1972年提出,悲伤过程可分为不同的阶段并且是循环往复的,每个阶段之间的转换并无明显界限,往往是逐渐推进的。帕克斯将失去亲人的临终病人家属的悲伤反应分为四个阶段。

1. 麻木阶段　得知亲人死亡的消息后,家属的第一反应是震惊和麻木,尤其当亲人的死亡消息突然来临,或完全出乎家属的意料之外,震惊和麻木的反应会更加强烈。这个阶段来临之时,家属的情绪反应一般为发呆,可能持续几分钟、几小时甚至几天,而不是立刻发泄出自己的悲伤。

2. 渴望阶段　第一阶段过后家属的反应往往是悲伤、痛苦,思念已故的亲人,希望奇迹的出现,病人能死而复生。他们愿意到死者住过和曾经去过的地方,珍惜死者用过的物品,反复回忆死者生前的音容笑貌,忏悔在死者生前自己犯下的过错。

3. 颓废阶段　寻求死者复生的努力失败后,死者家属开始接受亲人已经死亡的事实,痛苦的程度、时间和次数逐渐消减,但家属往往会变得颓废,感到人生的空虚与孤独,对一切事情都提不起兴趣。

4. 复原阶段　死者家属的悲伤逐渐减弱,意识到只有面对现实、放弃不切实际的希望和努力,自己才能有新的开始,恢复正常生活。

据帕克斯观察,这四个阶段的持续时间一般需要一年左右。在家人逝世很多年以后,家属也会触景生情,思念已故的亲人,再度出现伤感的情绪反应,但这时的情绪中,已经融入了许多令人快乐的想念,即追忆与亲人在一起的幸福时光。

三、丧亲者的心理辅导策略

丧亲者出现的悲伤反应对其生理、心理、精神产生重大伤害,特别是当悲伤反应被压抑时,家属可能出现行为的明显改变、严重的情绪困扰,甚至会破坏家庭和睦。因此,临终关怀医护人员不仅要重视对病人的关怀,同时也要注重对家属的身心照护,使家属尽快地从巨大的悲痛情绪中解脱出来,以积极的态度去面对现实、面对生活。

(一) 陪伴和聆听

死亡是病人痛苦的结束,却是丧亲者悲伤的高峰。在获知亲人死亡的消息后,家属的第一反应是震惊和麻木,医护人员应陪伴、安慰和用心聆听丧亲者的诉说。医护人员在聆听的时候可以通过紧握他们的手,轻拍他们的肩背或其他方式让家属感受到理解和支持。

(二) 鼓励宣泄感情

哭泣是临终病人家属最常见的宣泄感情的方式,这时的哭泣不是懦弱和束手无策的表现,而是一剂可以帮助家属发泄内心忧伤情绪的良药。医护人员要创造一定的条件,协助丧亲者通过哭泣等方式痛快地表达内心的伤痛。

(三) 协助表达罪恶感

家属因亲人的离去会在所难免地产生内疚感和罪恶感。亲人死后,家属常常自责对死者照顾不周,未能尽到责任。医护人员可通过具体问题,协助他们表达出内疚和自责情绪,帮助他们放弃因过度悲伤而产生的不理性的认识和想法。

(四) 协助解决实际困难

亲人去世后,丧亲者会面临许多需要处理的家庭实际问题,如经济问题、遗产问题、子女问题、家庭组合等。医护人员应深入了解他们的实际困难,协助他们克服焦躁情绪,冷静地面对现实,并为他们提供切实的支持和帮助。

（五）协助参加各种社会活动

医护人员要协助家属重新建立新的生活方式，鼓励其参加各种社会活动，培养新的兴趣，尽快从悲伤中解脱出来，找回自我，重塑人生。

综上所述，临终关怀是人类最崇高的"晚霞工程"，莎士比亚曾说过，人在临近人生终点的时候往往也是这一生中最耀眼的时刻，就像美丽的夕阳、乐曲的高潮、陈年的佳酿一样，留给他人的记忆最深刻、最温暖、也最难忘。临终关怀是通过对临终病人提供全面的生活照护、心理安慰与支持，帮助临终病人面对现实、摆脱恐惧、缓解疼痛、有尊严地、安详地走完人生最后的旅程。临终关怀同时还包含对家属的心理支持与疏导，协助他们解决相关问题，做好居丧服务。

（夏立平）

学习小结

本章首先从临终关怀概述、临终病人的心理关怀及临终病人家属的居丧照护等方面详细阐述了如何做好临终关怀的护理。学生通过本部分学习能知晓临终关怀的国内外发展史、相关概念、特点及基本原则与价值；其次从临终关怀的相关理论、临终病人的基本需要、权利及心理关怀策略等方面讲述了如何做好临终病人的心理关怀；从临终病人家属的心理反应、悲伤心理的发展过程及心理辅导策略等方面着手，做好临终病人心理关怀的同时，也要关注临终病人家属的心理变化。通过学习，学生应能承担起护士在临终关怀服务中的重要专业角色及社会角色，掌握相应的专业知识与技能，做好临终关怀。

复习思考题

1. 根据库伯勒·罗斯的理论，思考在不同的心理反应时期，如何对临终病人事实心理护理？

2. 根据罗伯特·凯文纳夫的理论，举例说明临终病人家属悲伤心理的发展过程。

3. 依据临终病人的生理反应，思考如何促进病人的舒适。

第十章　护理与法律

10

护理是以人为工作对象,以公众的健康为中心的职业,具有一定的特殊性及复杂性。护士在实施护理行为的过程中,无时不在与服务对象的权益打交道。随着科学的发展、社会的进步以及人民法律观念的日益增强,运用法律武器维护自己的正当权益已逐渐成为人们的共识。因此护理工作者必须学习相关法律基本知识,了解与自身工作密切相关的各种法律法规,正确认识自己在护理工作中应享有的权利及承担的义务,以确保护理行为符合法律规范的要求,有效避免医疗纠纷的发生。护士应用法律等手段对各种护理活动进行调整和规范,是当前法制建设的需要,也是护理专业自身发展的需要。

第一节　概　述

法律是由国家立法机关制订的人们行为规范的准则。它从统治阶级的利益出发,以国家的名义规定了人们的权利和义务,明确地告诉人们合法的和非法的行为。法律对调节及保障人们的社会、家庭和经济生活等都具有极其重要的意义。因此,人们必须知法、学法、懂法,以便更好地遵纪守法,受到法律的保护。

一、法律的概念

法律(law)是由国家制订和认可,以国家强制力保证实施,在其统辖范围内调整社会个体与政府之间关系的行为规范。各国由于社会体制不同,法的分类方法也不一样。法律有狭义和广义之分,狭义的法律指拥有立法权的国家权力机关依照立法程序制订的规范性文件;广义的法律指法律规范的总和,泛指享有立法权的国家机关制订或认可的、以权利和义务为主要内容的、由国家强制力保证实施的行为规范,还包括法律、有法律效力的解释及国家行政机关和地方国家权力机关为执行法律而制订的规范性文件等。

二、法律的特征

在法学中,一般意义上的法律有时简称法。法律特征是相比于其他主体而言的,与道德、宗教、政策等其他社会现象相比较,法律作为一种社会规范有其规范性和概括性。它的主要特征表现为以下方面。

(一) 社会规范性

法律首先是指一种调整人的行为的社会规范,因此规范性是它的首要特性。法律的规范性是指一般的、抽象的行为规则,不具体针对某事、某人或某组织,而是为人们规定一种行为模式或行为准则,在相同的条件下同样适用。

(二) 国家意志性

法律是由国家制订或认可的具有特定形式的社会规范,是阶级统治和社会管理的手段,以国家意志的形式表现出来。因此,法律体现国家的意志,具有国家意志性。

(三) 国家强制性

法律是以国家强制力为后盾,具有必须遵守和不可违抗的特征。任何社会规范都需要一定的强制力保证实施,否则就不能成为一种社会规范。法律规定人们行为应该遵循的准则、义务和享有的权利,只有在国家强制力的保证下,才能得以有效实施。

(四) 普遍约束性

法律在国家权力管辖范围内普遍有效,具有普遍的约束性。法律是一种社会规范,不同于技术规范,任何人的行为都不能违反法律,否则都应该承担相应的法律责任,因此法律在其效力范围内具有普遍的约束力。

（五）严格程序性

法律是通过法律程序来保证实现的社会规范；与其他社会规范相比较,法律强调程序、规定程序和实行程序,法律是具有严格程序性规范的。

（六）具体可诉性

法律是可诉的规范体系,具有可诉性。它的可诉性是指法律实践中产生纠纷和争议时,可以法律为准绳,并且通过具体的诉讼或其他规范化的程序得以解决。贯彻和运用法律的可诉性有利于在法制的框架下执行诉讼法律程序来解决纠纷,缓解其社会矛盾。

三、法律的分类

依据不同的标准制订,可将法律分为不同的种类。

（一）国内法与国际法

根据法律的主体、创制方式、效力范围,法律可分为国内法和国际法。国内法指一个主权国家制订或认可,实施于该国主权管辖范围内的法律。国际法是由不同国家通过协议制订或公认的基础上产生的、调节国与国之间关系的国际公法,主要由国际条例和国际社会公认的惯例构成。

（二）根本法与普通法

根据法律的效力、内容和制订程序不同可分为根本法和普通法。根本法即宪法,具有最高的法律效力,它规定国家制度、公民的基本权利和义务、国家机构的设置等内容;普通法是除宪法以外的其他法律,是根据宪法或宪法精神所制订的,规定国家的某项制度或调整某些社会关系,法律效力和地位低于根本法。

（三）一般法与特别法

根据法律适用的范围不同,分为一般法和特别法。一般法是针对一般人、一般事和一般行为适用的,对全国公民和所有的社会组织普遍适用的法律,如民法、刑法。特别法是指仅对特定的人、特定的事,在特定地域、特定的时期内有效的法律,如医师法、国籍法、戒严法等。

（四）实体法与程序法

根据法律所规定的具体内容不同,分为实体法和程序法。实体法指在政治、经济、文化等方面的社会关系中规定人们所享有的权利和义务的实体内容的法律。程序法指为实现实体法规定的权利和义务而制订的诉讼程序上的法律,如民事诉讼法、刑事诉讼法等。

（五）成文法与不成文法

根据法律的创制方式和发展形式不同,分为成文法和不成文法。成文法指由国家机关制订和颁布以成文形式公布施行的规范性文件,故又称制订法。不成文法又称习惯法,由国家机关认可而赋予法律效力,但不具有文字表现形式。

（六）其他分类法

法律还有其他的分类方法,如根据法律渊源不同,分为直接渊源及间接渊源的法律;根据法律的调节手段不同,分为民事法、行政法和刑事法;根据法律所调节社会关系不同,分为经济法、劳动法、教育法和卫生法等。在不同类型的法律中,民事法、刑事法及卫生法与护理实践关系密切。

刑法是处理侵犯公共安全和利益行为的法律规范,如处理盗窃和杀人,护士未按规定使用毒麻药品等。

民法是调整公民之间人身和财产关系的法律规范。护士在工作中的疏忽大意、医疗事故、侵犯隐私、攻击和殴打等属于民法处理的范畴。

卫生法是由国家制订或认可,并由国家强制力保证实施,旨在保护人体健康,调整人们在与卫生有关的活动中形成的各种社会关系的法律规范。

四、法律的功能

法律的功能也称法律的作用，可以分为规范作用与社会作用两类。法律作为具有国家强制力和普遍约束力的行为规范，其作用表现为对各种社会关系应用法律手段进行调节。

（一）规范作用

法律的规范作用是法律自身表现出来的，是指法律对人们行为发生的影响。故在法理学上，也有人把法律的规范作用称为"法律的功能"。根据其作用的具体对象、主体范围和方式的不同，可以分为：指引作用、评价作用、预测作用、强制作用和教育作用。

1. 指引作用 法律作为一种行为规范，为人们提供某种行为模式，指引人们可以这样行为、必须这样行为或不得这样行为，从而对行为者本人的行为产生影响。从另一个角度看，法律的指引作用是通过规定人们的权利义务以及违反法律应承担的责任来调整人们的行为，把社会成员的行为引导到合法的轨道上。法律的指引作用具有连续性、稳定性及高效率的特点。因此，法对人们行为的指引，也相应有两种方式。

（1）确定的指引：它是指人们必须根据法律规范的指示而行为，如果人们违反这种确定的指引，法律通过设定违法后果（否定式的法律后果）来予以处理，以此来保障确定性指引的实现。

（2）有选择的指引：它是指法律规范对人们的行为提供一个可以选择的模式，根据这种指引，人们自行决定是这样行为或不这样行为。法律的指引作用也可分为羁束的指引和非羁束的指引，这是根据国家权力行为的权限幅度所进行的划分；原则的指引和具体的指引，这是根据法律的构成要素所进行的分类。

2. 评价作用 法律对人们的行为是否合法或违法及其程度，具有判断、衡量的作用。

任何社会规范（道德、宗教规则、政策等）均具有一定的评价作用。法律与其他社会规范相比，其评价作用具有概括性、公开性和稳定性，所以这种评价更客观、更明确、更具体。法律的评价作用同其指引作用是分不开的。法律作为一种行为标准和尺度，作用对象是指引他人的行为方向，通过这种评价，影响人们的价值观念和是非标准，达到引导人们行为的作用。

法律的评价作用可以分为专门的评价和一般的评价。前者是经法律专门授权的国家机关、组织及其成员对他人的行为所作的评价，其特点是代表国家，具有国家强制力，产生法律约束力，因此又称效力性评价。如法院及其法官、仲裁机构及其仲裁人员、行政机关及其行政人员对人们行为所作的裁判或决定。后者是指普通主体以舆论的形式对他人行为所作的评价，不产生法律约束力，其特点是没有国家强制力和约束力，是人们自发的行为，因此又称为舆论性评价。法律的评价作用的优越性，使法律起到了维护社会秩序、促进社会发展的作用，这是其他社会规范所难以实现的。

3. 预测作用 人们根据法律规范的规定可事先估计到当事人双方将如何行为及行为的法律后果，从而对自己的行为做出合理的安排，减少行动的偶然性和盲目性，提高行动的实际效果。法律具有预测作用是与法律的规范性、确定性特点相联系的，预测作用的对象是人们的相互行为。一般而言，它分为两种情况：

（1）对如何行为的预测：即当事人根据法律规范的规定预计对方当事人将如何行为，自己将如何采取相应的行为。

（2）对行为后果的预测：由于法律规范的存在，人们可以预见到自己的行为在法律上是合法还是非法，在法律上是有效的，还是无效的，是会受到国家肯定、鼓励、保护或奖励的，还是应受法律撤销、否定或制裁的。

4. 教育作用 法律通过其本身的存在以及运作对社会产生广泛影响，教育人们规范行为的作用。教育作用对于提高公民法律意识，促使公民自觉遵守法律，使社会成员在心中确立对法律的信念，从而达到使法的外在规范内在化，形成尊重和遵守的习惯。法律的教育作用主要是通过以下方式来实现的：

（1）反面教育：即通过对违法行为实施制裁，对包括违法者本人在内的一般人均起到警示和警诫作用。

（2）正面教育：即通过对合法行为加以保护、赞许或奖励，对一般人的行为起到表率、示范作用。

5. 强制作用 法律为保障自己的权益得以充分实现，运用国家强制力制裁、惩罚违法犯罪行为来强制人们遵守法律。法律的强制作用是任何法律都不可或缺的一种重要作用，是法律的其他作用的保证。如果没有强制作用，法律的指引作用就会降低，评价作用就会在很大程度上失去意义，预测作用就会产生疑问，教育作用的实效就会受到影响。总之，法律失去强制作用，也就失去了法律的本性。

（二）社会作用

法律的社会作用是法律为实现一定的社会目的（尤其是维护一定阶级的社会关系和社会秩序）而发挥的作用。英国学者拉兹曾经指出："每一个法律制度必然有规范的作用，也总会有社会的作用。把规范的作用归于法是根据法的规范性；把社会作用归于法是根据法所具有的或预期的社会效果。"法律的规范作用是基于法律的规范性特性进行考察的，法律的社会作用是基于法律的本质、目的和实效进行分析的。法律的这两种作用之间的关系，是一种手段和目的的关系，法律的规范作用是手段，法律的社会作用是目的。法的社会作用的基本方式有确认、调节、制约、引导、制裁等，主要涉及三个领域和两个方面。三个领域即社会经济生活、政治生活和思想文化生活领域；两个方面即政治职能和社会职能。

五、医疗卫生法

国家通过卫生立法，明确规定卫生系统各部门的管理职责和权限，对实现卫生行政管理的有序化、科学化具有特别重要的意义。卫生立法的目的在于保障国家安全，维护卫生事业的公益性地位，及时有效地控制突发性公共卫生事件，维护卫生事业的健康有序发展。

（一）医疗卫生法的概念

医疗卫生法是我国法律体系的一个重要组成部分，由国家制订或认可，并由国家强制力保证实施的关于医疗卫生方面法律法规的总和。医疗卫生法具有法律的一般属性，又有特定的调整对象，并具有自己的特征而有别于其他法律。我国的医疗卫生法是根据宪法原则制订的，是卫生监督的主要依据。目前我国有10部有关医疗卫生的法律，38部相关的法规，其宗旨是通过规定、调整和确认人们在医疗活动中各种权利与义务，以保护和发展人们在维护健康活动中良好的医疗法律关系和医疗卫生秩序。

（二）医疗卫生法的特点

1. 以保护公民生命健康权为根本宗旨 公民生命健康权是公民最基本的人身权利。医疗卫生法的主要作用是维护公民的身体健康，当今世界各国普遍承认和保护公民的健康权，在其法律中也都体现了以保护公民健康为宗旨。我国的卫生法律规范，如药品管理法、传染病防治法、母婴保健法等，都把保护公民的健康权列入总则作为立法宗旨，惩治所有侵犯公民健康权利的违法行为。

2. 广泛性和综合性 医疗卫生法调整的内容非常广泛，涉及了社会生活的许多领域；医疗卫生法调整对象的综合性既包括卫生行政关系，也包括卫生民事关系，甚至包括卫生刑事关系。

3. 调节手段的多样性 维护公民健康是一项非常复杂的工程。医疗卫生法具有调整内容广泛性和调整对象的多样性、综合性，决定了不能用单一的调节手段，纵向可采用行政手段来调整医疗卫生行政管理活动中产生的社会关系，横向可采用民事关系来调整卫生服务活动中的权利义务关系，另外，还可借助刑法等来解决医疗过失或其他危害人的生命健康等犯罪行为。

4. 技术规范和法律相结合 医疗卫生法保护的是公民生命健康这一特定对象，这就要求将大量的技术性规范法律化，把遵守技术性规范确定为法律义务，使其成为人人必须遵守的准则，以求最大限度地避免违法违规行为，使公民的生命健康权得到切实保障，对不遵从医疗卫生法中的医疗卫生技术规范，造成严重后果者，将实行法律严惩。

（三）医疗卫生违法和法律责任

医疗卫生违法是指个人、组织实施的一切违反医疗卫生法律、法规的行为，从违反医疗卫生法律规范的性质不同，可分为：医疗卫生行政违法、医疗卫生民事违法和医疗卫生刑事违法三种。构成医疗卫生违法必须具备四个条件：①违法必须是客观上违反医疗卫生法规的一种行为；②违法必须是在不同程度上侵犯了医疗卫生法所保护的社会关系和社会秩序的行为，具有一定的社会危害性；③违法必须是行为人有主观过错的行为；④违法的主体，必须是具有法定责任能力的公民、法人和其他组织。违法行为由于违反国家法律规定，侵犯了医疗卫生法律法规所保护的社会和个人的利益，必须承担相应的法律责任。医疗卫生法律责任是指医疗卫生法所确认的违反国家医疗卫生法律规范的行为主体，对其违反医疗卫生法律规范的行为，所应承担的带有强制性、制裁性和否定性的法律责任。

根据违法行为、法律责任的性质以及承担法律责任的方式不同，可将医疗卫生法律责任分为：行政责任、民事责任和刑事责任三种。

1. 行政责任 行政责任即行政法律责任。指个人、组织实施违反医疗卫生法所确立的卫生行政管理秩序，尚未构成犯罪，所应承担的具有惩戒或制裁性的法律后果，主要包括医疗卫生行政处罚和医疗卫生行政处分两种形式。前者常用的形式有：警告、罚款、没收违法所得、没收非法财物、责令停产停业、暂扣或吊销有关许可证等。后者的种类主要有：警告、记过、记大过、降级、降职、撤职、留用察看和开除等形式。

2. 民事责任 民事责任是指医疗卫生法律关系主体因违反医疗卫生法律规范而侵害了公民、法人或其他组织合法权益所应承担的以财产为主要内容的法律责任。医疗卫生法所涉及的民事责任主要是弥补受害方当事人的损失，其特点是：①主要是一种救济责任；②主要是一种财产责任；③主要是一方当事人对另一方的责任，在法律允许的条件下，多数民事责任可以由当事人协商解决。

3. 刑事责任 刑事责任指行为主体实施了犯罪行为，严重侵犯了医疗卫生管理秩序及公民的人身健康权而依刑法所应当承担的法律后果。1997年10月1日开始实施的新刑法，对违反医疗卫生法和违反医疗卫生法有关的刑事责任作了明确的规定，完善了医疗卫生违法的刑事责任，其中共规定了二十余项与违反医疗卫生法有关的新罪名。

（四）医疗事故法规

为正确处理医疗事故，保障病人、医疗机构及医务人员的合法权益，维护正常的医疗秩序，保障医疗安全，促进医学学科的发展，国务院于1987年6月29日颁布了《医疗事故处理办法》，这是我国第一个全国性的关于医疗事故处理问题的行政法规，具有里程碑的意义。该法规从医疗事故认定、赔偿、处罚等不同方面对医疗事故处理进行规范。但随着社会的进步，作为计划经济时代制订的《医疗事故处理办法》已不能适应社会的需要，2002年4月4日，国务院颁布实施《医疗事故处理条例》，自2002年9月1日起施行，规定医疗事故的认定由社会学术团体(医学会)担任，其概念也做了新的界定，扩大了它的范围。同年卫生部(原)颁布了《医疗事故分级标准(试行)》《医疗事故技术鉴定暂行办法》《医疗机构病历管理规范》和《病历书写规范》，以规范医务人员的医疗和护理行为。2017年3月20日，国务院办公厅印发《国务院2017年立法工作计划》提出，力争在今年内完成对《医疗事故处理条例》等的修订工作。

1. 概念 医疗事故(medical malpractice)指医疗机构及其医务人员在医疗活动中，违反医疗卫生管理法律、行政法规、部门规章和诊疗护理规范、常规，过失造成病人人身损害的事故。

2. 构成要件 医疗事故的构成要件主要包括以下方面。

(1) 医疗事故的主体是合法的医疗机构及其医务人员。

(2) 医疗机构及医务人员违反了医疗卫生管理法律、法规和诊疗护理规范、常规。

(3) 医疗事故的直接行为人在诊疗护理中存在主观过失。

(4) 病人存在人身损害后果。

（5）医疗行为与损害后果之间存在因果关系。

3. 不属于医疗事故的情况 在临床工作中，有下列 6 种情形之一的，不属于医疗事故。

（1）在紧急情况下，为抢救垂危病人生命而采取紧急医学措施造成不良后果的。

（2）在医疗活动中，由于病人病情异常或者病人体质特殊而发生医疗意外。

（3）在现有医学科学技术条件下，发生无法预料或者不能防范的不良后果。

（4）无过错输血感染造成不良后果的。

（5）因患方原因延误诊疗导致不良后果的。

（6）因不可抗力造成不良后果的。

4. 医疗事故的分类 根据事故产生的原因可分为责任事故和技术事故。

（1）责任事故：指医务人员因违反医疗规章制度、诊疗护理常规等失职行为所导致的事故。造成医疗事故的主要原因有：不执行相应标准的规章制度、违反诊疗护理常规及技术操作规程，疏忽大意或过于自信等。如护士因未进行"三查八对"而打错针，导致病人死亡，属于医疗责任事故。

（2）技术事故：医务人员因专业技术水平低或经验不足等原因导致诊疗护理失误所致的事故。如某护士误将青霉素阳性判断成青霉素阴性，造成病人过敏性休克，导致病人死亡，就属于医疗技术事故。

5. 医疗事故的分级 根据对造成病人人身的损害程度，医疗事故分为四级：

（1）一级医疗事故：造成病人死亡、重度残疾的，分为甲、乙两等。

（2）二级医疗事故：造成病人中度残疾、器官组织损伤导致严重功能障碍的，分为甲、乙、丙、丁四等。

（3）三级医疗事故：造成病人轻度残疾、器官组织损伤导致一般功能障碍的，分为甲、乙、丙、丁、戊五等。

（4）四级医疗事故：造成病人明显人身损害的其他后果的。

6. 医疗事故的处理 医疗机构应当制订防范、处理医疗事故的预案，医务人员在医疗活动中，严格遵守医疗卫生管理法律、行政法规、部门规章和诊疗护理规范、常规，恪守医疗服务职业道德，以预防医疗事故的发生，减轻医疗事故的损害。当发生或发现医疗事故时，应正确处理。

（1）医疗事故的报告：医务人员在医疗活动中发生或者发现医疗事故、可能引起医疗事故的医疗过失行为或者发生医疗事故争议时，应按照规定逐级报告。负责医疗服务质量监控的部门或者专（兼）职人员接到科室负责人的报告后，应当立即组织人员进行调查、核实，将有关情况如实向本医疗机构的负责人报告，并向病人通报、解释。当发生重大医疗过失行为时，如导致病人死亡或者可能为二级以上的医疗事故、导致 3 人以上人身损害后果等，医疗机构应当在 12 小时以内向所在地卫生行政部门报告。

（2）医疗事故的技术鉴定：启动医疗事故鉴定有两种方式：一是卫生行政部门移交鉴定。卫生行政部门接到医疗机构关于重大医疗过失行为的报告或者医疗事故争议当事人要求处理医疗事故争议的申请后，对需要进行医疗事故技术鉴定的，应当交由负责医疗事故技术鉴定工作的医学会组织鉴定；二是医患双方共同委托鉴定。医患双方协商解决医疗事故争议，需要进行医疗事故技术鉴定的，由双方当事人共同委托负责医疗事故技术鉴定工作的医学会组织鉴定。医疗事故技术鉴定相关事宜应按照 2002 年 9 月 1 日起施行的《医疗事故技术鉴定暂行办法》执行，医疗专家鉴定组依照法律法规，运用科学原理和专业知识，独立进行医疗事故技术鉴定。

（3）医疗事故的行政处理与监督：卫生行政部门应当根据相关的法律、法规，对发生医疗事故的医疗机构和医务人员作出行政处理，包括行政处罚和行政处分。卫生行政部门接到医疗机构关于重大医疗过失行为的报告后，除责令医疗机构及时采取必要的医疗救治措施，防止损害后果扩大外，必要时应当组织调查，判定是否属于医疗事故，对于不能判定是否属于医疗事故的，应当依规定交由负责医疗事故技术鉴定工作的医学会组织鉴定，同时对参加鉴定的人员资格和专业类别、鉴定程序进行审核。

（4）医疗事故的赔偿与处罚：发生医疗事故的赔偿等民事责任争议，医患双方可以通过三条途径来解决争议:①医患双方平等协商解决争议;②拒绝协商或者协商不成的,医患双方当事人可以向卫生行政部门提出调节申请,请求卫生行政部门对赔偿问题进行调解;③医疗机构和病人也可以直接向人民法院提起民事诉讼。已确定为医疗事故的,卫生行政部门应医疗事故争议双方当事人请求,可以进行医疗事故赔偿调解。医疗事故赔偿,应当考虑医疗事故等级、医疗过失行为在医疗事故损害后果中的责任程度、损害后果与病人原有疾病状况之间的关系。赔偿费用实行一次性结算,由承担医疗事故责任的医疗机构支付。卫生行政部门可根据医疗事故的情节给予发生医疗事故的医疗机构警告处理;情节严重者,限期停业整顿或吊销执业许可证;对于负有责任的医务人员依法给予处分或追究刑事责任;尚不够刑事处罚的,依法给予行政处分或者纪律处分。

从医疗事故的定义可知其主体是医疗机构及其医务人员,护理事故也包含其中,护理事故的分级及处理可参照《医疗事故处理条例》。

第二节　护理立法

随着我国法制制度的健全,人们的法制观念日益增强,护士在护理过程中与服务对象势必会产生各种各样的社会关系,难免涉及诸多现存的及潜在的法律问题,而法律为规范及调节各种社会关系提供了有力的保证,维护了护士和病人的合法利益。

护理法(nursing legislation)是由国家制订或认可,并以国家强制力保证实施,调整护理过程中形成的社会关系的法律规范的总和。护理法既包括国家立法机关颁布的护理法规,也包括地方政府的有关法令,受国家宪法制约,各项内容均属强制性。随着管理科学的发展,采用立法的方式强化行政令,对护理工作有约束、监督和指导的作用。

一、护理立法的意义与基本原则

随着社会经济的高速发展、医学技术的不断进步以及人们对健康需求的日益提高,护理工作的领域已扩展到预防疾病、保护生命、减轻痛苦和促进健康等各个方面,并且承担着举足轻重的作用。护士作为护理工作的专业技术人员,基本素质和技术水平是保障护理工作质量和推进护理专业发展的重要基础,更是保证医疗安全、维护生命和促进健康的必要条件。护理法的制订必须首先确定护理立法的目标,明确立法的意义。为此世界许多国家制订了《护士法》或《护理法》,以规定护士的基本从业资格、执业范围以及相应的权利、义务。近年来,这些国家通过反复修改和完善护理法,对促进本国的护理工作法制化起到了重要的作用。

（一）护理立法的意义

1. **促进护理管理法制化、科学化的进程**　通过护理立法制订出一系列制度、标准、规范,使护理管理工作法制化,并逐步走向科学化管理,从而保证了护理工作的稳定性及连续性,防止护理差错事故的发生,保证了护理工作的安全及护理质量的提高。

2. **促进护理教育及护理学科的发展**　护理法集中最先进的法律思想及护理观念,为护理人才的培养和护理活动的展开制订了一系列基本标准。这些标准的颁布实施,使护理工作中繁杂的各种制度、松紧不一的评价方法都统一在这具有权威性的指导纲领之下,使护理教育与护理服务逐步纳入标准化、科学化的轨道,使护理质量得到可靠的保证。护理法的颁布促进了护理专业向现代化、专业化、科学化、标准化的方向持续发展。

3. **促进护理人员接受继续教育,保证具有良好的道德水准**　护理法规定的护理资格认可条例、注册、执业范围等都是不容变更的,以法律的手段促进护士继续接受教育和更新知识,进一步提高自己的知识水平和专业技能。美国的护理法明确规定国家认可的合格护士执业执照,有效期仅为一年,护士必须每年接受一定继续教育课程,每年参加国家资格考试,更换一次新的执照;同时也规定护理人员必须不断更新知识和技能。我国 1994 年 1 月 1 日颁布的《中华人民共和国护士管理办法》中也规定,凡护士取得《中华人民共和国护士执业证书》后每两年必须按规定条款进行注册,还有的规定每年必须取得一定的继续教育学分才给予注册;中断注册五年以上者,必须按省卫生厅等有关行政部门的规定参加临床实践三个月,并向注册机关提交有关证明方可再次注册。这就从法律、制度上保证了护理人员必须不断接受继续护理学教育的权利与义务,使其在知识和技能上持续不断的获得学习和提高,对于护理质量的保证、护理专业的整体发展具有深远意义。

4. 明确了护士的基本权益,使护士的执业权益受到法律的保护 通过护理立法,使护理人员的地位、作用和职责范围有了法律依据,护士在正常行使护理工作的权利、义务、职责时,可最大限度地受到法律的保护、国家的支持、人民的尊重,任何人都不可随意侵犯和剥夺,增强了护士对护理专业崇高的使命感和安全感。

5. 有利于维护一切护理对象的正当权益 护理法规定了护士的义务和责任,护士不得以任何借口拒绝护理或抢救病人。对于违反护理准则的行为,病人可根据护理法追究护士的法律责任,从而最大限度地保护了病人的合法权利。

(二) 护理立法的基本原则

1. 体现国家宪法权威是护理立法的最高原则 宪法是国家的根本大法,在法律方面,它有至高无上的权威,护理法的制订必须在国家宪法的总则下进行,不允许有任何与其相抵触之处。护理法规不能与国家已经颁布的其他任何法律条款有冲突。

2. 护理立法必须符合本国护理专业的实际原则 护理法的制订,一方面要借鉴和吸收发达国家的护理立法经验,确立一些先进目标;另一方面,也要从本国的文化背景、经济水平和政治制度出发,兼顾全国不同地区发展水平的护理教育和护理服务实际,确立更加切实可行的条款,保证护理标准并帮助护士在法律范围内对其护理行为负责。护理法若脱离本国实际,势必难以实施,不仅失去其先进性和科学性,且无生命力。

3. 护理立法要反映科学的现代护理观原则 近几十年来,护理学已发展为一门独立的学科,护理学从护理教育到护理服务,从护理道德到护理行为,从护理诊断到护理计划的实施、评价,均已形成较为系统的理论体系。只有经过正规培训且通过执业考试和注册的护理人员才有资格从事护理服务工作。护理法应能反应护理专业的垄断性、技术性和义务性的特点,将护理专业人员的责任与其他医药卫生人员的责任相区别,以增强护理人员的责任感,提高护理服务的合法度及社会效益的合法性。

4. 护理法条款要显示法律特征的原则 护理法与其他法律一样,应具有权威性、强制性、公正性、稳定性的特征,故制订的条款措辞必须准确精辟、科学且通俗易懂。

5. 护理立法要注重国际化趋势的原则 当今世界,科学、文化、经济的快速发展势必导致法制上的共通,一国法律已不可能在本国法律中长期孤立的存在。所以,制订护理法必须站在世界法治文明的高度,紧跟国际化趋势,使各项条款尽量同国际上的要求相适应,并应具有一定的科学性和前瞻性。当今社会的发展,护理服务领域的不断扩大,社区初期卫生保健需求日益增多,这就需对护士的种类、职责等自主性护理措施的范围赋予新的界定;同时也就出现了许多与护理相关的潜在性法律问题,需要从护理法中找到解决问题的根源等。

6. 护理立法维护社会护理活动的原则 通过立法创造一个适合护理活动发展需要的良性社会环境,鼓励和组织护理人员依法开展护理活动,为社会护理需要服务;依法监督、制裁和禁止非法护理活动;打击违法护理行为,保障人民的生命健康权利,保障护理行为的合法性。

二、世界各国护理立法概况

为了促进护理事业的发展,提高医疗护理服务质量,世界各国和有关的护士国际组织非常重视护理管理立法。

(一) 世界护理立法发展史

护理立法源于 20 世纪初,当时由许多未接受过正规培训及教育的妇女承担护士的工作,使护士的资格标准、职责范围变得模糊不清。为了提高医疗护理质量,保证护理向专业化的方向发展,随后许多国家和地区相继颁布适合本国政治、经济、文化及护理特点的护理法规。根据世界卫生组织(WHO)2000 年对 121 个国家的调查资料显示,全球有 78 个国家制订了护士法、护理人员法或者护理法。

1903 年美国北卡罗莱、新泽西、纽约和弗吉尼亚四个州最先颁布了《护士执业法》,规定凡直接从事护理专业技术工作的人员,必须完成护理专业培训课程,通过州注册护士考试,取得注册护士执照。1919 年英国率先颁布了世界上第一部护理法——《英国护理法》。1921 年荷兰颁布了护理法,随后,芬兰、意大利、波兰等许多国家也相继颁布了护理法律、法规。在有关国际组织的推动下,护理立法工作得到了很快的进展。在亚洲,日本于 1948 年颁布《护士、助产士、保健士法》。在以后的 60 多年里,世界许多国家相继颁布了适合本国的护理法。发展中国家如印度、印度尼西亚、菲律宾等也都以法律的形式建立了护士执业准入管理制度。虽然各国根据具体情况制订的护理法规都各有特点,但主要内容基本包含护士的定义、护士的权利、护士的教育和护士的职责等。在近几年各国的护理法都不断地进行完善,逐步形成了一整套与本国卫生管理体制相适应的专门法规。护理法也成了合法的指导护理实践及教育的纲领,为本国的护理走向法制化起到了重要的作用。

1947 年国际护士委员会发表了一系列有关护理立法的专著。1953 年世界卫生组织(WHO)发表了第一份有关护理立法的研究报告。1968 年国际护士委员会成立了护理立法委员会,制订了护理立法史上划时代的文件——第一个护理立法的纲领性文件《系统制订护理法规的参考指导大纲》(*Apropos Guide for Formulating Nursing Legislation*),为各国护理立法中必须涉及的内容提供了权威性的指导。当前,最具代表性的国际护理法规是国际护士学会(International Council of Nurses)制订的《护士守则》(*The Code of Ethics for Nurses*)。

目前,西方许多国家因人口老龄化现象日益严重,护士短缺问题尤其突出,为了鼓励更多的人从事护理工作,政府除增加护士工资、福利外,还提供免费的继续教育机会以及改善工作方式与工作环境,如美国某州制订了《护士 / 病人比例法》(*Nurse-to-Patient Rations Law*)和《禁止强迫护士加班法》(*Prohibit Mandatory Overtime*)等,这些与护理相关的立法有力地促进了护理事业的发展。

(二) 国外护理法律法规的内容

无论是通过国家立法机关制订的法律,还是由该国各专业团体,乃至卫生机构自行制订的规章制度,其规定的主要内容一般包括:护士的从业资质,即护士的准入条件;护士的执业范围和执业规则;护士的权利和义务;护理机构的设立规则;护士的继续教育等。

(三) 国外护理法律法规的种类

各国现行的护理法律法规,基本上可以分为四类。

第一类是通过国家立法机关制订的法律,这类法律可以是卫生基本法的一部分,也可以是根据卫生基本法制订的护理专业法。例如:捷克斯洛伐克 1956 年公布的卫生法的第四章专门论述了包括护理专业在内的各类卫生人员教育培训和专业活动的条款。丹麦 1956 年 5 月 25 日通过的护理法,则是一种专门论述护理专业职责和权利的专业法。

第二类是以相关卫生法律为依据,由国家政府或地方主管当局制订的法规。如前联邦德国,卫生法由政府和各州主管,在护理教育和护理服务方面,除执行联邦政府制订的基本法外,各州有权根据本州的实际情况,制订在本州实施的法规。

第三类是国家政府授权各专业团体制订的法规。例如:在瑞士,根据1951年公布的联邦法,有关护理教育的法规均授权瑞士红十字会制订,因而瑞士红十字会所制订的有关标准和规定均具有法律效力。

第四类是由护理专业团体自行制订的有关会员资格的认可标准和护理服务方面的规定、章程和条例。这类规章条例虽然未经立法机关认可,但是它对取得会员资格及资格的保持仍具有很大的约束力。因此,在某种意义上说,它也具有同等的法律效力。

除了上述四类以外,有关医学、药学方面的法律,以及其他部门制订的法律,如劳动法、职业安全法,乃至医院本身所制订的规章制度,对护理教育和护理服务也具有重要的影响。

三、中国护理立法概况

护理工作是医疗卫生事业的重要组成部分,与人民群众的健康利益和生命安全息息相关。为了适应社会的需要,维护护士和患者的合法权益,规范护理行为,促进护理事业可持续发展,保障医疗安全和人民群众生命健康,我国近几年逐步完善了相应的护理法规。

在旧中国,国民党政府卫生署于1936年公布了《护士暂行规则》。新中国成立后,国家政府和有关部门十分关注护理教育和护理质量,先后发布了《医士、药剂士、助产士、护士、牙科技士暂时条例》《关于加强护理工作的意见》等法规、规章和文件。1982年卫生部在发布的《医院工作制度》和《医院工作人员职责》中,规定了护理工作制度和各级各类护士的职责。1985年卫生部开始起草《中华人民共和国护士法》,并以多种形式广泛征求意见及建议,经深入调查、反复论证,在原《中华人民共和国护士法(草案)》的基础上,于1993年卫生部颁布了《中华人民共和国护士管理办法》(简称《护士管理办法》,并于1994年1月1日正式实施。《护士管理办法》主要确立了护士执业资格考试和护士执业许可两个制度,该办法的实行是护士质量提高的基本保证,也是护士护理工作安全的根本保障,对保证公民就医安全有着重要意义。

1995年6月,全国首次护士执业考试举行,标志着我国护士执业考试和注册制度正式建立。该办法的实施,不但确保了护士的素质,也保证了护士依法履行职责的权利受到法律的保护。2002年8月2日和2002年8月16日卫生部又分别颁布了《医疗机构病历管理规定》和《病历书写基本规范》,旨在规范医务人员的医疗和护理行为。

2008年国务院通过了《护士条例》(附录六),并于同年5月12日正式实施,从而取代了1993年卫生部颁布的《护士管理办法》,两者比较,《护士条例》体现了护理立法的重要进步,尤其是在护士的权利和义务方面作了更为明确的规定,其法律效力高于卫生部颁布的《护士管理办法》,这种立法地位的变化,体现了国家对护理事业发展的高度重视。同年中华护理协会颁布《护士守则》(附录七),给全国护理工作者提供了伦理及执业行为的基本规范。

2012年6月26日卫生部、国家食品药品监督管理局、国家中医药管理局为了加强医疗机构管理,保障医改顺利进行,促进卫生事业科学发展,联合发布《医疗机构从业人员行为规范》(附录八),该《行为规范》整合、细化了有关医疗卫生法律法规、规章制度中对医疗机构从业人员的要求和规定,对于进一步规范医疗服务行为,提高医疗服务水平,改进医疗服务质量,有着十分重要的意义。

(一) 中华人民共和国护士管理办法

1993年3月26日,卫生部在深入调研综合分析我国护理队伍的现状,总结新中国成立以来护理管理的成功经验的基础上,借鉴国际与国外有关立法,颁布了《中华人民共和国护士管理办法》。该办法包括总则、考试、注册、执业、罚则和附则共六章。

1. **考试与注册**　凡申请护士执业者必须通过国家卫生部统一执业考试,取得《中华人民共和国护士执业证书》。获得此证者,方可申请护士执业注册。护士执业资格考试办法由国务院卫生主管部门会同国务院人事部门制订。

2. 执业　护士经过执业注册后，才能成为法律意义上的护士，享有护士的权利，并履行护士的义务，未经护士执业注册者不得从事护士工作。

(二) 护士条例

2008 年颁布的《护士条例》分总则、执业注册、权利和义务、医疗卫生机构的职责、法律责任和附则共六章三十五条(附录六)。

1. 执业注册　护士在经执业注册取得护士执业证书后方可上岗。护士执业注册有效期为 5 年，有效期届满需要继续执业的，应当在有效期届满前 30 日向执业地省、自治区、直辖市人民政府卫生主管部门申请延续注册。收到申请的卫生主管部门对具备本条例规定条件的，准予延续，延续执业注册有效期为 5 年；对不具备本条例规定条件的，不予延续，并书面说明理由。许多省、自治区、直辖市还规定了把参加继续教育作为再次注册的条件。这些条件的规定有力地促进了护士的知识更新和专业水平的提高。

2. 权利和义务　护士在执业过程中，根据国家有关规定有获取工资报酬、福利待遇、参加社会保险的权利；有获得与其所从事的护理工作相适应的卫生防护、医疗保健服务的权利及其他晋升、培训、继续教育等相关的权利。护士在护理活动中，应当自觉遵守法律、法规、规章和诊疗技术规范的规定，尊重、关心、爱护病人，保护病人的隐私。护士若发现病人病情变化，应当立即通知医师；在紧急情况下为抢救垂危病人生命，应当先行实施必要的紧急救护。护士有义务参与公共卫生和疾病预防控制工作。在发生自然灾害、公共卫生事件等严重威胁公众生命健康的突发事件时，护士应当服从县级以上人民政府卫生主管部门或者所在医疗卫生机构的安排，积极参加医疗救护。

3. 法律责任　卫生主管部门的工作人员未按照本条例规定履行相应职责的，依法给予处分；构成犯罪的，依法追究刑事责任。护士在执业活动中违反法律法规造成医疗事故的，根据情节的轻重要受到相应的法律制裁。护士被吊销执业证书的，自执业证书被吊销之日起两年内不得申请执业注册。对扰乱医疗秩序，阻碍护士依法开展执业活动，侮辱、威胁、殴打护士，或者有其他侵犯护士合法权益行为的个人或组织，由公安机关依照治安管理处罚法的规定给予相应处罚；构成犯罪的，依照有关规定当事人承担法律责任。

相关链接

美国护士协会:新版护士守则的 9 项核心

1. 护理实践要充满对每位患者的怜悯，尊重他们与生俱来的尊严、价值和独特性。

2. 护士的根本承诺是对患者做出的，患者可以是个人、家庭、组织、社区或者族群。

3. 护士应促进和维护患者的健康、安全和权利。

4. 护士有权利和责任在决策和实施护理操作过程中以促进患者健康，提供优质护理的目标为准绳。

5. 护士和其他人享有同样的权利，如促进健康与安全，保留个性与尊严，保持竞争力，个人发展和职业成长。

6. 护士通过个人和团队的努力建立、维护并改善工作的伦理环境，促进其朝着安全，高质量服务的方向发展。

7. 在所有的角色和工作场所中，护士应通过开展研究和学术探讨，发展专业标准，制定护理及卫生政策来提升护理的专业性。

8. 护士与其他健康专业人士、公众一起协作，保护人权、促进卫生外交并缩小与别国的健康差距。

9. 通过专业护理组织与团体，必须明确护理的价值，维护行业的完整，维持对护理和健康政策的社会公平。

4. 意义 护理工作是医疗卫生工作的重要组成部分,护理工作的优劣与医疗安全和医疗质量密切相关。护士应严格按照《护士条例》规定的各项要求,进一步深化"以病人为中心"的服务理念,规范护理行为,全面履行护理职责,努力为群众提供安全、高效、优质的护理服务。《护士条例》的颁布与实施,填补了我国护士立法的空白,同时也对推进我国护理事业的健康发展具有划时代的意义,它将成为我国护理事业发展史上一个重要的里程碑。

第三节 护理实践中的法律

随着社会的发展,国家法制建设日趋完善,人们的法律观念日益增强,法律知识已经渗透到各行各业,逐渐为更多的人群所掌握应用以保护自身的权益。护理工作是具有高风险性和复杂性的职业,护士与病人及家属接触最密切,交流最频繁,每个护士都应熟知国家法律,应用法律等手段对各种护理活动进行调节和规范,不仅是法制建设的需要,而且是护理专业自身发展的需要。

一、护士与护生的法律责任

护士在日常医疗护理活动必须遵守职业道德和医疗护理工作的规章制度及技术规范,依法执业。如果护士在执业过程中违反医疗护理规章制度及技术规范,则由卫生行政部门视情节轻重予以警告、责令改正、终止注册直至取消注册。如果护士的行为造成病人严重损害,构成医疗事故时,根据具体情况必须承担相应的法律责任。

(一) 护士的法律责任

1. 护理质量标准 护理质量是指护理工作为患者提供的知识、技术和生活服务的作用和效果的优劣程度,是完成预定质量标准的合格程度。各类护理工作的质量标准、操作程序和规范一般来源于各类护理法规,是供护士共同遵守的护理行为准则,是衡量护理服务质量和技术质量的尺度。任何标准、程序、规范都是经过实践统筹的最佳选择,清楚地界定了护理人员职责的法律范围,是不可任意更改的。如果护士在执业过程中违反医疗护理规章制度及技术规范,则由卫生行政部门根据情节予以警告、责令改正、中止注册直至取消注册。若护理人员没有严格执行质量标准,其行为造成服务对象严重人身损害,构成医疗事故,则要视情节的轻重而受到法律的制裁。按标准、程序、规范运作是实现护理质量目标的根本途径。

常用的护理质量控制标准包括以下方面。

(1) 基础护理质量合格率。

(2) 特护、一级护理质量合格率。

(3) 急救药品器材准备合格率。

(4) 五种护理文书(病区报告、体温单、医嘱单、医嘱记录单、特护记录单)书写合格率。

(5) 病区管理合格率。

(6) 一般护理差错发生率。

2. 处理及执行医嘱 医嘱是护理人员对服务对象实施评估及治疗的法律依据。根据《护士条例》,护士在执业中应当正确执行医嘱,观察病人的身心状态,对病人进行科学系统的护理。护士在执行医嘱的过程中,要用严谨负责的态度和专业知识仔细核查医嘱,确认无误后,再及时准确地执行医嘱,随意篡改或无故不执行医嘱均属违法行为。在临床护理工作中护士要确保患者和自己的合法权益,降低职业风险,必须做好以下几方面的工作。

(1) 质疑病情发生变化的患者的医嘱:服务对象病情发生变化时,无论医生要求护士报告病情变化与否,护士都有责任报告患者的病情变化,以提供依据给医生修改医嘱。

(2)质疑任何护士提出疑问的医嘱:护士对医嘱有疑问时,应向当事医生询问以证实医嘱的准确性。如果护士发现医嘱有明显的错误,或者发现医生开具的医嘱违反法律、法规、规章或者诊疗技术规范规定的,护士有权拒绝执行,并及时向该医师提出;必要时,向该医师所在科室的负责人或者医疗卫生机构负责医疗服务管理的人员报告。但是,如果明知医嘱有错误,护士却未提出质疑,或由于疏忽大意而忽视了医嘱中的错误,由此给病人造成严重后果的,护士与医生要共同承担法律责任。

(3)质疑任何患者提出疑问的医嘱:服务对象对医嘱提出疑问时,护士应根据自己的专业知识及临床经验判断是否应暂停或再次向当事医生核实医嘱的准确性后再执行。如一位一直接受肌内注射的患者说分管医生已经将肌内注射改为口服给药,护士在执行医嘱前应再次复核医嘱。

(4)质疑和记录口头医嘱以避免转达错误:护士在执行医嘱过程中慎重对待口头医嘱和"必要时"等形式的医嘱,一般不执行口头或电话医嘱。在急诊、抢救等特殊情况下,必须执行口头医嘱时,护士需向医生复述一遍,确认无误后方可执行,并记录口头医嘱内容、日期、时间和医生的姓名,当时服务对象的情况等,并让医师及时据实补上书面医嘱。

(5)质疑难辨认、不清楚、不完整的医嘱:医生在药物名称、剂量书写过程中发生错误,护士有责任确认医嘱中的药物名称、应用途径是否正确,是否安全适当,对有疑虑的需立即向医生求证完整医嘱并核实无误后才可执行。

3. 实施护理操作　在护理工作中,护士独立完成护理活动时,正确判断护理工作的范畴,严格依照规范实施护理行为。若超出自己职能范围或没有遵照规范要求进行护理,而对服务对象造成伤害,根据损害程度,护士承担相应的法律责任。对委派他人实施护理时,委派者应做到心中有数,明确被委托对象有胜任此项工作的资格、能力及知识。否则,由此产生的后果,委派者同样负有不可推卸的责任。

4. 护理文件记录　护理文书既是医生观察诊疗效果、调整治疗方案的重要依据,也是衡量护理质量的重要资料,是病历的一个重要组成部分,是严肃的法律性文件。文书记录的准确性、一致性和真实性对于司法正确、公正具有非常重要的意义。在医疗纠纷案件中实行举证倒置,医疗机构需要承担一定的举证责任。因此如何保全和提供证据,防范可能出现的医疗纠纷也是护士必须面对的问题。为了有效避免护理文件中的法律问题,护士在执行护理活动时应注意以下几点。

(1)护理文件书写客观、准确、及时:护理文件所记录的内容必须真实、准确,反映病人的客观事实,不能凭空捏造或主观臆断。临床护理记录是判断医疗纠纷性质的重要依据,在记录时应做到及时、准确、无误、完整。若抢救急危重症病人未能及时书写病历的,应在抢救结束后6小时内及时补记,并就此情况加以说明。

(2)护理文件记录全面、清楚:护理文件的书写要使用医学术语,文字工整,字迹清晰,语句通顺,标点正确。在记录护理文件过程中,应逐页、逐项填写,每项记录前后均不得留有空白,以防添加;同时应保持记录的连续性。若出现笔误或其他正当理由造成的错误记录时,应当保证原记录清楚、在可辨认的前提下进行修改。修改时使用不同颜色墨水,注明修改时间并签名,以示负责;或用双画线划在错字上,不能采用刮、粘、涂等方法掩盖或去除原来的字迹。但当发生医疗事故争议后,不得修改。当护士执行完医嘱后应清楚、认真地在相应护理文书上签全名。若为见习、实习护士,应在老师的指导下完成某项操作后签字,同时实习老师应在其签字后再签上自己的姓名,以示负责。

(3)护理文件保存完整:护理记录作为医疗文件的组成部分,具有重要的法律意义,如发生医疗财产等纠纷,或病人涉嫌刑事案件时,完整而可靠的病案将作为原始记录成为法律部门进行技术鉴定、司法鉴定、判断是非、分清责任的法律依据和线索。我国《医疗事故处理条例》第十条规定:病人有权复印或复制其门诊病历、住院志、体温单、医嘱单、化验单、医学影像检查资料、病理资料、护理记录以及国务院卫生行政部门规定的其他病历资料。任何丢失、隐匿、篡改、添删、伪造或销毁原始记录的行为,都是违法的。

5. 药品及物品、器材管理

(1) 药品管理:做好药品管理是护士的一项重要的工作,药品管理有严格的管理制度。药品应根据种类与性质妥善放置,设专人负责,并定期检查药品质量,如发现变质,过期,药瓶的标签与瓶内药品不符,标签污染模糊等,不得使用。血清制品、疫苗、某些抗生素和胰岛素应置于冰箱保存。特别是麻醉药品如哌替啶、吗啡等药物,临床上限用于术后、晚期癌症及一些危重病人的对症处理。这类药物由科室指派专人锁于专柜内负责保管,并严格进行交接,防止个别护士因工作之便挪用药品,提供给一些不法人员倒卖或吸毒者自用,这些行为事实上已构成了参与贩毒、吸毒罪。因此,护理管理者应严格贯彻执行药品管理制度,并经常向有条件接触这类药品的护士进行法律教育。

(2) 物品、器材管理:护士应掌握医疗仪器安全使用的知识和技能,保证所有的医疗器材处于功能状态。对不熟悉的仪器要在有资质和经验的老师指导下使用,严禁随意使用。同时,护士还负责保管、使用各种贵重药品、医疗用品和办公用品等,不允许利用职务之便,将这些物品占为己有或挪为他用;若情节严重者,可被起诉犯盗窃公共财产罪。

6. 病人入院与出院　护士接收病人入院的唯一标准是病情的需要。急、危、重症病人优先收治,病房无床时应加床收治,不得拒收或推诿病人。接收急需抢救的危重病人时,护士要具有高度的责任心,全力以赴地创造各种抢救条件,配合医生及其他医务人员对病人进行救治。若因护士拒绝、不积极参与或工作拖沓而使病人致残或死亡,可被起诉,以渎职罪论处。病人病情好转或痊愈后根据医师的建议出院,护士应严格按照医院的规章制度执行。若有病人拒绝治疗而自动要求出院,护士应耐心说明继续治疗的重要性及必要性,病人或其法定的监护人执意要求出院,应该让病人或其法定监护人在自动出院一栏上签字,同时做好相应的护理记录。对于未付清住院费用而想擅自离院的病人,护士应配合院方,合法扣留病人,同时向司法部门汇报,请司法部门协同处理。

护士在护理活动中应熟悉国家的法律法规,在执业中规范护理行为,依法履行职责,保护病人和自身的合法权益。

(二) 护生的法律责任

护生是正在学习护理专业的学生,在进入临床实习前,应该进行相关法律知识的培训,明确自己的法定职责范围,并严格按照学校及医院的要求和专业团体的规范操作制度进行护理工作。护生只能在执业护士或教师的严密监督或指导下,对病人实施护理;否则,护生擅自进行护理活动并造成病人损害时,应对自己的行为承担相应的法律责任,带教护士对护生负有指导和监督的责任。带教护士如果没有给予合理、审慎的临床指导的情况下对护生指派的工作超出其能力范围而发生护理差错或事故,带教护士应负主要法律责任,护生自己负相关法律责任,其所在的医院也应负相应的法律责任。护生的法律责任包括以下方面。

1. 为每个临床体验做好充分的准备。

2. 如果对某项操作不熟悉或没有准备好应告诉带教护士。

3. 熟悉所在实习医院的医疗护理政策和操作规程。

4. 由于患者病情变化很快,特别是急救情况下,应及时向带教护士或相关护士汇报患者的病情变化,即使并不能确定这些变化的临床意义。

在临床实践过程中,医院为护生提供实习场所,护生被视为医院的一员,护生在执行护理活动时要为自己的行为和被认定的渎职负责任。

二、 护理违法的种类与责任

违法,亦称违法行为,是指一切违背现行法律的规定和要求,具有社会危害性的有过错的行为。根据当事人违反卫生法律规范的性质和社会危害程度不同,护理违法可分为民事违法、刑事违法和行政违法 3 种,其所承担的法律责任分别是民事责任、刑事责任和行政责任。

(一) 民事违法

民事违法指护士违反国家卫生法律规范,损害了公民、法人和其他组织的合法权益,应当承担相应的法律责任的行为。

构成民事违法的条件主要有两条:一是侵犯他人受到民事法律保护的权利和利益;二是行为具有违法性,即违反民事法律的规定。民事违法行为分为违反合同行为和侵权行为两大类,前者指合同当事人违反合同约定义务的行为;后者指合同以外的,非法侵犯他人民事权利的行为。侵权可分为:侵犯国家、集体或他人的财产;损害公民的生命权利;侵害公民的姓名权、隐私权、肖像权、名誉权及荣誉权等。护理工作中侵权行为和违反合同法都有可能涉及。医疗卫生法所涉及的民事责任主要是弥补受害方当事人的损失,以财产责任为主。

(二) 行政违法

行政违法是指护士违反医疗行政管理法规,依法应当追究行政责任的行为。行政违法行为尚未构成犯罪,应承担具有惩戒或制裁性的法律后果,主要包括行政处罚和行政处分两种形式。护士在护理活动中构成行政违法者,应根据具体情况,承担相应责任。

相关链接

民事责任、行政责任与刑事责任的区别

1. **法律依据和适应对象不同** 民事责任是由民事法律规范规定或由当事人约定的,主要适用于违反民事义务的人;而刑事责任和行政责任主要适用于触犯刑律构成犯罪和违反行政法规的人。

2. **目的和性质不同** 民事责任的目的主要是对已经造成的权利损害和财产损失给予救济,使其恢复到未受损害的状态,表现出某种补偿性和恢复性;刑事责任和行政责任的目的则主要是通过对犯罪和行政违法行为人的惩戒和处罚,来达到一般预防的目的,表现出某种惩罚性和教育性。

3. **责任方式即制裁措施不同** 民事责任以财产责任形式为主.而刑事责任主要采取对犯罪分子的限制或剥夺权利的刑罚方式,行政责任主要采取对违反行政法规的人以拘禁或罚款等行政处罚方式。

4. **构成条件不同** 民事责任以行为人有民事义务、并违反义务造成损害结果的事实为备件;而刑事责任和行政责任主要注重于其行为是否构成犯罪或违法以及主观上是否有敌意或过失。

(三) 刑事违法

刑事违法也称犯罪,是指行为人触犯刑事法律依法应受到刑法处罚的行为。护士在护理活动中的违法行为符合犯罪构成要件时即构成犯罪。犯罪是具有严重社会危害性、刑事违法性和应受刑法惩罚的行为。与医务人员有关的犯罪有妨害传染病防治罪,非法组织卖血罪,强迫他人卖血罪,非法采血、制血、供血罪,重大医疗责任事故罪,非法行医罪,破坏节育手术罪,盗窃、侮辱尸体罪等。

三、护理实践中常见的法律问题与应对

随着医学技术的迅猛发展,护理专业技术含量的增加及工作领域的不断扩大,护理职业的高风险性使护士面临的法律问题日益增多。因此,为了适应当前形势的需要,护理人员应学习及掌握常见的护理工作中的法律问题,不断增强法律意识,规范护理行为,降低护理执业风险,防止法律纠纷的产生,维护病人的健康及自身合法权益。

（一）护理实践中常见的法律问题

1. 侵权与犯罪 侵权（tort）指侵害了国家、集体或者侵害了他人的生命权、隐私权、名誉权、知识产权等，给他方造成损失的行为。侵权行为可分有意侵权行为和无意侵权行为。前者表现为当事人具有相关法律知识，但仍故意侵犯他人的利益，而在护理实践中与病人的接触比其他医务人员密切，主要表现为侵犯病人的自由权、知情同意权、隐私权、身体权、生命健康权和名誉权等。后者包括疏忽大意和渎职。若因操作者的行为失误造成病人身体受损或护士利用恶性语言或不良行为刺激病人，造成病人心理和行为障碍，甚至病人的生命、健康受到损害，即侵犯了病人的生命健康权。侵权行为可通过民事方式，如调解、赔礼、赔物及赔款等方式来解决。另外，在护理工作中有一些情况因治疗需要，对病人实施隔离或限制病人的饮食或活动范围，这种情况不属于侵权，护理上必须耐心细致地向病人做解释工作。

病人有权利了解所患疾病的信息，有权利根据自己的条件选择医务人员和治疗护理方案。医务人员也有义务将疾病治疗护理信息告知病人。如果在病人不了解有关情况或不同意某种检查、治疗方案时强行制订护理计划并付诸实施，就侵犯了病人的知情权。《护士条例》第三章第十八条规定：护士在执业中应保护病人的隐私，不能泄露。如护士未经批准将就诊的性病病人、艾滋病病人和艾滋病病原携带者及其家属的姓名、住址公开，给病人造成心理障碍，就侵犯了病人的隐私权。《护士条例》第二十一条规定：未取得护士执业证书的人员不得从事护士工作。窗口期（毕业第 1 年实习期）护士，无证护士单独值班上岗，即形成了非法执业。若对病人造成伤害，以非法行医罪处理。护士在执业过程中，与病人的接触比其他医务人员密切，常有潜在的侵权行为发生，护理人员应当约束自己的行为，尽职尽责地为病人服务。

犯罪（crime）指危害社会，触犯国家刑律，应当受到法律惩处的行为。犯罪可根据行为人主管心理状态的不同而分为故意犯罪和过失犯罪。故意犯罪是明知自己的行为会对社会和当事人造成严重后果，并且希望或放任这种结果发生，因而构成犯罪。过失犯罪是应当预见自己的行为可能发生危害社会的结果，但因疏忽大意没有预见或已经预见而轻信能够避免以致发生不良后果而构成犯罪。例如注射青霉素时若发生过敏反应可导致死亡，护士必须在注射前给病人做皮试，如果护士认为病人不可能发生过敏反应，没有给病人做皮试而导致病人死亡的，则属犯罪行为。犯罪行为的处理既有民事、也有刑事方式。

侵权行为可能不构成犯罪，但犯罪必然是对被害人合法权益的严重侵害。有时在同一护理活动中，侵权行为与犯罪可能同时存在，区分两者的关键是对护理行为的目的及结果的准确鉴定。

2. 疏忽大意与玩忽职守罪 疏忽大意（negligence）是指行为人因不专心履行职责而造成客观上的过失行为。过失是指行为人应当预见或能够预见自己行为可能发生危害社会的结果而没有预见，或者虽然已经预见却轻信能够避免，以致危害结果发生。主要有两种情况：疏忽大意的过失和过于自信的过失。如护理人员在工作中不专心细致就可能发生差错过失，如果这种过失给病人带来一定程度的损失和痛苦，但并不严重，未构成法律上的损害，不构成犯罪。

渎职（malpractice）是行为人在履行专业职责的过程中的失职行为导致当事人受到伤害。专业实践中的疏忽大意即为渎职，是临床护理工作中最常见的过失。如忘记发药，频谱治疗仪温度过高烫伤病人等，但未造成严重的后果。疏忽大意与渎职的区别在于以下几方面：①护士有义务为服务对象提供恰当的护理；②护士未履行此义务；③服务对象受到伤害；④伤害与未履行义务之间有因果关系。但是如果疏忽大意的过失或过于自信的过失对病人造成不可挽回的伤害，我国《刑法》规定："医护人员由于严重不负责任造成就诊人死亡或严重损害就诊人身体健康的，处三年有期徒刑或拘役。"如果护士因为疏忽大意而使病人残废或死亡，则属于医疗事故罪。如护理工作中因"三查八对"未严格执行，给病人输错血（液）导致病人死亡。

玩忽职守罪指国家工作人员违反工作纪律和规章制度、擅离职守、不尽义务,严重不负责任,以致公共财产、国家和公众利益遭受重大损失的行为。护理工作中因为严重的不负责任,例如脱岗、将婴儿俯卧、发现用错药不及时报告导致病人死亡,即属于玩忽职守罪。合格的护士应具备良好的职业素养,履行护士应当遵守的注意义务、预见义务和危险回避义务的职责;同时护士应该加强责任心,培养良好的职业道德,提高护理专业水平,为病人提供生理、心理及精神文化等方面的护理服务,促进病人早日康复,避免医疗纠纷的发生。

3. 收礼与受贿　受贿罪是指国家工作人员利用职务上的便利,为行贿人谋取私利,而非法索取他人、收受他人财物或不正当利益的行为。受贿罪侵犯了国家工作人员职务行为的廉洁性及公私财物所有权。受贿罪的行为方式有两种:一是索贿,即行为人在公务活动中主动向他人索取财物。二是收受贿赂,即行为人非法收受他人财物,并为他人谋取私利。受贿罪在主观方面表现为故意,目的是非法占有公私财物。在客观方面表现为利用职务便利,索取他人财物,或非法收受他人财物为他人谋取利益。护理人员应提倡奉献精神,不能借工作之便谋取额外报酬。若护理人员主动暗示并向服务对象索要红包则犯了受贿、索贿罪,但患者康复或得到了护理人员的精心护理后,出于感激的心理而自愿向护理人员馈赠少量纪念性礼品,原则上不属于贿赂范畴。

(二) 护理实践中常见的法律问题及应对措施

护理工作是医院医疗工作中的重要组成部分,关系到公众的健康,在医疗护理活动中无时不在与服务对象的权益打交道。因此,护士应加强法制观念,学习法律相关基本知识,以确保护理行为符合法律规范要求,避免医疗护理纠纷的发生,维护护理对象及自身的合法权益。

1. 强化护士的法制观念　随着医学模式的转变,护理工作领域正在不断拓宽,护理工作已从单一的疾病护理模式转化为整体护理模式,从固定的病房走向社区、家庭护理,从单纯的身体护理转向以人的健康为中心的护理。在执业活动中,护理人员必须做到懂法、知法、守法,明确自己在工作中的法律责任,充分认识到护理行为时刻都受到法律的制约,任何对病人合法权益的损害,侵犯者都要承担相应的法律责任。护士要从思想上高度重视,否则易导致护患纠纷,不安全因素的范围就会扩大,护理质量也难以提高,同时护士的人身安全也会受到影响。因此必须通过宣传和法律讲座等多种途径和方式加强护士法律知识的教育,增强法律意识;必须明确依法执业是护士的工作之本,否则,就会在护理活动中丧失工作的主动权。

2. 规范护士的护理行为　护士在工作中应严格执行专业团体及工作单位的护理操作规程及质量标准要求,依法执业,持证上岗。护士在走向工作岗位后应不断学习充实自己,以掌握最新的护理操作规程及质量标准,保证服务对象的安全,防止法律纠纷的发生。护理文件记录应及时、全面、真实、客观、准确,护士应明确护理记录是重要的法律依据,每一次护理行为都可能成为一个证据,在发生护理纠纷时,护理人员能够用确凿的证据为自己辩解。另外,在临床护理工作中还应控制关键环节,随时发现并纠正工作中的不足,以避免和杜绝护理缺陷及差错发生。

3. 加强护士的继续教育　护士在临床护理过程中,应不断更新知识,包括与护理专业相关的法律知识教育。医院护理管理者对护士的继续教育应做到:以病人为中心,更新护理理念;提供学习、培训及外出参观的机会等提高护士的理论水平和相关学科的知识水平;开展护理理论知识和专业技能竞赛,提高护士的整体素质和服务技能;开展有关医疗、护理方面法律、法规知识的学习,使护士明确本职工作与法律责任的关系,从而提高护士在护理工作中防范风险的能力。

4. 加强对护士的管理　医院主管部门应加强执业资格审核,合理配制人员,同时加强对护士法律知识的培训。管理者应按照国务院卫生主管部门规定的护士配备标准合理配置人力,在杜绝无证上岗的同时减少护士超负荷工作状态,使护士全身心投入到工作中,从而最大限度的消除安全隐患。同时,鼓励和培养护士间的团队协作精神,有效唤起同事相互间的注意,弥补工作中的缺陷或漏洞,预防护理差错的发生。同时收集整理相关法律知识，汇编成册，采取多种形式，培训护理人员学习相关法律法规。培训过程中医院主管部门应把管理者列为重点学法对象，以点带面辐射到医院管理的各个层面。

5. 建立及维护良好的护患关系，尊重服务对象的合法权益　在临床护理工作中，护士应尊重病人的各种权利，包括隐私权、知情同意权、选择权等。实施护理操作时，要履行告知义务，得到病人同意后方可进行；对拒绝的应尊重其意见，并在病历中以书面形式记录下来。同时护士应尊重病人的人格、尊严、信仰及价值观等，通过沟通技巧的运用、换位思考等途径，以自己的专业知识及能力为病人提供高质量的身心护理，获得病人的理解与支持，营造和谐的就医氛围，建立和维护良好的护患关系，有效减少法律纠纷的产生。

6. 促进信息沟通　护理工作中的沟通是多角度、多方位的，护士经常与服务对象、医生、其他护士及有关医务人员相互沟通。及时准确的交流护理、治疗有关的情况及资料，澄清一些疑惑的问题，确保病人的医疗安全，同时可获得病人的理解与支持，减少护患纠纷的产生。

7. 参加职业保险　职业保险指从业者定期向保险公司缴纳少量的保险费，一旦在职业保险范围内突然发生事故时，由保险公司对受害者承担相应的赔偿。职业保险是目前世界上大多数国家保障护士权益的一项重要措施，虽然他不能完全消除护士在护理纠纷或事故中承担的责任，但在一定程度上减轻了护士在道义上的负罪感和经济负担。目前我国的保险市场还处于初级阶段，受保险条款和保险意识的制约，整个医疗责任保险市场还没有获得长足发展。国家相关部门要建立健全维护医患双方合法权利的相关法律；建立责任保险、医疗意外保险及医事赔偿保险等制度。发生医疗纠纷时最大限度实现对患者权利的救济、医护人员职业风险的转移。医疗责任保险作为一种医疗纠纷解决的新途径，其所具有的适法性、公正性和预防性，必将引起医学界、法学界、保险业界的高度重视。

采用立法的方式强化护理管理，是护理专业走向法制化、规范化、科学化方向发展的重要保证。护士要依法执业，同时提高自身素质，在工作中具有高度的责任心、精湛的技术、敏锐的观察力和随机应变的处理能力，为患者提供优质服务，以减少或避免医疗护理纠纷的发生，保护服务对象及自身的合法权益，维护法律尊严。

（侯玉清）

学习小结

本章首先从法律的概念、特征、分类及功能、医疗卫生法律法规等方面进行了详细阐述,再对护理立法意义及原则、世界各国护理立法及我国护理立法概况的相关内容予以剖析,其次是对护士、护生在护理工作中有可能涉及潜在的法律问题及责任予以解读及分析。护理工作是具有高风险性和复杂性的职业,护士无时不在与服务对象的权益打交道。通过本章的学习护士要掌握医疗事故、护理法的概念;护士的法律责任。熟悉医疗事故的构成要素;护理活动中的侵权行为、疏忽大意与渎职罪;护理实践工作中法律问题的应对措施。了解与自身工作密切相关的各种法律法规,能举例说明医疗活动中不属于医疗事故的情况及运用相关知识说明护理工作中常见的法律问题;正确认识自己在护理工作中应享有的权利及承担的义务,有效避免医疗纠纷的发生。

复习思考题

1. 作为一名护士,你在临床护理工作中如何避免护理纠纷的发生,维护自身和患者的合法权益?

2. 患者,男性,21岁,腹外疝修补术后。医嘱:青霉素160万U,静脉滴注。当班护士未做青霉素皮肤过敏试验,即给患者输入青霉素,导致患者过敏性休克,经抢救无效后死亡。请根据案例分析,该护士违法了吗? 为什么?

3. 护士小张在执行医嘱时,对医嘱的内容有疑问,请问小张该怎样做?

4. 你认为在我国护理立法有何意义,应遵循哪些原则?

附　录

附录一　入院病人护理评估单

入院病人护理评估单

姓名＿＿＿＿＿＿＿　　床号＿＿＿＿＿＿＿　　科别＿＿＿＿＿＿＿　　病室＿＿＿＿＿＿＿　　住院号＿＿＿＿＿＿＿

一、一般资料

姓名＿＿＿＿＿＿＿　　性别　男　女　　年龄＿＿＿＿＿＿＿　　职业＿＿＿＿＿＿＿＿＿＿

民族＿＿＿＿＿＿＿　　籍贯＿＿＿＿＿＿＿＿　　婚姻＿＿＿＿＿＿＿　　文化程度＿＿＿＿＿＿＿

联系人＿＿＿＿＿＿＿　　关系＿＿＿＿＿＿＿＿　　地址＿＿＿＿＿＿＿　　联系方式＿＿＿＿＿＿＿

入院时间＿＿＿＿＿＿＿　　入院方式:步行　扶行　轮椅　平车　担架　背入

入院诊断

入院原因

既往史:无 / 有＿＿＿＿＿＿＿　　药物依赖:无 / 有

过敏史:无 / 有＿＿＿＿＿＿＿　　家族史:无 / 有

月经生育史

二、生活状况及自理程度

1. 饮食型态

基本膳食:普食　软食　半流质　流质

膳食搭配:平衡膳食　高蛋白　高碳水化合物　高脂肪　高维生素　素食

治疗饮食＿＿＿＿＿＿＿　　忌食

食欲:正常　增加　亢进＿＿＿＿＿天 / 周 / 月　下降＿＿＿＿＿天 / 周 / 月

近期体重变化:无　增加 / 下降＿＿＿＿＿kg/＿＿＿＿＿月(原因＿＿＿＿＿＿＿)

其他:

2. 睡眠 / 休息型态

休息后体力是否容易恢复:是　　否(原因＿＿＿＿＿＿＿＿)

睡眠:正常　入睡困难　易醒　早醒　多梦　噩梦　失眠

辅助睡眠:无　药物　其他

3. 排泄型态

排便:＿＿＿＿＿次 / 天　性状＿＿＿＿＿　正常 / 便秘 / 腹泻 / 大便失禁　造瘘

排尿:＿＿＿＿＿次 / 天　颜色＿＿＿＿＿　性状＿＿＿＿＿　尿量＿＿＿＿＿

尿失禁　尿潴留　夜尿症＿＿＿＿＿次 / 夜　排尿迟缓　尿路结石　尿路感染

尿频　尿急　尿痛　留置尿管　膀胱造瘘

4. 烟酒嗜好

吸烟:无 偶尔 经常 _____年 _____支/天 已戒_____年

饮酒/酗酒:无 偶尔 经常 _____年 _____ml/d 已戒_____年

5. 日常活动

自理能力:全部 障碍(进食 沐浴/卫生 穿着/修饰 如厕)

活动能力:床上活动 身体移动 行走 爬楼梯

辅助工具:无 轮椅 拐杖 假肢 其他

其他_____

三、体格检查

T_____℃ P_____次/分 R_____次/分 BP_____mmHg

身高_____cm 体重_____kg

1. 神经系统

意识状态:清醒 意识模糊 嗜睡 谵妄 昏迷

语言表达:清楚 含糊 语言困难 失语

定向能力:准确 障碍(自我 时间 地点 人物)

2. 皮肤黏膜

皮肤颜色:正常 潮红 苍白 发绀 黄染

皮肤温度:温 凉 热 冷

皮肤湿度:正常 干燥 潮湿 多汗

皮肤弹性:正常 松弛 紧张

完 整 性:完整 皮疹 出血点 其他

压 疮:(_____部位 _____范围 _____度)

口腔黏膜:正常 充血 出血点 其他

其他:

3. 呼吸系统

节律:规则 潮式呼吸 间歇呼吸 深长呼吸 其他

呼吸困难:无 轻度 中度 重度 极重

咳嗽:无 有

痰:无 易咳出 不易咳出 吸痰(颜色 _____量 _____黏稠度_____)

呼吸音:清晰 干啰音 湿啰音 呼吸音低(部位_____)

呼吸方式:自主呼吸 机械呼吸

其他:

4. 循环系统

心律:规则 心律不齐

心率:_____次/分

水肿:无 指凹性 非指凹性 下垂性(部位/程度_____)

脱水:无 轻度 中度 重度

其他:

5. 消化系统

胃肠道症状:恶心呕吐(颜色_____ 性质_____ 次数_____ 总量_____ml)

腹部:软 肌紧张 压痛 反跳痛 可触及包块(部位/性质_____)

腹水:_____ml 腹围_____cm

其他:

6. 生殖系统

月经:正常　　紊乱　　痛经　　月经量过多　　绝经

其他:

7. 认知系统

疼痛:无　　有(部位 / 性质_____)

视力:正常　　远视 / 近视　　失明(左 / 右 / 双侧)

听力:正常　　耳鸣　　幻听　　耳聋

触觉:正常　　障碍(部位_____)

思维过程:正常　　注意力分散　　记忆力下降　　思维混乱　　精神恍惚

其他:

四、心理社会状况

自我感知 / 自我概念型态

情绪状态:镇静　　易激动　　焦虑　　恐惧　　孤独　　其他

社交状态:孤独感　　被遗弃感　　希望与人交往

医疗费用来源:自费　　劳保　　公费　　保险　　其他

就业状态:固定职业　　丧失劳动力　　失业　　待业

与亲友关系:和睦　　冷漠　　紧张

应对方式:逃避现实　　否认问题　　推卸责任　　寻求促进健康的信息

应对效果:问题解决　　适应新角色　　不能满足角色期待　　应对无效

宗教信仰:无　　有

其他:

责任护士_____

采集时间_____

附录二　　住院病人护理评估单

住院病人护理评估单

姓名_____　　　　床号_____　　　　科别_____　　　　病室_____　　　　住院号_____

生命体征　　T_____℃　P_____次 / 分　R_____次 / 分　BP_____mmHg

一般情况　　营　　养:良好　　中等　　不良　　恶病质
　　　　　　面　　容:正常　　急性病容　　慢性病容　　其他
　　　　　　表　　情:自如　　痛苦　　焦虑　　恐惧　　淡漠　　其他
　　　　　　体　　位:自主　　被动　　强迫

神经系统　　意识状态:清醒　　意识模糊　嗜睡　　谵妄　　昏迷
　　　　　　语言表达:清楚　　含糊　　语言困难　　失语
　　　　　　定向能力:准确　　障碍(自我　　时间　　地点　　人物)

姓名_____   床号_____   科别_____   病室_____   住院号_____

皮肤黏膜	皮肤颜色:正常 潮红 苍白 发绀 黄染
	皮肤温度:温 凉 热 冷
	皮肤湿度:正常 干燥 潮湿 多汗
	皮肤弹性:正常 松弛 紧张
	完整性:完整 皮疹 出血点 其他
	压 疮:(_____部位_____范围_____度)
	伤 口:无 有(部位_____ 敷料情况:干燥 渗血 渗液)
呼吸系统	节 律:规则 潮式呼吸 间歇呼吸 深长呼吸 其他
	呼吸困难:无 轻度 中度 重度 极重
	咳 嗽:无 有
	痰:无 易咳出 不易咳出 吸痰(颜色_____ 量_____ 黏稠度_____)
	呼吸音:清晰 干啰音 湿啰音 呼吸音低(部位_____)
	呼吸方式:自主呼吸 机械呼吸
循环系统	心 律:规则 心律不齐
	心 率:_____次/分
	水 肿:无 指凹性 非指凹性 下垂性(部位/程度_____)
	脱 水:无 轻度 中度 重度
腹部情况	恶心呕吐(颜色_____ 性质_____ 次数_____ 总量_____ml)
	腹泻 便秘
	腹部:软 肌紧张 压痛 反跳痛 可触及包块(部位/性质_____)
	肠鸣音:正常 活跃 减弱 消失
	引流管:无 有(部位_____ 名称_____ 量_____ 颜色_____ 是否通畅_____)
泌尿系统	尿液性状:黄 血 白 澄清 混浊 沉淀 凝块
	排尿模式:失禁 导尿 尿频 尿急 尿痛
饮食情况	普食 软食 半流质 流质
	食欲:正常 增加 亢进 下降
卫生情况	自理 协助 不能自理
	口腔护理
	皮肤护理
	会阴护理
安全	床档 约束带

附录三   护理诊断一览表(按 NANDA 分类法 Ⅱ 排列)

领域 1   促进健康(Health promotion)

执行治疗方案有效(effective therapeutic regimen management)

执行治疗方案无效(ineffective therapeutic regimen management)

家庭执行治疗方案无效(ineffective family therapeutic regimen management)

社区执行治疗方案无效(ineffective community therapeutic regimen management)

寻求健康行为(具体说明)(health-seeking behaviors[specify])

保持健康无效(ineffective health maintenance)

持家能力障碍（impaired home maintenance）

领域 2　营养（nutrition）

无效性婴儿喂养型态（ineffective infant feeding pattern）

吞咽障碍（impaired swallowing）

营养失调：低于机体需要量（imbalanced nutrition：less than body requirements）

营养失调：高于机体需要量（imbalanced nutrition：more than body requirements）

有营养失调的危险：高于机体需要量（risk for imbalanced nutrition：more than body requirements）

体液不足（deficient fluid volume）

有体液不足的危险（risk for deficient fluid volume）

体液过多（excess fluid volume）

有体液失衡的危险（risk for deficient fluid volume）

有体液平衡增强的趋势（fluid balance，readiness for enhanced）

领域 3　排泄（elimination）

排尿障碍（impaired urinary elimination）

尿潴留（urinary retention）

完全性尿失禁（total urinary incontinence）

功能性尿失禁（functional urinary incontinence）

压力性尿失禁（stress urinary incontinence）

急迫性尿失禁（urge urinary incontinence）

反射性尿失禁（reflex urinary incontinence）

有急迫性尿失禁的危险（risk for urge urinary incontinence）

排便失禁（bowel incontinence）

腹泻（diarrhea）

便秘（constipation）

有便秘的危险（risk for constipation）

感知性便秘（perceived constipation）

气体交换受损（impaired gas exchange）

领域 4　活动／休息（activity/rest）

睡眠型态紊乱（disturbed sleep pattern）

睡眠剥夺（sleep deprivation）

有废用综合征的危险（risk for disuse mobility）

躯体移动障碍（impaired physical mobility）

床上活动障碍（impaired bed mobility）

借助轮椅活动障碍（impaired wheelchair mobility）

转移能力障碍（impaired transfer ability）

行走障碍（impaired walking）

缺乏娱乐活动（diversional activity deficit）

漫游状态（wandering）

穿着／修饰自理缺陷（dressing/grooming self-care deficit）

沐浴／卫生自理缺陷（bathing/hygiene self-deficit）

进食自理缺陷（feeding self-care deficit）

如厕自理缺陷（toileting self-care deficit）

术后康复迟缓（delayed surgical recovery）

能量场紊乱（disturbed energy field）

疲乏（fatigue）

心输出量减少（decrease cardiac output）

自主呼吸受损（impaired spontaneous ventilation）

低效性呼吸型态（ineffective breathing pattern）

活动无耐力（activity intolerance）

有活动无耐力的危险（risk for activity intolerance）

功能障碍性撤离呼吸机反应（dysfunctional ventilator weaning response，DVWR）

组织灌注无效（具体说明类型：肾脏、大脑、心肺、胃肠道、外周）[ineffective tissue perfusion（specify type：renal，cerebral，cardiopulmonary，gastrointestinal，peripheral）]

静态生活形态（lifestyle，sedentary）

领域 5　感知／认识（perception/cognition）

单侧性忽视（unilateral neglect）

认识环境障碍综合征（impaired environmental interpretation syndrome）

感知紊乱（具体说明：视觉、听觉、运动觉、味觉、触觉、嗅觉）[disturbed sensory perception（specify：visual，auditory，kinesthetic，gustatory，tactile，olfactory）]

知识缺乏（具体说明）[deficient knowledge（specify）]

有知识（具体说明）增加的趋势 [knowledge（specify），readiness for enhanced]

急性意识障碍（acute confusion）

慢性意识障碍（chronic confusion）

记忆受损（impaired memory）

思维过程紊乱（disturbed thought process）

语言沟通障碍（impaired verbal communication）

有沟通增强的趋势（communication，readiness for enhanced）

领域 6　自我感知（self-perception）

自我认可紊乱（disturbed personal identity）

无能为力感（powerlessness）

有无能为力感的危险（risk for powerlessness）

无望感（hopelessness）

有孤独的危险（risk for loneliness）

长期自尊低下（chronic low self-esteem）

情境性自尊低下（situational low self-esteem）

有情境性自尊低下的危险（risk for situational low self-esteem）

体像紊乱（disturbed body image）

领域 7　角色关系（role relationship）

照顾者角色紊乱（caregiver role strain）

有照顾者角色紧张的危险（risk for caregiver role strain）

父母不称职（impaired parenting）

有父母不称职的危险（risk for impaired parenting）

家庭运作中断（interrupted family processes）

家庭运作功能不全：酗酒（dysfunctional family processes：alcoholism）

有家庭运作增强的趋势（family process，readiness for enhanced）

有亲子依恋受损的危险（risk for impaired parent/infant/child attachment）

母乳喂养有效（effective breastfeeding）

母乳喂养无效（ineffective breastfeeding）

母乳喂养中断（interrupted breastfeeding）

无效性角色行为（ineffective role conflict）

父母角色冲突（parental role conflict）

社交障碍（impaired social interaction）

领域 8　性（sexuality）

性功能障碍（sexual dysfunction）

无效性性生活形态（ineffective sexuality patterns）

领域 9　应对 / 应激耐受性（coping/stress tolerance）

迁居应激综合征（relocation stress syndrome）

有迁居应激综合征的危险（risk for relocation stress syndrome）

强暴创伤综合征（rape-trauma syndrome）

强暴创伤综合征：隐匿性反应（rape-trauma syndrome：silent reaction）

强暴创伤综合征：复合性反应（rape-trauma syndrome：compound reaction）

创伤后反应（post-trauma response）

有创伤后反应的危险（risk for post-trauma response）

恐惧（fear）

焦虑（anxiety）

对死亡的焦虑（death anxiety）

长期悲伤（chronic sorrow）

无效性否认（ineffective denial）

预感性悲哀（anticipatory grieving）

功能障碍性悲哀（dysfunctional grieving）

调节障碍（impaired adjustment）

应对无效（ineffective coping）

有应对增强的趋势（coping，readiness for enhanced）

无能性家庭应对（disabled family coping）

妥协式家庭应对（compromised family coping）

防卫性应对（defensive coping）

社区应对无效（ineffective community coping）

有增强家庭应对的趋势（readiness for enhanced family coping）

有增强社区应对的趋势（readiness for enhanced community coping）

自主性反射失调（autonomic dysreflexia）

有自主性反射失调的危险（risk for autonomic dysreflexia）

婴儿行为紊乱（disorganized infant behavior）

有婴儿行为紊乱的危险（risk for autonomic dysreflexia）

有增强调节婴儿行为的趋势（readiness for enhanced organized infant behavior）

颅内适应能力低下（decreased intracranial adaptive capacity）

领域 10　生活准则（life principles）

有增强精神健康的趋势（readiness for enhanced spiritual well-being）

精神困扰（spiritual distress）

有精神困扰的危险（risk for spiritual distress）

抉择冲突（具体说明）（decisional conflict [specify]）

不依从行为（具体说明）（noncompliance [specify]）

领域 11　安全 / 防御（safety/protection）

有感染的危险（risk for infection）

口腔黏膜受损（impaired oral mucous membrane）

有受伤的危险（risk for injury）

有围术期体位性损伤的危险（risk for perioperative-positioning injury）

有摔倒的危险（risk for falls）

有外伤的危险（risk for trauma）

皮肤完整性受损（impaired skin integrity）

有皮肤完整性受损的危险（risk for impaired skin integrity）

组织完整性受损（impaired tissue integrity）

牙齿受损（impaired dentition）

有窒息的危险（risk for suffocation）

有误吸的危险（risk for aspiration）

清理呼吸道无效（ineffective airway clearance）

有外周神经血管功能障碍的危险（risk for neurovascular dysfunction）

防护无效（ineffective protection）

自伤（self-mutilation）

有自伤的危险（risk for self-mutilation）

有对他人施行暴力的危险（risk for other-directed violence）

有对自己施行暴力的危险（risk for self-directed violence）

有自杀的危险（risk for suicide）

有中毒的危险（risk for poisoning）

乳胶过敏反应（latex allergy response）

有乳胶过敏反应的危险（risk for latex allergy response）

有体温失调的危险（risk for imbalanced body temperature）

体温调节无效（ineffective thermoregulation）

体温过低（hypothermia）

体温过高（hyperthermia）

领域 12　舒适（comfort）

急性疼痛（acute pain）

慢性疼痛（chronic pain）

恶心（nausea）

社交孤立（social isolation）

领域 13　成长 / 发展（growth/development）

成长发展迟缓（delayed growth and development）

成人身心衰竭（adult failure to thrive）

有发展迟滞的危险（risk for delayed development）

有成长比例失调的危险（risk for disproportional growth）

附录四　中华人民共和国医务人员医德规范及实施办法

（1998 年 12 月 15 日 中华人民共和国卫生部颁布）

第一条　加强卫生系统社会主义精神文明建设，提高医务人员的职业道德素质，改善和提高医疗服务质量，全心全意为人民服务，特制定医德规范及实施办法（以下简称"规范"）。

第二条　医德，即医务人员的职业道德，是医务人员应具备的思想品质，是医务人员与病人、社会以及医务人员之间关系的总和。医德规范是指导医务人员进行医疗活动的思想和行为的准则。

第三条　医德规范如下：

（一）救死扶伤，实行社会主义的人道主义。时刻为病人着想，千方百计为病人解除病痛。

（二）尊重病人的人格与权利,对待病人,不分民族、性别、职业、地位、财产状况,都应一视同仁。

（三）文明礼貌服务。举止端庄,语言文明,态度和蔼,同情、关心和体贴病人。

（四）廉洁奉公。自觉遵纪守法,不以医谋私。

（五）为病人保守医密,实行保护性医疗,不泄露病人隐私与秘密。

（六）互学互尊,切结协作。正确处理同行同事间的关系。

（七）严谨求实,奋发进取,钻研医术,精益求精。不断更新知识,提高技术水平。

第四条 使本规范切实得到贯彻落实,必须坚持进行医德教育,加强医德医风建设,认真进行医德考核与评价。

第五条 医疗单位都必须把医德教育和医德医风建设作为目标管理的重要内容,作为衡量和评价一个单位工作好坏的重要标准。

第六条 医德教育应以正面教育为主,理论联系实际,注重实效,长期坚持不懈。要实行医院新成员的上岗前教育,使之形成制度。未经上岗前培训不得上岗。

第七条 医疗单位都应建立医德考核与评价制度,制定医德考核标准及考核办法,定期或者随时进行考核,并建立医德考核档案。

第八条 医德考核与评价方法可分为自我评价、社会评价、科室考核和上级考核。特别要注重社会评价,经常听取病人和社会各界的意见,接受人民群众的监督。

第九条 对医务人员医德考核结果,要作为应聘、提薪、晋升以及评选先进工作者的首要条件。

第十条 实行奖优罚劣。对严格遵守医德规范、医德高尚的个人,应予表彰和奖励。对于不认真遵守医德规范者,应进行批评教育。对于严重违反医德规范,经教育不改者,应分别情况给予处分。

第十一条 本规范适用于全国各级各类医院、诊所的医务人员,包括医生、护士、医技科室人员,管理人员和工勤人员也要参照本规范的精神执行。

第十二条 各省、自治区、直辖市卫生厅局和合医疗单位可遵照本规范精神和要求,制定医德规范实施细则及具体办法。

第十三条 本规范自公布之日起实行。

附录五　国际护士伦理守则

（2005 年修订版）

一、前言

护士的基本任务是促进健康、预防疾病、恢复健康、减轻痛苦。民众对护理的需求普遍存在。

护理的本质是尊重人权,包括生存权、文化权、拥有尊严的权利和被尊重的权利。护士应平等对待不同年龄、性别、肤色、国籍、宗教(文化、种族、不同健康状况和社会地位的护理服务对象)。

护士的服务包括个人、家庭、社区,护士应为其提供健康服务并协调其他健康专业人员提供的服务。

二、护理伦理规范

1. 护士与民众

(1) 护士的基本责任是照顾那些需要照顾的民众。

(2) 护士在提供护理时,应尊重个人、家庭、社区的人权、价值观、风俗习惯及信仰。

(3) 护士应确保民众对护理服务及相关治疗获得充分的知情同意。

(4) 护士应对民众的个人资料保密。

(5) 护士与社会大众共同分担责任,发起并支持满足公众(尤其是弱势群体)健康与社会需求的行动。

(6) 护士应担负维持和保护自然环境免受耗竭、污染、恶化和破坏的责任。

2. 护士与实践

(1) 护士在护理实践中履行职责,并通过持续的学习保证专业能力。

(2) 护士应保持个人健康水平,以免影响专业实践能力。

(3) 护士应根据自己的个人能力接受工作任务。

(4) 护士应始终保持良好的专业素养,以维护专业形象和获取民众的信赖。

(5) 护士在应用先进科技提供护理时,应确保民众的安全、尊严和权利。

3. 护士与专业

(1) 护士应在制定和实施护理实践、护理管理、护理教育、护理研究的标准方面发挥主要作用。

(2) 护士应主动构建基于研究的专业知识体系。

(3) 护士应通过专业团体参与创建和维持安全、与社会经济发展相匹配的护理工作环境。

4. 护士与合作伙伴

(1) 护士应与本专业和其他健康专业人士保持合作伙伴关系。

(2) 当个人、家庭、社区的健康受到其他健康专业人员威胁时,护士应采取恰当的行动保护护理服务对象。

附录六　中华人民共和国护士管理条例

第一章　总　则

第一条　为了维护护士的合法权益,规范护理行为,促进护理事业发展,保障医疗安全和人体健康,制定本条例。

第二条　本条例所称护士,是指经执业注册取得护士执业证书,依照本条例规定从事护理活动,履行保护生命、减轻痛苦、增进健康职责的卫生技术人员。

第三条　护士人格尊严、人身安全不受侵犯。护士依法履行职责,受法律保护。全社会应当尊重护士。

第四条　国务院有关部门、县级以上地方人民政府及其有关部门以及乡(镇)人民政府应当采取措施,改善护士的工作条件,保障护士待遇,加强护士队伍建设,促进护理事业健康发展。

国务院有关部门和县级以上地方人民政府应当采取措施,鼓励护士到农村、基层医疗卫生机构工作。

第五条　国务院卫生主管部门负责全国的护士监督管理工作。

县级以上地方人民政府卫生主管部门负责本行政区域的护士监督管理工作。

第六条　国务院有关部门对在护理工作中做出杰出贡献的护士,应当授予全国卫生系统先进工作者荣誉称号或者颁发白求恩奖章,受到表彰、奖励的护士享受省部级劳动模范、先进工作者待遇;对长期从事护理工作的护士应当颁发荣誉证书。具体办法由国务院有关部门制订。

县级以上地方人民政府及其有关部门对本行政区域内做出突出贡献的护士,按照省、自治区、直辖市人民政府的有关规定给予表彰、奖励。

第二章 执 业 注 册

第七条 护士执业,应当经执业注册取得护士执业证书。

申请护士执业注册,应当具备下列条件:

(一)具有完全民事行为能力;

(二)在中等职业学校、高等学校完成国务院教育主管部门和国务院卫生主管部门规定的普通全日制3年以上的护理、助产专业课程学习,包括在教学、综合医院完成8个月以上护理临床实习,并取得相应学历证书;

(三)通过国务院卫生主管部门组织的护士执业资格考试;

(四)符合国务院卫生主管部门规定的健康标准。

护士执业注册申请,应当自通过护士执业资格考试之日起3年内提出;逾期提出申请的,除应当具备前款第(一)项、第(二)项和第(四)项规定条件外,还应当在符合国务院卫生主管部门规定条件的医疗卫生机构接受3个月临床护理培训并考核合格。

护士执业资格考试办法由国务院卫生主管部门会同国务院人事部门制订。

第八条 申请护士执业注册的,应当向拟执业地省、自治区、直辖市人民政府卫生主管部门提出申请。收到申请的卫生主管部门应当自收到申请之日起20个工作日内做出决定,对具备本条例规定条件的,准予注册,并发给护士执业证书;对不具备本条例规定条件的,不予注册,并书面说明理由。

护士执业注册有效期为5年。

第九条 护士在其执业注册有效期内变更执业地点的,应当向拟执业地省、自治区、直辖市人民政府卫生主管部门报告。收到报告的卫生主管部门应当自收到报告之日起7个工作日内为其办理变更手续。护士跨省、自治区、直辖市变更执业地点的,收到报告的卫生主管部门还应当向其原执业地省、自治区、直辖市人民政府卫生主管部门通报。

第十条 护士执业注册有效期届满需要继续执业的,应当在护士执业注册有效期届满前30日向执业地省、自治区、直辖市人民政府卫生主管部门申请延续注册。收到申请的卫生主管部门对具备本条例规定条件的,准予延续,延续执业注册有效期为5年;对不具备本条例规定条件的,不予延续,并书面说明理由。

护士有行政许可法规定的应当予以注销执业注册情形的,原注册部门应当依照行政许可法的规定注销其执业注册。

第十一条 县级以上地方人民政府卫生主管部门应当建立本行政区域的护士执业良好记录和不良记录,并将该记录记入护士执业信息系统。

护士执业良好记录包括护士受到的表彰、奖励以及完成政府指令性任务的情况等内容。护士执业不良记录包括护士因违反本条例以及其他卫生管理法律、法规、规章或者诊疗技术规范的规定受到行政处罚、处分的情况等内容。

第三章 权利和义务

第十二条 护士执业,有按照国家有关规定获取工资报酬、享受福利待遇、参加社会保险的权利。任何单位或者个人不得克扣护士工资，降低或者取消护士福利等待遇。

第十三条　护士执业，有获得与其所从事的护理工作相适应的卫生防护、医疗保健服务的权利。从事直接接触有毒有害物质、有感染传染病危险工作的护士，有依照有关法律、行政法规的规定接受职业健康监护的权利；患职业病的，有依照有关法律、行政法规的规定获得赔偿的权利。

第十四条　护士有按照国家有关规定获得与本人业务能力和学术水平相应的专业技术职务、职称的权利；有参加专业培训、从事学术研究和交流、参加行业协会和专业学术团体的权利。

第十五条　护士有获得疾病诊疗、护理相关信息的权利和其他与履行护理职责相关的权利，可以对医疗卫生机构和卫生主管部门的工作提出意见和建议。

第十六条　护士执业，应当遵守法律、法规、规章和诊疗技术规范的规定。

第十七条　护士在执业活动中，发现患者病情危急，应当立即通知医师；在紧急情况下为抢救垂危患者生命，应当先行实施必要的紧急救护。

护士发现医嘱违反法律、法规、规章或者诊疗技术规范规定的，应当及时向开具医嘱的医师提出；必要时，应当向该医师所在科室的负责人或者医疗卫生机构负责医疗服务管理的人员报告。

第十八条　护士应当尊重、关心、爱护患者，保护患者的隐私。

第十九条　护士有义务参与公共卫生和疾病预防控制工作。发生自然灾害、公共卫生事件等严重威胁公众生命健康的突发事件，护士应当服从县级以上人民政府卫生主管部门或者所在医疗卫生机构的安排，参加医疗救护。

第四章　医疗卫生机构的职责

第二十条　医疗卫生机构配备护士的数量不得低于国务院卫生主管部门规定的护士配备标准。

第二十一条　医疗卫生机构不得允许下列人员在本机构从事诊疗技术规范规定的护理活动：

（一）未取得护士执业证书的人员；

（二）未依照本条例第九条的规定办理执业地点变更手续的护士；

（三）护士执业注册有效期届满未延续执业注册的护士。

在教学、综合医院进行护理临床实习的人员应当在护士指导下开展有关工作。

第二十二条　医疗卫生机构应当为护士提供卫生防护用品，并采取有效的卫生防护措施和医疗保健措施。

第二十三条　医疗卫生机构应当执行国家有关工资、福利待遇等规定，按照国家有关规定为在本机构从事护理工作的护士足额缴纳社会保险费用，保障护士的合法权益。

对在艰苦边远地区工作，或者从事直接接触有毒有害物质、有感染传染病危险工作的护士，所在医疗卫生机构应当按照国家有关规定给予津贴。

第二十四条　医疗卫生机构应当制订、实施本机构护士在职培训计划，并保证护士接受培训。

护士培训应当注重新知识、新技术的应用；根据临床专科护理发展和专科护理岗位的需要，开展对护士的专科护理培训。

第二十五条　医疗卫生机构应当按照国务院卫生主管部门的规定，设置专门机构或者配备专（兼）职人员负责护理管理工作。

第二十六条　医疗卫生机构应当建立护士岗位责任制并进行监督检查。

护士因不履行职责或者违反职业道德受到投诉的，其所在医疗卫生机构应当进行调查。经查证属实的，医疗卫生机构应当对护士做出处理，并将调查处理情况告知投诉人。

第五章 法律责任

第二十七条 卫生主管部门的工作人员未依照本条例规定履行职责,在护士监督管理工作中滥用职权、徇私舞弊,或者有其他失职、渎职行为的,依法给予处分;构成犯罪的,依法追究刑事责任。

第二十八条 医疗卫生机构有下列情形之一的,由县级以上地方人民政府卫生主管部门依据职责分工责令限期改正,给予警告;逾期不改正的,根据国务院卫生主管部门规定的护士配备标准和在医疗卫生机构合法执业的护士数量核减其诊疗科目,或者暂停其6个月以上1年以下执业活动;国家举办的医疗卫生机构有下列情形之一、情节严重的,还应当对负有责任的主管人员和其他直接责任人员依法给予处分:

(一) 违反本条例规定,护士的配备数量低于国务院卫生主管部门规定的护士配备标准的;

(二) 允许未取得护士执业证书的人员或者允许未依照本条例规定办理执业地点变更手续、延续执业注册有效期的护士在本机构从事诊疗技术规范规定的护理活动的。

第二十九条 医疗卫生机构有下列情形之一的,依照有关法律、行政法规的规定给予处罚;国家举办的医疗卫生机构有下列情形之一、情节严重的,还应当对负有责任的主管人员和其他直接责任人员依法给予处分:

(一) 未执行国家有关工资、福利待遇等规定的;

(二) 对在本机构从事护理工作的护士,未按照国家有关规定足额缴纳社会保险费用的;

(三) 未为护士提供卫生防护用品,或者未采取有效的卫生防护措施、医疗保健措施的;

(四) 对在艰苦边远地区工作,或者从事直接接触有毒有害物质、有感染传染病危险工作的护士,未按照国家有关规定给予津贴的。

第三十条 医疗卫生机构有下列情形之一的,由县级以上地方人民政府卫生主管部门依据职责分工责令限期改正,给予警告:

(一) 未制定、实施本机构护士在职培训计划或者未保证护士接受培训的;

(二) 未依照本条例规定履行护士管理职责的。

第三十一条 护士在执业活动中有下列情形之一的,由县级以上地方人民政府卫生主管部门依据职责分工责令改正,给予警告;情节严重的,暂停其6个月以上1年以下执业活动,直至由原发证部门吊销其护士执业证书:

(一) 发现患者病情危急未立即通知医师的;

(二) 发现医嘱违反法律、法规、规章或者诊疗技术规范的规定,未依照本条例第十七条的规定提出或者报告的;

(三) 泄露患者隐私的;

(四) 发生自然灾害、公共卫生事件等严重威胁公众生命健康的突发事件,不服从安排参加医疗救护的。

护士在执业活动中造成医疗事故的,依照医疗事故处理的有关规定承担法律责任。

第三十二条 护士被吊销执业证书的,自执业证书被吊销之日起2年内不得申请执业注册。

第三十三条 扰乱医疗秩序,阻碍护士依法开展执业活动,侮辱、威胁、殴打护士,或者有其他侵犯护士合法权益行为的,由公安机关依照治安管理处罚法的规定给予处罚;构成犯罪的,依法追究刑事责任。

第六章 附 则

第三十四条 本条例施行前按照国家有关规定已经取得护士执业证书或者护理专业技术职称、从事护理活动的人员,经执业地省、自治区、直辖市人民政府卫生主管部门审核合格,换领护士执业证书。

本条例施行前,尚未达到护士配备标准的医疗卫生机构,应当按照国务院卫生主管部门规定的实施步骤,自本条例施行之日起 3 年内达到护士配备标准。

第三十五条　本条例自 2008 年 5 月 12 日起施行。

附录七　护士守则

前　言

为了更好地贯彻落实对《护士条例》,为全国护理工作者提供护理伦理及执业行为的基本规范,中华护理学会组织专家,在借鉴国内外经验和广泛征求意见的基础上,制订了《护士守则》中华护理学会号召全国护理工作者自觉履行《护士条例》赋予的义务,以《护士守则》为准则,恪尽职守,诚信服务,为人民群众的健康努力工作。

中华护理学会

2008 年 5 月 12 日

第一条　护士应当奉行救死扶伤的人道主义精神,履行保护生命、减轻痛苦、增进健康的专业职责。

第二条　护士应当对患者一视同仁,尊重患者,维护患者的健康权益。

第三条　护士应当为患者提供医学照顾,协助完成诊疗计划,开展健康指导,提供心理支持。

第四条　护士应当履行岗位职责,工作严谨、慎独,对个人的护理判断及执业行为负责。

第五条　护士应当关心、爱护患者,保护患者的隐私。

第六条　护士发现患者的生命安全受到威胁时,应当积极采取保护措施。

第七条　护士应当积极参与公共卫生和健康促进活动,参与突发事件时的医疗救护。

第八条　护士应当加强学习,提高执业能力,适应医学科学和护理专业的发展。

第九条　护士应当积极加入护理专业团体,参与促进护理专业发展的活动。

第十条　护士应当与其他医务工作者建立良好关系,密切配合、团结协作。

附录八　医疗机构从业人员行为规范(2012 年版)

第一章　总　则

第一条　为规范医疗机构从业人员行为,根据医疗卫生有关法律法规、规章制度,结合医疗机构实际,制定本规范。

第二条　本规范适用于各级各类医疗机构内所有从业人员,包括:

(一) 管理人员。指在医疗机构及其内设备部门、科室从事计划、组织、协调、控制、决策等管理工作的人员。

(二) 医师。指依法取得执业医师、执业助理医师资格,经注册在医疗机构从事医疗、预防、保健等工作的人员。

（三）护士。指经执业注册取得护士执业证书，依法在医疗机构从事护理工作的人员。

（四）药学技术人员。指依法经过资格认定，在医疗机构从事药学工作的药师及技术人员。

（五）医技人员。指医疗机构内除医师、护士、药学技术人员之外从事其他技术服务的卫生专业技术人员。

（六）其他人员。指除以上五类人员外，在医疗机构从业的其他人员，主要包括物资、总务、设备、科研、教学、信息、统计、财务、基本建设、后勤等部门工作人员。

第三条 医疗机构从业人员，既要遵守本文件所列基本行为规范，又要遵守与职业相对应的分类行为规范。

第二章　医疗机构从业人员基本行为规范

第四条 以人为本，践行宗旨。坚持救死扶伤、防病治病的宗旨，发扬大医精诚理念和人道主义精神，以病人为中心，全心全意为人民健康服务。

第五条 遵纪守法，依法执业。自觉遵守国家法律法规，遵守医疗卫生行业规章和纪律，严格执行所在医疗机构各项制度规定。

第六条 尊重患者，关爱生命。遵守医学伦理道德，尊重患者的知情同意权和隐私权，为患者保守医疗秘密和健康隐私，维护患者合法权益；尊重患者被救治的权利，不因种族、宗教、地域、贫富、地位、残疾、疾病等歧视患者。

第七条 优质服务，医患和谐。言语文明，举止端庄，认真践行医疗服务承诺，加强与患者的交流与沟通，积极带头控烟，自觉维护行业形象。

第八条 廉洁自律，恪守医德。弘扬高尚医德，严格自律，不索取和非法收受患者财物，不利用执业之便谋取不正当利益；不收受医疗器械、药品、试剂等生产、经营企业或人员以各种名义、形式给予的回扣、提成，不参加其安排、组织或支付费用的营业性娱乐活动；不骗取、套取基本医疗保障资金或为他人骗取、套取提供便利；不违规参与医疗广告宣传和药品医疗器械促销，不倒卖号源。

第九条 严谨求实，精益求精。热爱学习，钻研业务，努力提高专业素养，诚实守信，抵制学术不端行为。

第十条 爱岗敬业，团结协作。忠诚职业，尽职尽责，正确处理同行同事间关系，互相尊重，互相配合，和谐共事。

第十一条 乐于奉献，热心公益。积极参加上级安排的指令性医疗任务和社会公益性的扶贫、义诊、助残、支农、援外等活动，主动开展公众健康教育。

第三章　管理人员行为规范

第十二条 牢固树立科学的发展观和正确的业绩观，加强制度建设和文化建设，与时俱进，创新进取，努力提升医疗质量、保障医疗安全、提高服务水平。

第十三条 认真履行管理职责，努力提高管理能力，依法承担管理责任，不断改进工作作风，切实服务临床一线。

第十四条 坚持依法、科学、民主决策，正确行使权力，遵守决策程序，充分发挥职工代表大会作用，推进院务公开，自觉接受监督，尊重员工民主权利。

第十五条 遵循公平、公正、公开原则，严格人事招录、评审、聘任制度，不在人事工作中谋取不正当利益。

第十六条　严格落实医疗机构各项内控制度,加强财物管理,合理调配资源,遵守国家采购政策,不违反规定干预和插手药品、医疗器械采购和基本建设等工作。

第十七条　加强医疗、护理质量管理,建立健全医疗风险管理机制。

第十八条　尊重人才,鼓励公平竞争和学术创新,建立完善科学的人员考核、激励、惩戒制度,不从事或包庇学术造假等违规违纪行为。

第十九条　恪尽职守,勤勉高效,严格自律,发挥表率作用。

第四章　医师行为规范

第二十条　遵循医学科学规律,不断更新医学理念和知识,保证医疗技术应用的科学性、合理性。

第二十一条　规范行医,严格遵循临床诊疗和技术规范,使用适宜诊疗技术和药物,因病施治,合理医疗,不隐瞒、误导或夸大病情,不过度医疗。

第二十二条　学习掌握人文医学知识,提高人文素质,对患者实行人文关怀,真诚、耐心与患者沟通。

第二十三条　认真执行医疗文书书写与管理制度,规范书写、妥善保存病历材料,不隐匿、伪造或违规涂改、销毁医学文书及有关资料,不违规签署医学证明文件。

第二十四条　依法履行医疗质量安全事件、传染病疫情、药品不良反应、食源性疾病和涉嫌伤害事件或非正常死亡等法定报告职责。

第二十五条　认真履行医师职责,积极救治,尽职尽责为患者服务,增强责任安全意识,努力防范和控制医疗责任差错事件。

第二十六条　严格遵守医疗技术临床应用管理规范和单位内部规定的医师执业等级权限,不违规临床应用新的医疗技术。

第二十七条　严格遵守药物和医疗技术临床试验有关规定,进行实验性临床医疗,应充分保障患者本人或其家属的知情同意权。

第五章　护士行为规范

第二十八条　不断更新知识,提高专业技术能力和综合素质,尊重关心爱护患者,保护患者的隐私,注重沟通,体现人文关怀,维护患者的健康权益。

第二十九条　严格落实各项规章制度,正确执行临床护理实践和护理技术规范,全面履行医学照顾、病情观察、协助诊疗、心理支持、健康教育和康复指导等护理职责,为患者提供安全优质的护理服务。

第三十条　工作严谨、慎独,对执业行为负责。发现患者病情危急,应立即通知医师;在紧急情况下为抢救垂危患者生命,应及时实施必要的紧急救护。

第三十一条　严格执行医嘱,发现医嘱违反法律、法规、规章或者临床诊疗技术规范,应及时与医师沟通或按规定报告。

第三十二条　按照要求及时准确、完整规范书写病历,认真管理,不伪造、隐匿或违规涂改、销毁病历。

第六章　药学技术人员行为规范

第三十三条　严格执行药品管理法律法规,科学指导合理用药,保障用药安全、有效。

第三十四条　认真履行处方调剂职责,坚持查对制度,按照操作规程调剂处方药品,不对处方所列药品擅自更改或代用。

第三十五条　严格履行处方合法性和用药适宜性审核职责。对用药不适宜的处方,及时告知处方医师确认或者重新开具;对严重不合理用药或者用药错误的,拒绝调剂。

第三十六条　协同医师做好药物使用遴选和患者用药适应证、使用禁忌、不良反应、注意事项和使用方法的解释说明,详尽解答用药疑问。

第三十七条　严格执行药品采购、验收、保管、供应等各项制度规定,不私自销售、使用非正常途径采购的药品,不违规为商业目的统方。

第三十八条　加强药品不良反应监测,自觉执行药品不良反应报告制度。

第七章　医技人员行为规范

第三十九条　认真履行职责,积极配合临床诊疗,实施人文关怀,尊重患者,保护患者隐私。

第四十条　爱护仪器设备,遵守各类操作规范,发现患者的检查项目不符合医学常规的,应及时与医师沟通。

第四十一条　正确运用医学术语,及时、准确出具检查、检验报告,提高准确率,不谎报数据,不伪造报告。发现检查检验结果达到危急值时,应及时提示医师注意。

第四十二条　指导和帮助患者配合检查,耐心帮助患者查询结果,对接触传染性物质或放射性物质的相关人员,进行告知并给予必要的防护。

第四十三条　合理采集、使用、保护、处置标本,不违规买卖标本,谋取不正当利益。

第八章　其他人员行为规范

第四十四条　热爱本职工作,认真履行岗位职责,增强为临床服务的意识,保障医疗机构正常运营。

第四十五条　刻苦学习,钻研技术,熟练掌握本职业务技能,认真执行各项具体工作制度和技术操作常规。

第四十六条　严格执行财务、物资、采购等管理制度,认真做好设备和物资的计划、采购、保管、报废等工作,廉洁奉公,不谋私利。

第四十七条　严格执行临床教学、科研有关管理规定,保证患者医疗安全和合法权益,指导实习及进修人员严格遵守服务范围,不越权越级行医。

第四十八条　严格执行医疗废物处理规定,不随意丢弃、倾倒、堆放、使用、买卖医疗废物。

第四十九条　严格执行信息安全和医疗数据保密制度,加强医院信息系统药品、高值耗材统计功能管理,不随意泄露、买卖医学信息。

第五十条　勤俭节约,爱护公物,落实安全生产管理措施,保持医疗机构环境卫生,为患者提供安全整洁、舒适便捷、秩序良好的就医环境。

第九章　实施与监督

第五十一条　医疗机构行政领导班子负责本规范的贯彻实施。主要责任人要以身作则,模范遵守本规范,同时抓好本单位的贯彻实施。

第五十二条　医疗机构相关职能部门协助行政领导班子抓好本规范的落实,纪检监察纠风部门负责对实施情况进行监督检查。

第五十三条 各级卫生行政部门要加强对辖区内各级各类医疗机构及其从业人员贯彻执行本规范的监督检查。

第五十四条 医疗卫生有关行业组织应结合自身职责,配合卫生行政部门做好本规范的贯彻实施,加强行业自律性管理。

第五十五条 医疗机构及其从业人员实施和执行本规范的情况,应列入医疗机构校验管理和医务人员年度考核、医德考评和医师定期考核的重要内容,作为医疗机构等级评审、医务人员职称晋升、评先评优的重要依据。

第五十六条 医疗机构从业人员违反本规范的,由所在单位视情节轻重,给予批评教育、通报批评、取消当年评优评职资格或低聘、缓聘、解职待聘、解聘。其中需要追究党纪、政纪责任的,由有关纪检监察部门按照党纪政纪案件的调查处理程序办理;需要给予行政处罚的,由有关卫生行政部门依法给予相应处罚;涉嫌犯罪的,移送司法机关依法处理。

第十章 附　则

第五十七条 本规范适用于经注册在村级医疗卫生机构从业的乡村医生。

第五十八条 医疗机构内的实习人员、进修人员、签订劳动合同但尚未进行执业注册的人员和外包服务人员等,根据其在医疗机构内从事的工作性质和职业类别,参照相应人员分类执行本规范。

第五十九条 本规范由卫生部、国家中医药管理局、国家食品药品监督管理局负责解释。

第六十条 本规范自公布之日起施行。

参考文献

<<<<<< 1 冯先琼 . 护理学导论 [M]. 第 2 版 . 北京:人民卫生出版社,2006.

<<<<<< 2 中国公民健康素养——基本知识与技能(2015 年版)[J]. 中国健康教育,2016,32(1):94-95.

<<<<<< 3 高燕 . 护理礼仪与人际沟通 [M]. 第 3 版 . 北京:高等教育出版社,2014.

<<<<<< 4 黄秀凤 . 护理伦理学 [M]. 北京:中国医药科技出版社,2016.

<<<<<< 5 姜安丽 . 护理学导论 [M]. 上海:复旦大学出版社,2015.

<<<<<< 6 姜安丽 . 新编护理学基础 [M]. 第 2 版 . 北京:人民卫生出版社,2012.

<<<<<< 7 姜小鹰 . 护理伦理学 [M]. 第 2 版 . 北京:人民卫生出版社,2013.

<<<<<< 8 景钦华,邢凤梅 . 护理学基础 [M]. 北京:北京大学医学出版社,2015.

<<<<<< 9 冷晓红 . 人际沟通 [M]. 北京:人民卫生出版社,2006.

<<<<<< 10 李丽娟 . 护理学导论 [M]. 北京:高等教育出版社,2012.

<<<<<< 11 李惠君,郭媛 . 医患沟通技能训练 [M]. 北京:人民卫生出版社,2015.

<<<<<< 12 李惠玲 . 临终关怀指导手册 [M]. 苏州:苏州大学出版社,2014.

<<<<<< 13 李晓淳 . 健康管理 [M]. 北京:人民卫生出版社,2012.

<<<<<< 14 李小妹 . 护理学导论 [M]. 第 3 版 . 北京:人民卫生出版社,2012.

<<<<<< 15 李晓松 . 护理学导论 [M]. 第 3 版 . 北京:人民卫生出版社,2014.

<<<<<< 16 刘小娜,常春,孙昕霙等 . 健康素养全球研究概况及其在中国的发展展望 [J]. 中国健康教育,2012,28(2):150-153.

<<<<<< 17 马骁 . 健康教育学 [M]. 北京:人民卫生出版社,2012.

<<<<<< 18 米光明,王彦 . 护理健康教育学 [M]. 第 2 版 . 北京:人民军医出版社,2013.

<<<<< 19 史瑞芬 . 护士人文修养 [M]. 北京：人民卫生出版社，2012.

<<<<< 20 施永兴 . 临终关怀学概论 [M]. 上海：复旦大学出版社，2015.

<<<<< 21 孙宏玉，唐启群 . 护理伦理学 [M]. 第 2 版 . 北京：北京大学医学出版社，2015.

<<<<< 22 孙立平 . 社会学导论 [M]. 第 2 版 . 北京：首都经济贸易大学出版社，2007.

<<<<< 23 王丽宇 . 护理伦理学 [M]. 第 2 版 . 上海：上海科学技术出版社，2016.

<<<<< 24 王维利 . 护理学导论 [M]. 第 2 版 . 北京：人民卫生出版社，2014.

<<<<< 25 王雅青，陈锦秀，冯翠娥 . 健康教育发展的回顾与总结 [J]. 国外医学（护理学分册），2005，24（10）：598-600.

<<<<< 26 肖柳珍 . 知情同意的前世今生——基于《希波克拉底文集》的重新解读 [J]. 医学与哲学，2017，38（1）.25-27.

<<<<< 27 杨新月 . 护理学导论 [M]. 第 2 版 . 北京：人民卫生出版社，2007.

<<<<< 28 尹梅，肖锋刚 . 医学伦理学 [M]. 北京：北京大学医学出版社，2015.

<<<<< 29 张美琴，邢爱红 . 护理综合实训 [M]. 北京：人民卫生出版社，2014.

<<<<< 30 赵小玉，马小琴 . 护理学导论 [M]. 北京：北京大学医学出版社，2015.

<<<<< 31 周更苏，石玉 . 护理学导论 [M]. 第 2 版 . 西安：第四军医大学出版社，2012.

<<<<< 32 周克雄 . 护理学导论 [M]. 北京：中国协和医科大学出版社，2011.

<<<<< 33 邹恂 . 护理程序入门：现代护理新概念 [M]. 第 3 版 . 北京：北京医科大学出版社，1999.

<<<<< 34 Huang FF, Yang Q, Zhang J, et al. Chinese nurses' perceived barriers and facilitators of ethical sensitivity [J]. Nursing Ethics, 2016, 23 (5): 507-522.

<<<<< 35 Milliken Aimee. Nurse ethical sensitivity: an integrative review[J]. Nursing Ethics, 2016, 1-26.

中英文名词对照索引

T

W

X

Y

Z